家庭でできる
高齢者ソフト食
レシピ

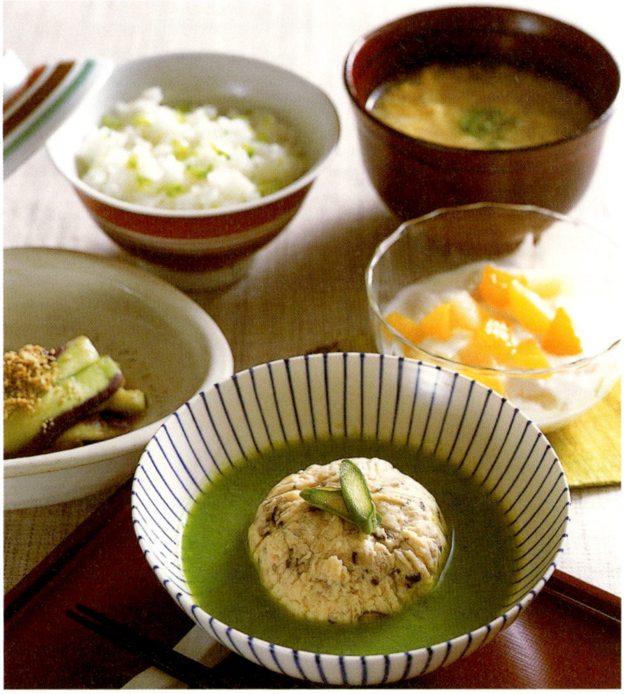

河出書房新社

楽しく、おいしく、安全に――
食べることは「生きる喜び」です。
～「高齢者ソフト食」の考え方～

私がかつて介護老人施設「ひむか苑《えん》」の栄養士になったころ、
まだ介護側の効率が優先され、ドロドロとした
いわゆるミキサー食が普通に出されていました。
そうした食事を悲しそうな顔をして口にするお年寄りを見て、
私はショックと同時に憤りを感じました。
持病をかかえ、ただでさえ食欲のないお年寄りに、
見た目の悪い食事を提供し、
それを流し込むように食べさせている。
「こんなものは、私も絶対に食べられない」……。
そのとき以来、安全で、味も見た目も満足してもらえるような
「高齢者にやさしい介護食」を模索し続け、
新しい食形態作りへの取り組みがはじまったのでした。

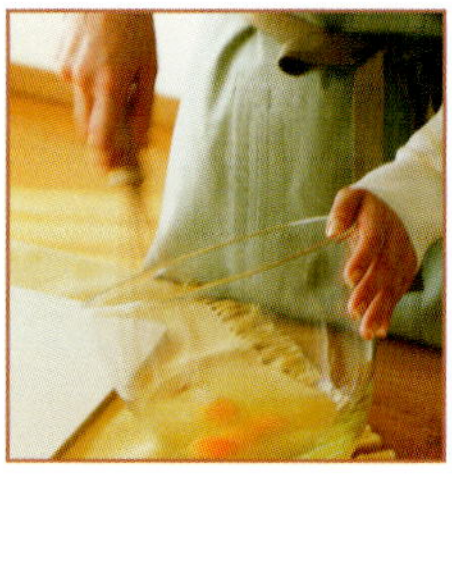

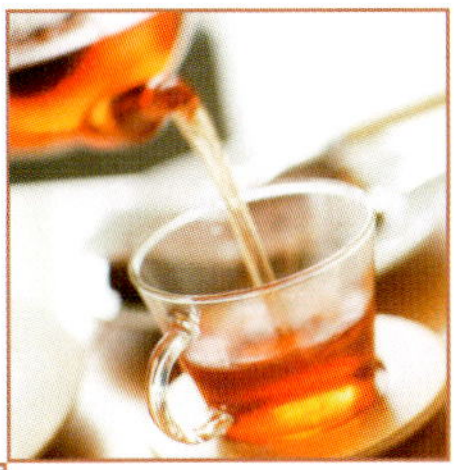

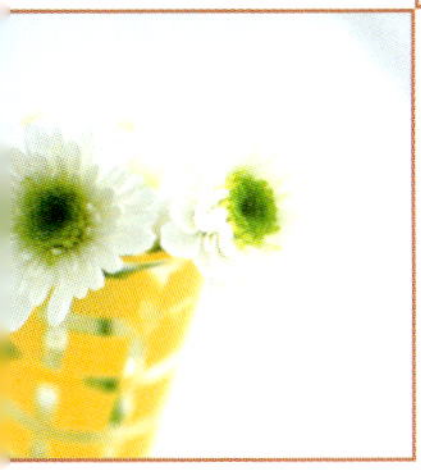

それから栄養士を中心とする病院での研修や、
データの比較検討から分かったのは、
お年寄りの食べやすさを考えて時間をかけて刻んでいた料理が
かえって誤嚥《ごえん》を引き起こすことでした。
そして危険な「きざみ食」、見た目の悪い「ミキサー食」に
代わる料理を試行錯誤しながら食べていただくことを繰り返すうち、
ついに理想的な食形態を開発したのです。
これが「高齢者ソフト食」です。
その後、施設のお年寄りの喫食率は、80～90%にまでなり、
データ的にも、高齢者ソフト食は健康状態の向上に
重要だということが実証されました。
また施設では、個々の好みに応じた食事の提供をしながら、
行事食を年に30回出したり、
バイキング形式にしたりと、楽しみながら
食事していただく工夫をいろいろ行うようになりました。
この本の出版で、
より多くの家庭でお年寄りが楽しく、
満足して食事ができるようになり、明るい食卓の風景が
さらに見られるようになることを願ってやみません。

高齢者ソフト食研究会 会長
管理栄養士
黒田留美子

家庭でできる 高齢者ソフト食レシピ

CONTENTS

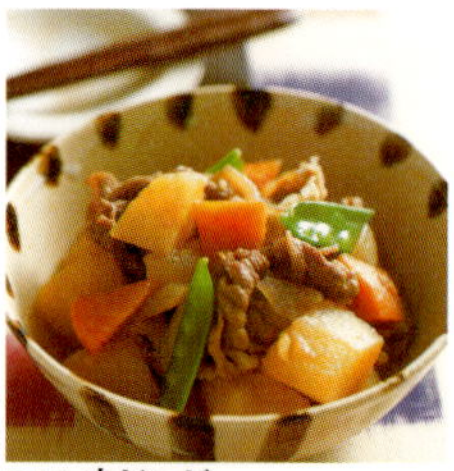

P45 肉じゃが

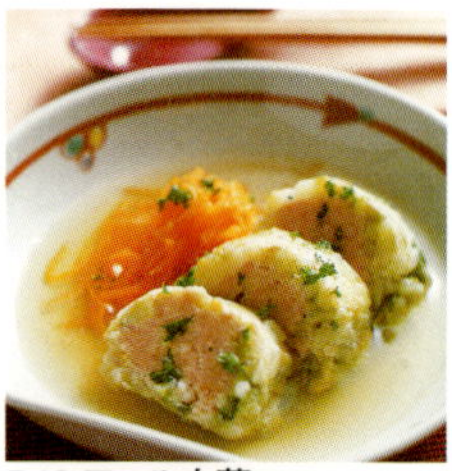

P48 ロール白菜

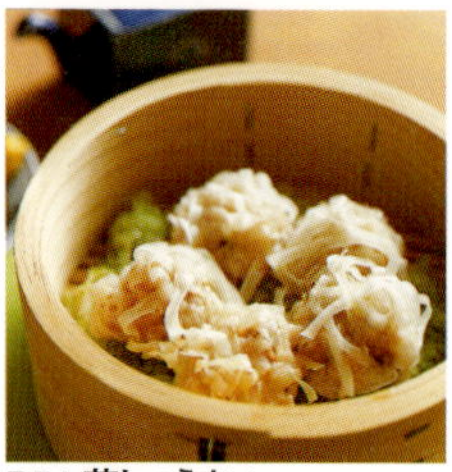

P54 花しゅうまい

NO14 かぼちゃのがんも 咀嚼しやすい 嚥下しやすい 免疫力アップ …… 53
NO15 花しゅうまい 免疫力アップ 血液サラサラ …… 54
NO16 鶏ささみの葛《くず》たたき 低カロリー 免疫力アップ 骨をじょうぶに …… 55
NO17 お雑煮 嚥下しやすい 血圧を適正に 免疫力アップ …… 56
NO18 かぶら蒸し 咀嚼しやすい 低カロリー 免疫力アップ …… 57
NO19 天ぷら 嚥下しやすい 免疫力アップ 血液サラサラ …… 58
NO20 高野豆腐の一口カツ 咀嚼しやすい 骨をじょうぶに …… 59

PART 2 食べやすく口当たりのよい、おなじみの味 魚のメニュー 11

NO1 たらのかぶら蒸しの献立 …… 60
NO2 ししゃものピカタ 骨をじょうぶに 免疫力アップ 血液サラサラ …… 62
NO3 わかさぎの南蛮煮 骨をじょうぶに 免疫力アップ …… 63
NO4 たたきあじ 嚥下しやすい 低カロリー 血液サラサラ …… 64
NO5 まぐろのおろし巻き 咀嚼しやすい 血液サラサラ 免疫力アップ …… 65
NO6 ほたてとかぶのみそグラタン 骨をじょうぶに 血圧を適正に …… 66
NO7 まぐとろ納豆 咀嚼しやすい 血液サラサラ …… 67
NO8 うな卵煮 免疫力アップ 血液サラサラ …… 68
NO9 ぎんだらのソテー 咀嚼しやすい 免疫力アップ …… 69
NO10 はんぺんのチーズピカタ 咀嚼しやすい 骨をじょうぶに …… 70
NO11 さばのみそ煮 血圧を適正に 血液サラサラ …… 71

PART 3 消化がよく、食物繊維もたっぷり 野菜のメニュー 12

NO1 里いもまんじゅうの献立 …… 72
NO2 さつまいもとりんごのバター煮 免疫力アップ 血圧を適正に …… 74
NO3 ポテトサラダ 嚥下しやすい 血圧を適正に 免疫力アップ …… 75
NO4 にんじんとカッテージチーズのサラダ 免疫力アップ 骨をじょうぶに 血圧を適正に …… 76
NO5 かぼちゃのミルク煮 咀嚼しやすい 免疫力アップ 骨をじょうぶに …… 77
NO6 みぞれあえ 低カロリー 免疫力アップ 血圧を適正に …… 78
NO7 なすの揚げびたし 低カロリー 血圧を適正に 免疫力アップ …… 79
NO8 ふろふき大根 咀嚼しやすい 低カロリー 免疫力アップ 血圧を適正に …… 80
NO9 かぶと小えびの薄《うす》葛《くず》煮《に》 嚥下しやすい 低カロリー 免疫力アップ …… 81
NO10 じゃがいもと玉ねぎの重ね煮 免疫力アップ 血圧を適正に …… 82
NO11 たたき長いものえのきあえ 嚥下しやすい 低カロリー 免疫力アップ 血圧を適正に …… 82
NO12 れんこんのつくね揚げ 咀嚼しやすい 免疫力アップ …… 83

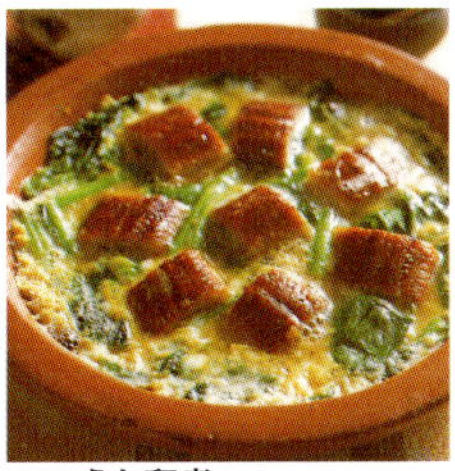
P68 うな卵煮

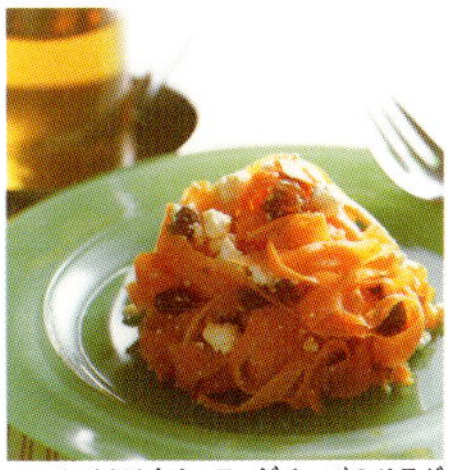
P76 にんじんとカッテージチーズのサラダ

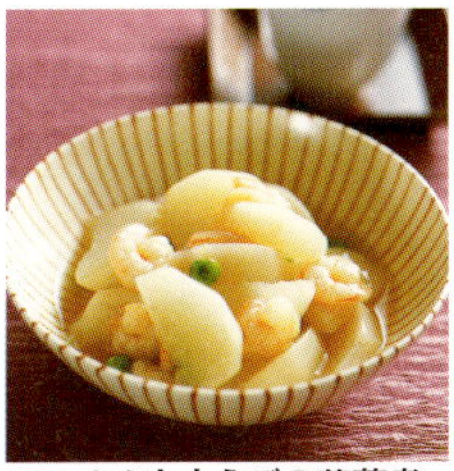
P81 かぶと小えびの薄葛煮

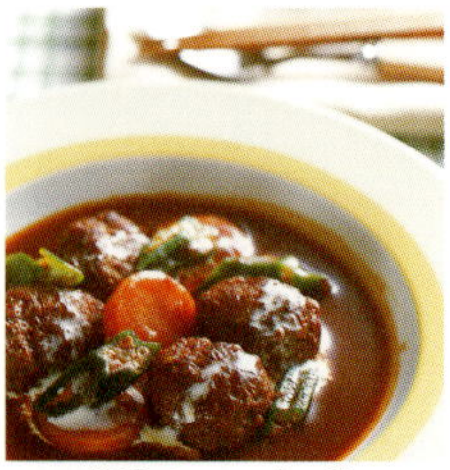
P87 煮込みハンバーグ

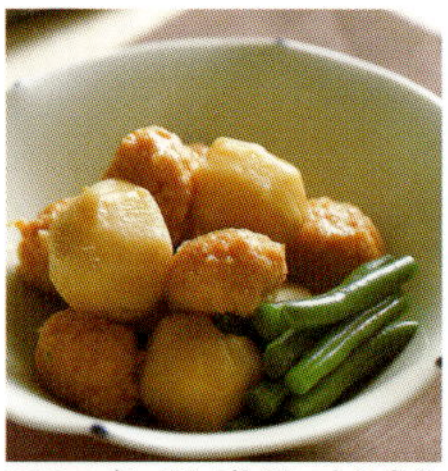
P90 つくねだんごと里いもの煮物

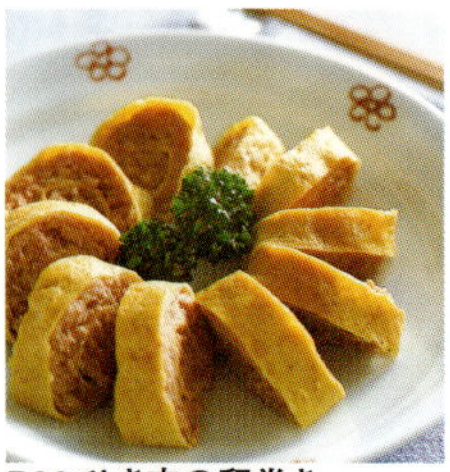
P92 ひき肉の卵巻き

PART 4

噛《か》みやすく調理、動物性たんぱく質たっぷり

肉のメニュー11

PART 5

調理しやすさ、食べやすさ抜群！ 変幻自在のおいしさ

卵・豆腐のメニュー12

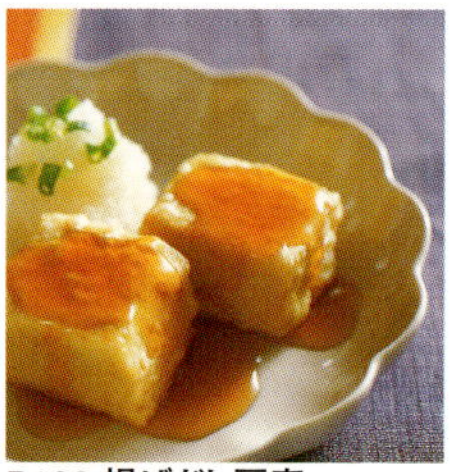
P103 揚げだし豆腐

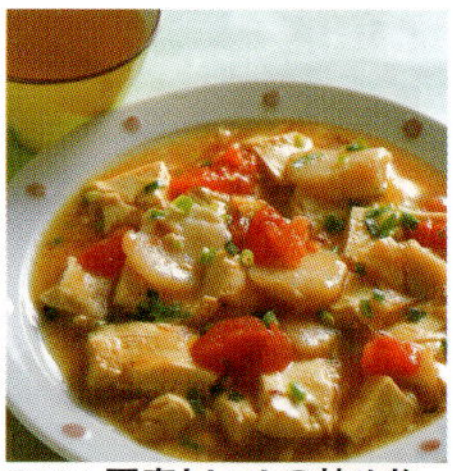
P104 豆腐とトマトの炒め物

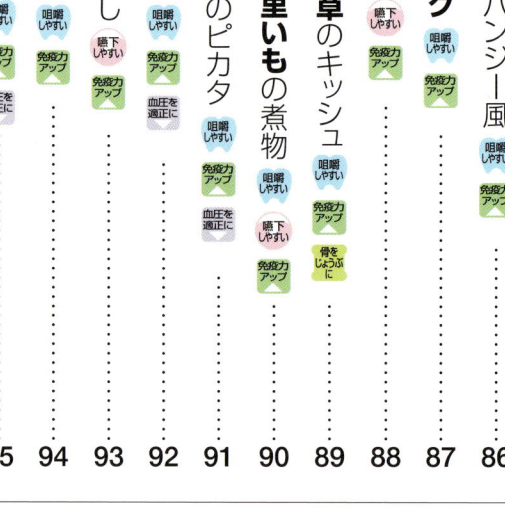

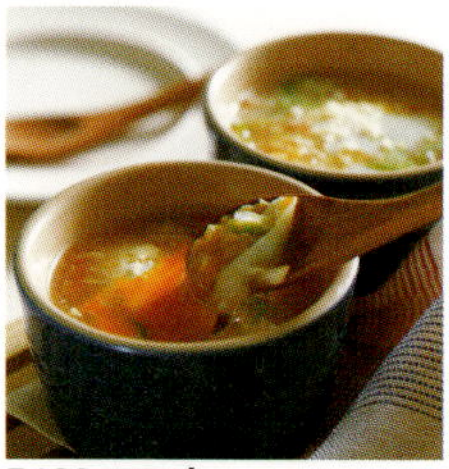
P106 ココット

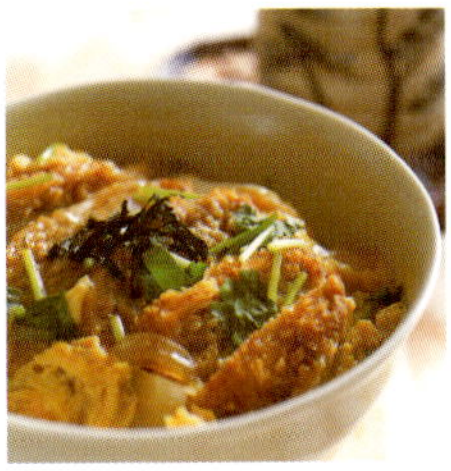
P111 カツ丼

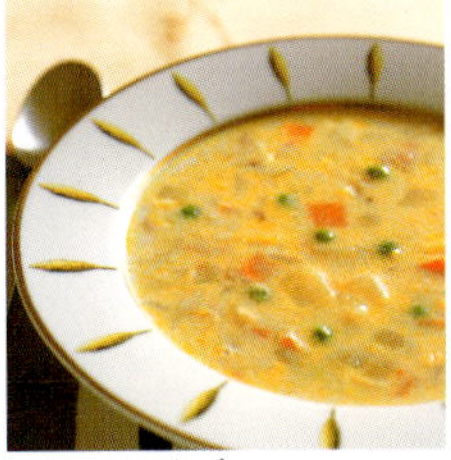
P115 チャウダー

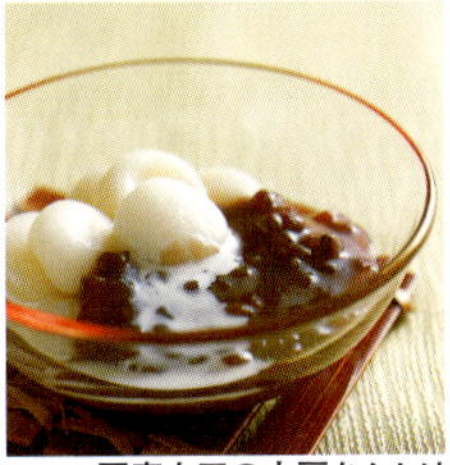
P116 豆腐白玉の小豆あんかけ

この本の使い方

●料理の材料は基本的に2人分の目安量です。
●材料に出てくる大さじ1は15mℓ、小さじ1は5mℓ、1カップは200mℓです。ただし、米は1カップ＝1合で150gになっています。
●電子レンジの加熱時間は600Wの目安です。500Wの場合は1.2倍にしてください。機種によって異なります。
●塩分の量､調味料の配分などは、あくまでも目安です。高血圧などの症状に合わせて加減してください。
●調理油で「サラダ油」と表示のあるものは、好みによって替えてください。

●マークの見方
各レシピには、体の状態、障害に合わせてメニューを選びたいときに便利なマークをつけました。効果には個人差があります。あくまでも目安と考えてください。

マークの見方

咀嚼しやすい　歯に問題がある人や、咀嚼《そしゃく》機能障害のある人にも食べやすいメニュー。

嚥下しやすい　むせやすい人や、だ液の分泌が少ない人にも飲み込みやすいメニュー。

血液サラサラ　血管をじょうぶにして、血栓ができるのを防いだり、血中コレステロール値を減らすメニュー。

血圧を適正に　余分なナトリウムを排出し、血圧や血糖値を上げない、高血圧の人におすすめのメニュー。

免疫力アップ　抗酸化作用があり、皮膚や粘膜をじょうぶにしたり、風邪や感染症にかかりにくくするメニュー。

骨をじょうぶに　カルシウムが豊富、またはカルシウムの吸収を助け、骨粗しょう症を予防するメニュー。

低カロリー　エネルギー、脂肪分、コレステロール値が低く、カロリー制限が必要な人におすすめのメニュー。

「安全でおいしい介護食」とは？

「食べる」ことは、人生の大きな喜びの一つ。「いつまでも、好きなものを自分の口で食べたい」という願いはみんな同じです。障害によって満足に食事ができない高齢者のために私たちができることは、できるだけ「安全」で「おいしい」食事を提供すること、そして食べる楽しみが生きる力につながるよう、支えることです。では、安全でおいしい介護食とはどんなものでしょうか？

「食べる」とはどういう行為？

　人はだれでも、年をとるにつれて身体機能が衰えてきます。内臓の消化吸収能力が低下したり、噛《か》む力、飲み込む力がなくなったり……。また、病気の後遺症などによっても、まひなどの機能障害がもたらされることもあります。これらの障害は食欲を低下させ、食事が偏ったものになり、結果的にそれが高齢者の栄養不足を招いてしまうのです。

　私たちは普段、とくに意識しないでものを食べたり飲んだりします。それはあまりに当たり前な行為のため、それが簡単でなくなった**高齢者の立場に立って理解することは容易ではありません。**本当に高齢者にとって安全な介護食を作るためには、その複雑なプロセスを理解することが大切です（左ページ参照）。

　高齢者にとって、食事は生活の中の数少ない楽しみの一つです。毎日の食事をおいしく食べられ、健康的な生活を送れるようになることは、そのままQ・O・L（クオリティ・オブ・ライフ：生活の質）の向上にもつながるのです。

「きざみ食」は、じつはこんなに危険！

　現在、摂食・嚥《えん》下《げ》機能に障害（口からの食事が困難な状態）がある多くの高齢者に対して、食事を細かく刻んだ「きざみ食」といわれる介護食が、多くの施設や家庭で提供されています。このきざみ食が介護食として広く普及しているのは、「噛まなくてすむ」という理由でしょう。

　そしてこの発想には、「噛まなくてもすむような形にすれば、食べられる」という前提があります。

　もちろん、障害のある人の立場に立って考えられたものではありますが、残念ながらこの考え方には問題がひそんでいます。それは、摂食・嚥下のメカニズム（左表）のうち咀《そ》嚼《しゃく》だけを省略させただけ、という点です。**きざみ食が適応できるのは「咀嚼の機能」、つまり噛む力が弱かったり、歯がない人だけなのです。**実際に摂食障害のある人を見てみると、だ液の分泌が少なかったり、飲み込みがうまくいかなかったり、むせやすかったりと、単に咀嚼機能だけ不自由な人はほとんどいません。

　もう一つ、重要な問題があります。それは、きざみ食が「誤嚥《ごえん》」を引き起こすことがあるということです。

誤嚥《ごえん》が、肺炎を招いている？

　現在、肺炎は日本人の死因の第4位に挙げられています。うち何割かは高齢者の肺炎ですが、**最近その原因の一つとして、誤嚥性肺炎が指摘されています。**

　誤嚥とは、口腔《こうこう》（口の中）や胃の中の食べ物が、食道ではなく気道や肺に入ることをいいます。これが起きると、せきこんだりむせたりするほか、感染症や窒息など、命にもかかわる事故を引き起こすことさえあります。

　そして、「きざみ食」はこの誤嚥の、あるいは誤嚥性肺炎の原因になることがあります。直接的でないにしろ、食事が肺炎の原因になりうるというのはショッキングな事実です。

まずは摂食・嚥下《えん げ》のメカニズムを知る

摂食とは「食事をとる」ことで、摂食機能とはそのために必要な機能すべてのこと。嚥下《えんげ》とは「飲み込み」のことで、食べ物などを口腔《こうこう》から食道へ送り込む機能を嚥下《えんげ》機能といいます。まずは、そのしくみを知っておきましょう。

「食べる」行動の流れ

食べ物の認識 → 口への取り込み → 咀嚼と食塊形成 → 嚥下運動

先行期

目の前にあるものを見て、それが「食べられる物」であることを認識し、それがどんな食べ物だから、どれくらいの量をどうやって食べようか判断する。この時点で、だ液・胃液が分泌されはじめ、体が「食べる」ことに対して反応を開始する。「食べ物」について認識し、次の準備期に移るためにも、見た目や香りは、料理のとても大切な要素になる。

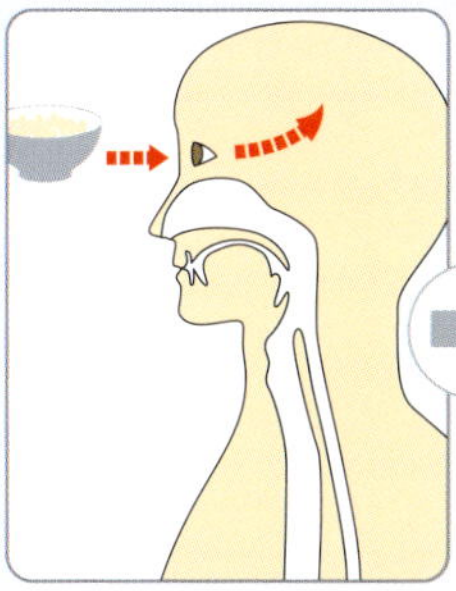

障害の有無をチェック

- □ボーッとしたり、ウトウトしていないか
- □料理を見て、反応があるかどうか

準備期

食べ物を嚥下《えんげ》するための準備をする。食べ物を口に入れて飲み込めるように、咀嚼《そしゃく》して食塊を形作る。つまり、口の中に入った食べ物はバラバラのままでなく、ある大きさの食塊を形成してからのどを通過する。この時期に見られる障害には、開口障害(口が開かない)、歯や義歯の問題、筋肉が動かせないなどの咀嚼障害、舌の運動障害などがある。

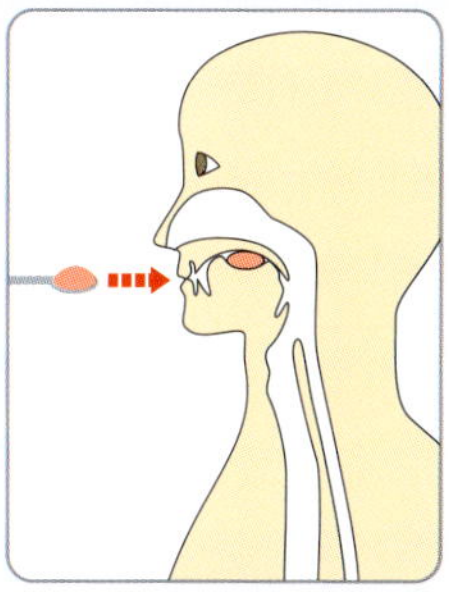

障害の有無をチェック

- □下あごが上下に動くか
- □くちびるが閉じられるか、閉じ方に左右で差がないか
- □食べ物が口からこぼれないか
- □よだれが多いか
- □舌がしっかり動くか
- □歯はあるか、入れ歯は合っているか

口腔《こうこう》期

口腔(口の中)で食塊になった食べ物を、咽頭《いんとう》(のど)に運ぶ時期。準備期に形成された食べ物をのどに運ぶ運動ができなければ、食べ物は口に残ったままになってしまう。この段階で必要なのが、舌と口腔の筋肉の協調運動。舌の運動機能に障害があったり、ほおの筋肉のまひ、口腔の感覚障害があると、それができなくなる。

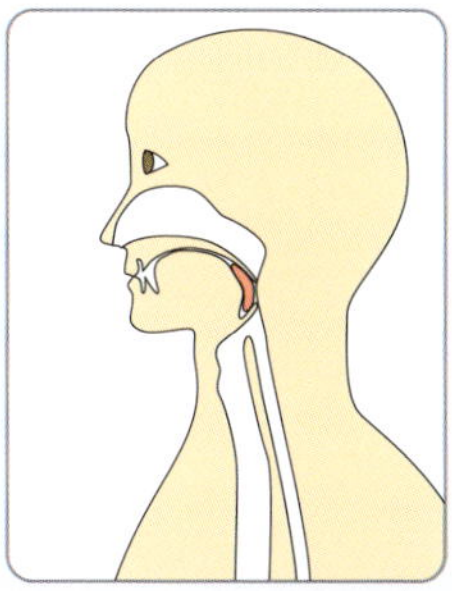

障害の有無をチェック

- □飲み込むときに上を向くか
- □飲み込みに時間がかかるか
- □口の中に食べ物の残りかすがないか

咽頭《いんとう》期

食塊になった食べ物が、咽頭から食道へと運ばれる。この段階で、声門がきちんと閉じなかったり、咽頭閉鎖不全や輪状咽頭筋の弛《し》緩《かん》不全があると、気道への誤《ご》嚥《えん》が起こる。

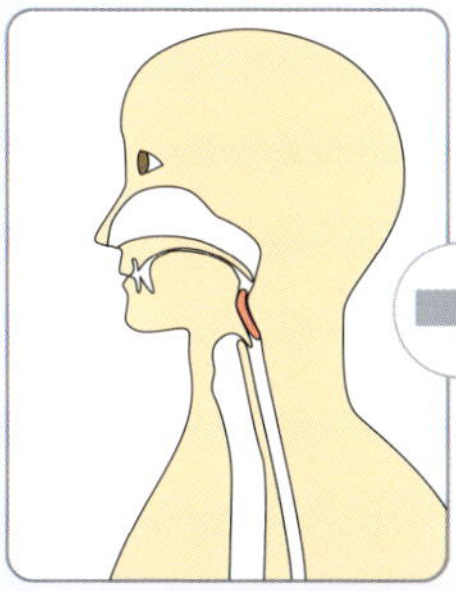

障害の有無をチェック

- □食べるときにむせないか
- □食後にせきが出ないか
- □食べた後に声が変わらないか
- □のどに食べ物の残留感がないか

食道期

食塊を、食道から胃に送り込む時期。この段階で起こるおもな問題は、体の機能的な障害によるもの。腫瘍《しゅよう》が食塊の通過をさまたげる、食道の正常なぜん動運動ができない、噴門部括約筋の弛緩がうまくいかない、などの障害が考えられる。

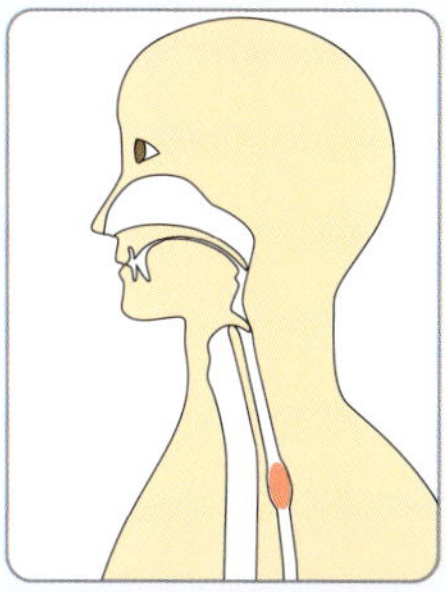

障害の有無をチェック

- □食べ物がのどにつかえるか
- □嚥下したものがのどに逆流してこないか
- □嚥下ができないか(流動食しか嚥下できない)

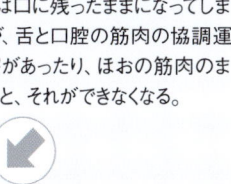

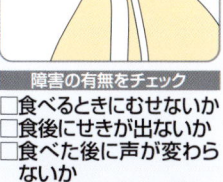

本当に安全で、おいしいのが「高齢者ソフト食」

高齢者ソフト食　3つの定義

- 舌で押しつぶせる程度の硬さであるもの
- すでに食塊となっているような形のもの
- すべりがよく、移送しやすいもの

まずは、障害の程度を把握することが大切

前述したように、誤嚥《ごえん》は窒息や肺炎の原因になり危険ですが、さらにやっかいなことには、せき込んだり、むせたりすれば誤嚥だ、というように簡単には判断できません。せき込む、むせるという反応は、「せき反射」という反応が正常に働いている場合に起こります。**本当に怖いのは、誤嚥が起こってもこの反応がないために、周りが気づかない場合です。この状態を「サイレント・アスピレーション（「静かな誤嚥」の意）」と**いいますが、実際にはこのような人たちが最も誤嚥性肺炎になりやすいのです。

ただ、そういう状態の人がまったく見抜けないという訳でもありません。肺炎を繰り返す、原因不明の発熱が続く、普段から弱いせきを繰り返す、食後に声が変わる、などの症状が見られる人は、サイレント・アスピレーションを疑う必要があります。まずは、簡単な摂食・嚥下機能評価をしてみましょう（左ページ上表）。

「きざみ食」の欠点を補う、「高齢者ソフト食」

ところで、**「きざみ食」**はなぜ誤嚥を引き起こすのでしょうか。それは、口内に食べ物のかすが残りやすい、食塊を作りにくい、見た目がおいしそうでないという欠点があるため、摂食・嚥下がスムーズに行われにくいからです（P9「摂食・嚥下のメカニズム」参照）。つまり、**細かく刻まれているため食塊にまとまりにくく、視覚的にも食べ物としてきちんと判断されにくいのです。**

高齢者ソフト食は「きざみ食」の代わりとなるものとして、安全で、見た目も味もおいしい介護食を、という目的で研究・開発されました。そのメリットは、なんといっても**摂食機能障害に広く適応できるという点でしょう**（左ページ下表参照）。つまり、機能が正常な人から、咀嚼障害、食塊形成障害のある人まで、広くカバーできるということです。

もちろん「きざみ食」も、「高齢者ソフト食」のように「安全でおいしい食事を」という目的こそ同じですが、実際には対極にあるもので、現実にはその目的を達成できるとはいえません。

高齢者ソフト食が、「安全」で「おいしい」理由

「高齢者ソフト食」の具体的な特徴としては、大きく分けて3つあります（上表参照）。

第一に、舌で押しつぶせる程度の硬さであること。高齢者の食事は、ただやわらかければいいというものでもありません。障害が軽い人や健康な人にとっては、食べごたえがなくて満足できないからです。やわらかいけれど、しっかり食べ物の形が

ある、見た目もきちんとおいしそうであることが重要なのです。また、普通食の人にも対応する（下表参照）ということは、家族みんなが同じメニューを食べられるということでもあります。介護される方だけが家族と違うものを食べさせられるのではなく、ちょっとアレンジを加えるだけで見た目の同じ料理を食べることができる……。これは、とても重要なことです。

　第二に、すでに食塊となっているような形のものであること。これは、準備期（P9「摂食・嚥下のメカニズム」参照）に関係しており、食塊を形成するのを補助する役目があります。人は先行期の段階で、「食べ物」を「食べ物」として認識します。食べ物の形をしていない食事を出されても、食欲がわかないのは当然のことといえるでしょう。

　第三に、すべりがよく、移送しやすいものであること。これは、食道期の妨げにならないという点で大切です。高齢者ソフト食では、これらがしやすい食材を選び、油脂などを使って、食材そのものを「つなぎ」にしています。だから安全で、おいしいのです。

咀嚼・嚥下機能をチェック！

Q1 食べ物を認識できますか？	□できる	□できない
Q2 口を開くことができますか？	□できる	□できない
Q3 舌を前に出したり、左右に動かすことができますか？	□できる	□できない
Q4 だ液を飲むことができますか？（のどぼとけを3本の指で押さえて、上下するか確認）	□できる	□できない
Q5 だ液を続けて3回飲むことができますか？	□できる	□できない
Q6 水を飲んでせき込みますか？	□せき込む	□せき込まない

高齢者ソフト食は障害を広くカバーする

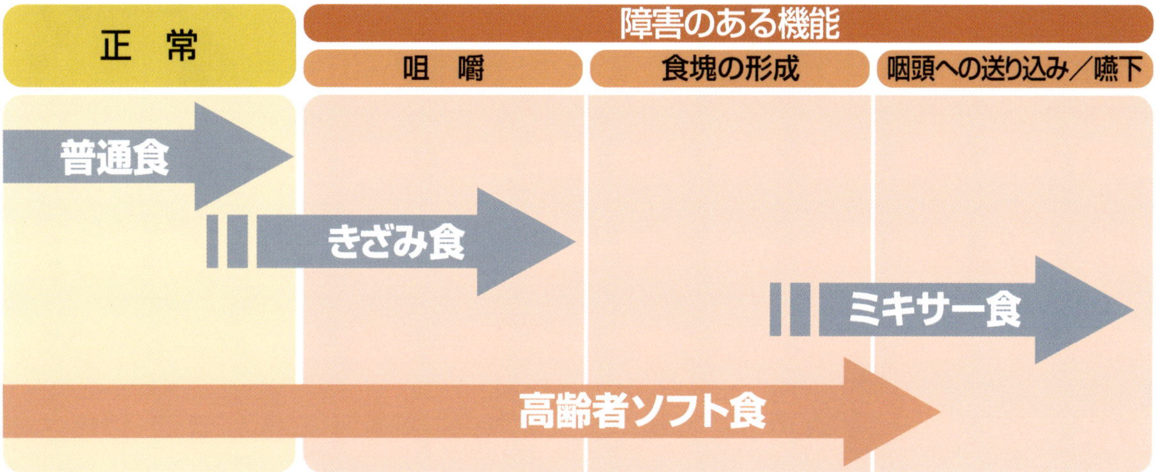

●普通食……………咀嚼、食塊形成、嚥下機能が正常で、健康な人の食事
●きざみ食…………義歯が合わない人、噛み合わせがうまくできない人、開口障害がある人の食事
●ミキサー食………飲み込むことが困難な人の食事、ゼラチンゼリーを多用し、食べ物の形状を残さないペースト状の食事
●高齢者ソフト食…しっかりと形があり、口への取り込み、咀嚼、食塊形成、移送、嚥下がしやすい食事

「高齢者ソフト食」作り、5つの基本テクニックをマスター

きちんと食べ物の形をしていて、咀嚼《そしゃく》・嚥下《えんげ》しやすく、おいしい「高齢者ソフト食」。料理にあたって大切なのは、食材の特徴をよく知って上手に使うこと、そして調理法の工夫、調理器具の活用(P32参照)です。

1 「つなぎ」食材・油脂を使う

おいしくて安全な食事作りに欠かせないのが、**食材の特徴をよく知ること**。のどのすべりをよくする油脂類や、とろみを出す食材を最大限に活用しましょう。これらを、まとまりにくいものに「つなぎ」として使うと、食べやすくなります。

2 「調理法」でやわらかくする・揚げる・炒める・蒸す

野菜や肉など硬い食材をやわらかく食べやすくするには、**「2度調理」**するといいでしょう。たとえば、まず焼いたり揚げたりしてから煮れば、煮くずれなく、やわらかくなります。たとえば小魚なら、揚げ煮や南蛮漬けにすれば骨までやわらかくなり、カルシウムを効率的にとるのにも最適です。

煮込み料理なら、**圧力なべを使う**のもいいでしょう。スジ肉や大根、ごぼう、乾物類、海藻類などの硬い素材も、短時間でやわらかくなりま

積極的に使いたい「つなぎ」食材

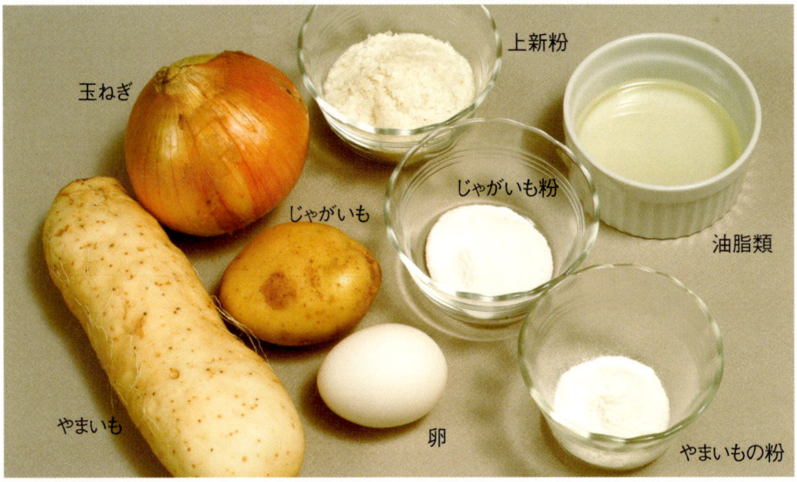
上新粉
玉ねぎ
じゃがいも粉
じゃがいも
油脂類
やまいも
卵
やまいもの粉

●やまいも
でんぷん分解酵素のアミラーゼが豊富で、胃を保護する作用があります。粘りが強いため、加熱して、ある程度粘りをとってから使いましょう。

●玉ねぎ
香りと辛みの素《もと》は、硫化アリル。新陳代謝を促し、血栓症を予防します。みじん切りを炒めてひき肉のつなぎにすると、やわらかく仕上がります。

●じゃがいも
でんぷん質が胃腸の粘膜を保護し、ビタミンCやカリウムが豊富です。味が淡白で、ほかの食材の味を邪魔しません。肉のつなぎには、粘りのあるメークインがおすすめ。

●卵
卵黄の乳化作用を利用した「卵の素」(作り方はP50)を食材に加えれば、のどごしがよくなります。卵白は砂糖と水とよく混ぜると、きめ細かく壊れにくい泡ができます。

●上新粉
うるち米を乾燥・製粉したもので、もち米よりも粘りが少ないのが特徴です。小麦粉を使うよりもかるい口当たりに。

●じゃがいも・やまいもの粉
風味と特性をそのままに、粉末状に加工したもの。水を加えて混ぜるだけですぐに使えます。

●油脂類
油脂で調理すると、うまみが出て、のどごしがよくなります。風味・特性を生かしましょう。

市販のものを使って手軽に 便利

なかなか1個まるごとを使い切れない、生のやまいもやじゃがいも。少量使う場合には、市販の粉末タイプを利用すると便利です。水でとくだけで、とろろやマッシュポテトが簡単に作れて、ムダが出ません。

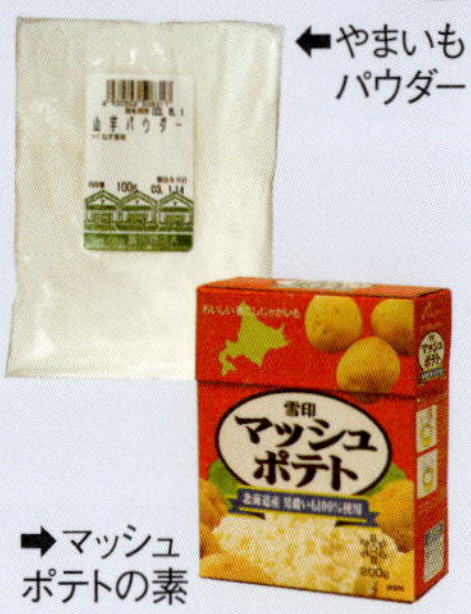

←やまいもパウダー

➡マッシュポテトの素

す。とくにおすすめは煮豆。高たんぱくで食べやすく、お年寄りが大好きな料理でもあります。

炒め物をするときには、いちど素材をゆでておくと、やわらかくなります。茶わん蒸しやがんもどきなどの蒸し物も、口当たりがよく、おすすめです。

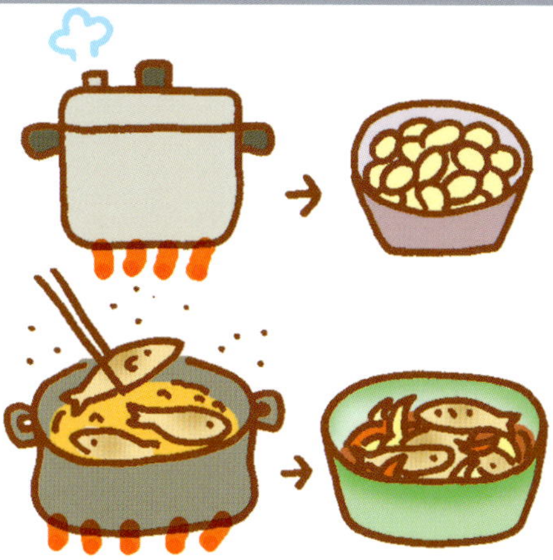

3 食べやすく切る

繊維のある野菜は、食べやすく、火が通りやすいように、料理法と食材に合わせて切ります。青菜類や白菜、キャベツなどの葉野菜は、繊維に対して垂直に断ち切るように切ると、噛《か》み切りやすくなります。

ソフト食に適した食べやすい野菜の切り方

●**サラダ、あえ物、オムレツの具（じゃがいもなど）、五目ご飯の具、つけ合わせなどの根菜類**…千切りに。長さ4cm、厚さ2mmのなめ切りにし、さらに1mm幅に切る。

●**汁物の具**…いちょう切りに。縦半分に切り、さらに大きさに応じて3〜4等分して、端から2mm厚さに切る。

●**小ねぎ、にら、あさつきなど繊維の多いもの**…小口切りに。端から2mm厚さの小口切りにする。

●**サラダ、あえ物（ほうれん草など）**…輪切りに。端から3mm厚さに切る。

●**肉じゃが、筑前煮の具**…短冊切りに。4cm厚さの輪切りを縦にして1cm幅に切り、さらに横にして、2mm厚さに切る。

●**ひき肉料理の具**…さいの目切りに。ミートローフなどの中身は5mm角、つけ合わせは2cm角に切る。

●**天ぷら**…いちょう、扇形、輪切りなどに。かぼちゃは5mm厚さの扇形、なすは長さ5cm厚さ1.5cmにしてななめに切り込みを入れる。

●**煮物**…輪切りに。大根、やまいも、さつまいもなどは縦半分に切り、1.5cm幅に切る。

●**うなぎなど長い魚**…そぎ切りに。皮を取り1cm厚さにななめに切る。

●**きんぴらごぼう**…ささがきに。最初の一切れをななめに3cmに切り、包丁で鉛筆をとぐようにスライスする。

4 ペースト状にする

食材をペースト状にすれば、嚥下《えんげ》機能障害のある人にも食べやすくなります。たとえばやまいも、じゃがいも、魚介類をすり鉢ですりつぶす、しょうがや大根などの野菜をおろす、果物や豆腐を裏ごし器で裏ごしするなど……。工夫して、調理器具をフルに活用しましょう。

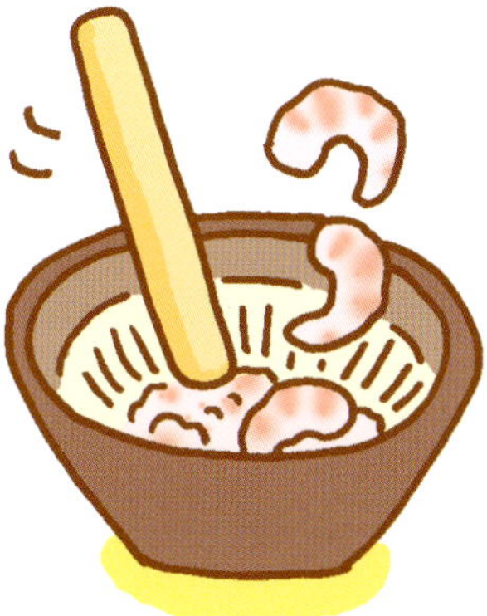

5 ゼリー状に固める

ゼリー寄せなど半固形（ゲル）状の料理は、見た目も涼やかで、暑い季節や食欲がないときにもつるっと食べやすいものです。ゼラチンを原料に使った、市販のテクスチャー調整剤（増粘剤）もあるので活用してもよいでしょう。

ゲル状に固める素材としては、ほかに寒天もありますが、この二つは似ているようで違います。牛骨が原料のゼラチンと、紅藻類が原料の寒天では、その溶解温度に差があり、ゼラチンの方がより嚥下しやすいのです。

ただし最近では、嚥下しやすく加工された寒天も市販されています。「介護食用ソフト寒天」は、普通の寒天に比べて固める力がとても弱く、食材をゼリー状からペースト状まで、やわらかく作ることができます。

●介護食用ソフト寒天のお問い合わせ：伊那食品工業
☎0120−321−621
http://www.kantenpp.co.jp

プラスアルファの工夫で、食事をもっと楽しく！

人は、ただ栄養をとるためだけに「食べる」のではありません。高齢者がどんな食事を望んでいるかは、まず自分自身のことを考えてみればおのずと分かります。「食べたい」という気持ちを起こしてもらうために、安全でおいしい食事に加えて、快適な雰囲気と食卓環境作りで、毎日の食生活をより楽しく彩りましょう。

① 「五感」を使って食べる

障害によって食欲をなくした高齢者が、「食べたい」と思う料理とはどんなものでしょう。もちろん、その方の好きな料理であることも前提ですが、五感を使って食べられるよう、**見た目や香り、味つけ、適度な温度、歯ざわりについて配慮することも、大切な要素なのです。**

たとえば、料理の盛りつけや器を工夫したり、食欲を増進させる赤や黄色の食材を使って、彩りよくする。ゆずや青じそ、しょうが、さんしょうなどの香りをきかせる。料理ごとに強弱をつける。温かい料理は温かく、冷たい料理は冷たいうちに出す。一つの料理に入る食材のやわらかさに、バラつきがないようにする……。

こういった、感覚を刺激するような工夫が脳を活性化させ、心から満足できるような食事といえるのではないでしょうか。

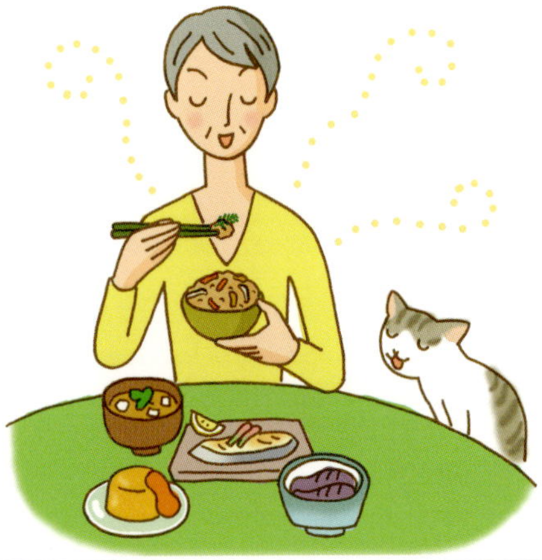

② 季節感のある食卓を

身体能力が衰えて運動できなくなると、外出する機会も減り、季節の移り変わりを実感できにくくなります。そこで、せめて食卓に季節感の演出を。まずは、**旬《しゅん》の素材を積極的に使いましょう。**野菜や果物は、季節ごとの気候に適した育ち方をします。だから**旬の時期に最も味がよく、栄養価も高くなるのです。**

また、行事食もおすすめです。たとえば、ひな祭りにはちらしずし、お彼岸にはおはぎ、端午の節句にはちまき、敬老の日や誕生日には豪華に、旬の食材や好きなものを入れた祝い膳《ぜん》など、会話をはずませるきっかけにしたいものです。

食卓まわりの演出としては、**季節の花を飾ったり、テーブルクロスを温かみのある暖色系のものに替えてみる**なども、明るい雰囲気作りに有効です。

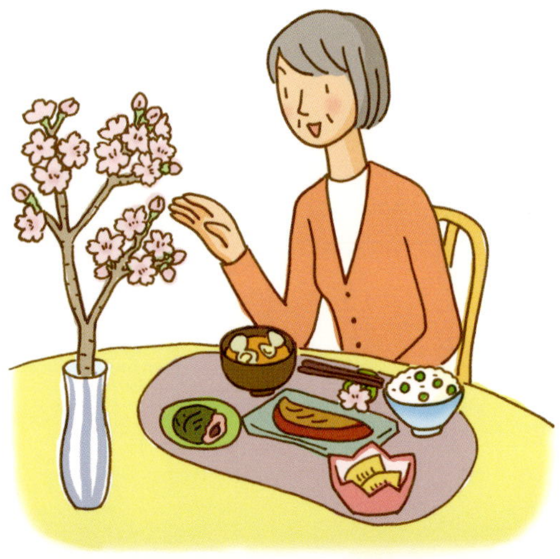

3 食べるときの姿勢にも配慮を

食事をするときの姿勢によっても、誤嚥《ごえん》は起こることがあります。寝たきりの方の場合でも、**ベッドから上半身を起こして、首をかるく前屈した姿勢で食べることが大切です。**食事の内容だけでなく、姿勢にも充分気を配りましょう。

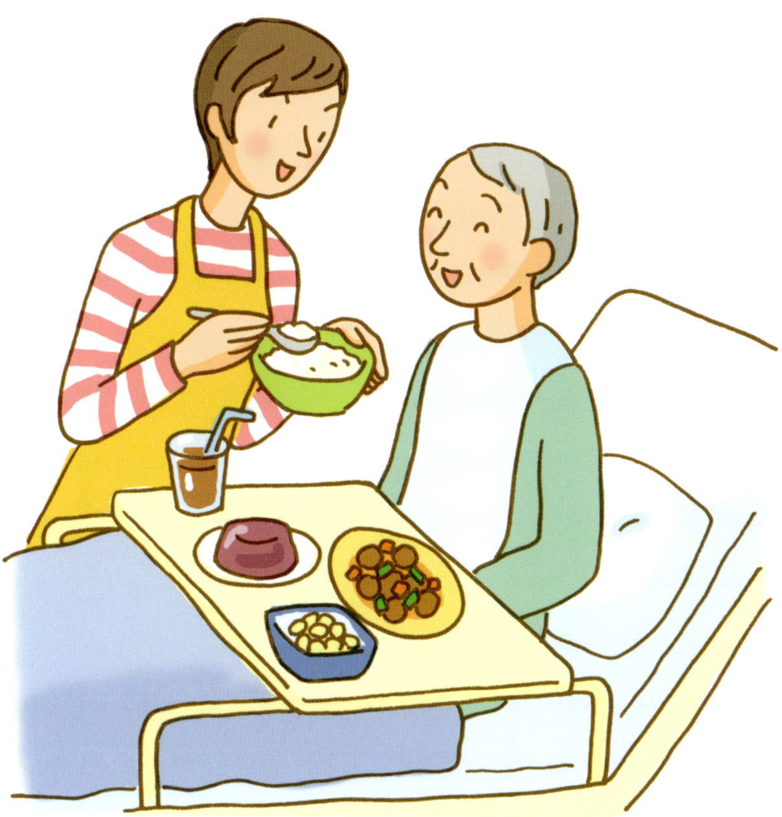

4 会話を楽しむ

食欲はその日の体調はもちろん、気分によっても大きく左右されます。同じ食事をするのにも、一人でもくもくと食べるのと、家族に囲まれてわいわいと食べるのでは、食の進み方も違ってくるものです。

核家族化が進み、共働きや少子化などで生活環境が大きく変化した今、「孤食（個食）」の問題がクローズアップされています。かつては、大家族世帯が同じ食卓を囲んで、その日にあったことなどを話し合う光景が当たり前でした。

今や、家族が一緒に食事するということはなかなか容易ではありませんが、**できるだけ家族みんなで食卓を囲む、みんなと見た目が同じような料理で、食べやすくアレンジしたものを食べるようにすることが大事です。**会話を楽しみながら、リラックスして食事をすることによって、ゆっくり食事をとることができ、消化機能にもいい影響をもたらしてくれます。

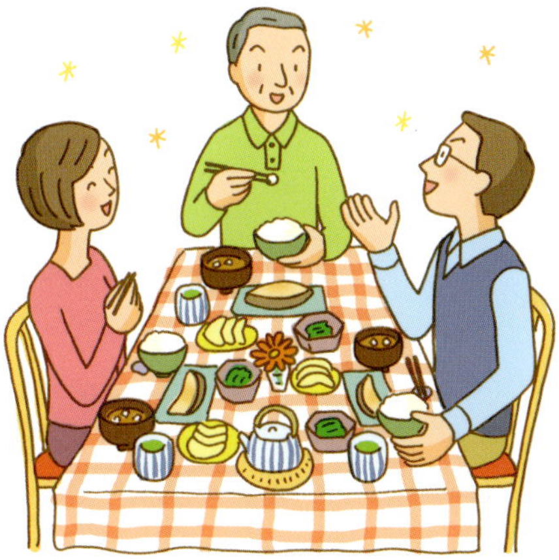

5 本人のし好を重視する

当たり前のことですが、できるだけ本人が「食べたい」もの、好きなものを出しましょう。いくら摂取カロリーを制限した料理や、栄養のバランスがとれた料理であっても、本人がそれを嫌いで食べられなければ、栄養不足になってしまい、元も子もありません。

6 見た目のおいしさにもこだわる

毎日の食事作りは大変な作業ですが、そのために、ついおざなりになりがちな盛りつけについても考えてみましょう。料理は舌だけでなく、目でも味わうものです。おなじみの家庭料理は、慣れ親しんだ味で安心感がありますが、裏返せば、新鮮さがなく飽きがきやすいことも事実。**好きだった料理に手をつけないことが多くなったら、視覚効果で食欲の増進を図りましょう。**もちろん、料亭や一流レストランのように立派に見せる必要はありませんが、そうした店の盛りつけを参考にしたり、料理本からヒントを得るのもいいでしょう。

老化を遅らせる、毎日の食事のポイント

老化にともなって、人の体にはさまざまな障害が起こり、それが食欲減退、ひいては栄養不足を招きます。また運動量も低下するため、若いころとは1日に必要なカロリー、栄養素の摂取量も変わってきます。高齢者のためのバランスのよい食事、健康管理について考えてみましょう。

体の変化を観察しながら、毎日の栄養管理が大切

いろいろな身体能力が衰える高齢者は、さまざまな理由から食欲が減退していきます。たとえば、**噛《か》む力が弱くなると、咀嚼《そしゃく》の回数が減り、だ液の分泌量も減ります。**また、咀嚼に使われる筋肉も充分に使わなくなるために衰えていき、**飲み込む力もなくなる、という悪循環が起こるのです。**さらには、感覚器官も衰えるので、味や匂いが分かりにくくなり、ますます食欲の減退につながってしまうのです。

これらはみな栄養不良や脱水症状の原因になるので、日ごろから体調や様子に気を配りながら、きちんと栄養管理することが必要になります。

摂取量にこだわりすぎるのはダメ、その人に合った食事を

とはいえ、栄養所要量にしばられてもよくありません。いくら厳密にカロリー計算をした食事を出しても、残してしまうようなら、逆に栄養不良になってしまうからです。「1日にこのくらい食べなければ」、「この食品（栄養素）をとらなければ」……と思うあまり、おいしくない料理を出すのでは、本末転倒です。**あくまでもおいしい食事であること。**障害や不調は人それぞれで、栄養所要量というものはあくまでも目安です。「高齢者だから何カロリー…」と考えるよりも、**まずその人の病気や症状に合った栄養管理をすることが必要になります。**

食事作りは毎日のこと、あせらず臨機応変に

栄養バランスのとれた献立の構成は、いつも頭を悩ませるものです。しかし、1食分で完璧にバランスをとろうとするのは難しいことですし、毎日のことですから、料理する側も疲れてしまいます。**献立は、1日3食単位でバランスがとれるように考えれば充分です。**

体調が悪くて食欲がない日があるなら、3～4日を1サイクルで考えてみましょう。たとえば、お腹の調子が悪く、うどんしかのどを通らないときがあったとしても、体調が回復してから高栄養のものを出して、カバーすればいいのです。そして、食欲がないときにはやはり本人の食べたいものを出すことが大切です。やはり、食べなければはじまりません。

し好を大事にするということでいえば、たとえばビタミンB群を補いたい場合、本人が青背の魚をきらいなようなら、代わりに大豆や卵黄、ピーナッツなどでまかなえばいいのです。同じ青魚でも、さばやさんまはきらいだけれど、あじなら食べられる、という人もいます。**臨機応変に考えることが大切なのです。**

年をとると、こんな症状が出てきます

- 咀嚼力が低下する
- だ液の分泌量が減る
- 嚥下《えんげ》機能が衰える
- 感覚機能が低下する
- 食欲がわかなくなる
- 胃液分泌が少なくなる
- 腸のぜん動運動がにぶくなる
- 骨密度が減少する
- 脱水症状が現れる

お年寄りに合った1日の栄養所要量は？（※70歳以上の場合）

栄養所要量は、体の障害の程度や生活強度（身体活動量）によって変わってきます。

	生活強度低い（Ⅰ）		やや低い（Ⅱ）	
	男　性	女　性	男　性	女　性
たんぱく質（g）	65	55	65	55
熱　量（kcal）	1600	1300	1850	1500
脂　質（g）	エネルギー比率20〜25％		エネルギー比率20〜25％	
糖　質（g）	エネルギー量の50％以上		エネルギー量の50％以上	
カルシウム（mg）	600	600	600	600
鉄（mg）	7.0	6.0	7.0	6.0
ビタミンA（IU）	600	540	600	540
ビタミンB_1（mg）	1.1	0.8	1.1	0.8
ビタミンB_2（mg）	1.2	1.0	1.2	1.0
ビタミンC（mg）	100	100	100	100

※生活強度は「低い」と「やや低い」がありますが、ほとんどの高齢者は前者に該当します。
後者は、毎日家事労働をしている人やスポーツを習慣にしている人などが当てはまります。

（資料：科学技術庁資源調査会発行『五訂日本食品標準成分表』）

1日にとりたい食品の目安量は？

牛乳 1カップ
ヨーグルト 1/2 カップ

卵 1個

魚類 1切れ

肉類
手のひらサイズ 1切れ

もめん豆腐 1/3 丁

きのこ類（生しいたけ1枚、しめじ 10gなど）

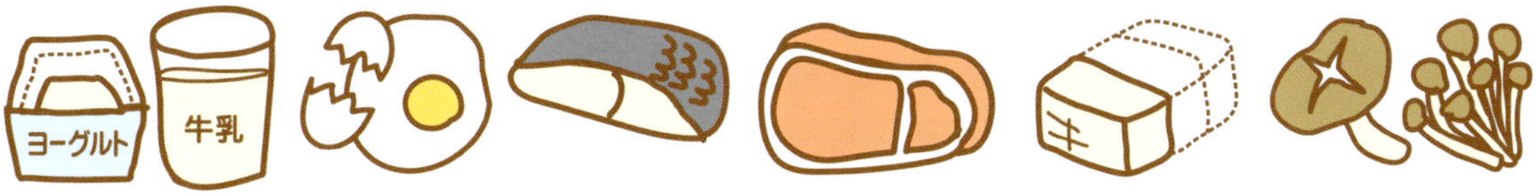

緑黄色野菜　100g
（かぼちゃ 50g、ミニトマト 2個、にんじん 1/3 本など）

淡色野菜　200g
（キャベツ 1枚、きゅうり 1/3 本、なす 1/2 個、大根 40g、玉ねぎ 1/4 個など）

海藻類
（乾燥ひじき 3g、生わかめ 10gなど）

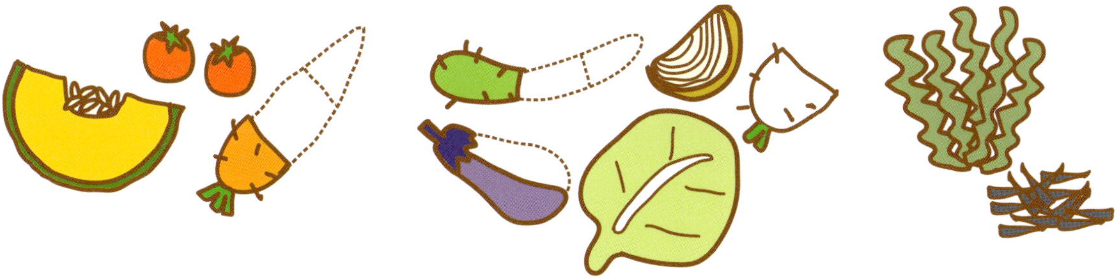

いも類 じゃがいも
小1個

果物 100g
（バナナ 1本またはオレンジ 1個、みかんの場合 2個）

ご飯 茶わん3杯、食パン 1枚

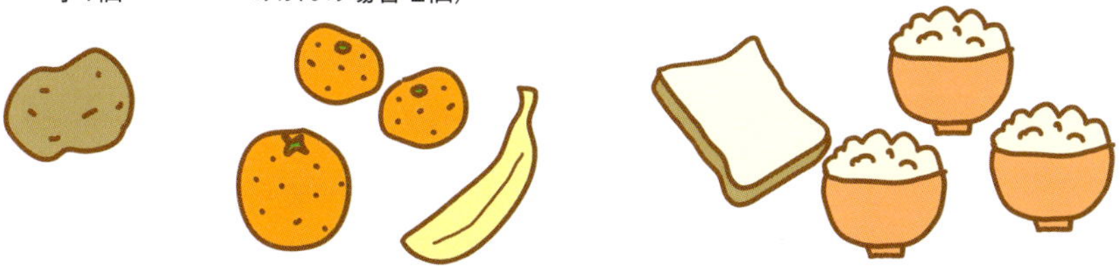

砂糖 大さじ2強

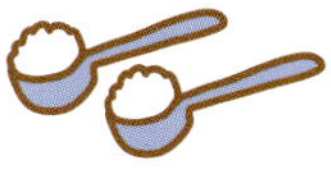

油脂 植物油・バター
20g

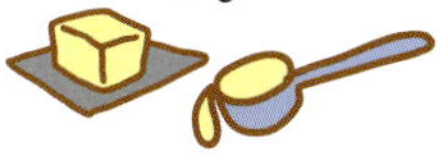

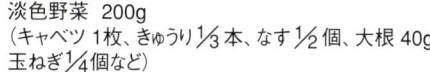

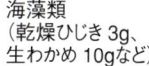

※生活強度が「やや低い」人は、ご飯、砂糖、油脂で量を増やすようにしましょう。
たとえば、昼食でご飯を1膳食べたら夕飯では1膳半、パンなら1日に2切れを食べるというように調整します。

「6つの基礎食品」から まんべんなくとって、バランスよく

栄養バランスのよい食事をするには、まず基本となる「6つの基礎食品」を知っておくと便利です。これは、体にもたらす作用によって大きく6つの食品群に分類したものです。毎日、それぞれの群の食品から、全部で30品目とることができれば理想的です。

6つの基礎食品

群	特徴	栄養素	食品
1	体を作る	たんぱく質	肉・肉加工品（ハム、ソーセージなど）、魚類・魚介加工品（かまぼこ、はんぺんなど）、大豆製品（大豆、豆腐、みそなど）
2		カルシウム	乳製品（牛乳、チーズ、ヨーグルトなど）、小魚（ししゃも、かたくちいわしなど）、海草類（わかめ、のり、ひじきなど）
3	体の調子を整える	ミネラル、ビタミンC、カロテン	緑黄色野菜
4		ミネラル、ビタミンC	淡色野菜、果物
5	熱や力のもとになる	炭水化物（糖質）	穀類（ご飯、パン、めん類）、いも類（じゃがいも、さつまいもなど）、砂糖
6		脂質	油脂類（サラダ油、マーガリン、マヨネーズなど）

高齢者の体に合わせた栄養素のとり方

「栄養をバランスよくとる」ということはどんな年齢層にも共通ですが、高齢者は基礎代謝が低下し、生活強度が衰えて活動代謝量も減っているものです。したがって、若いころのようにカロリーを摂取する必要はなくなりますが、**消化吸収能力が衰えるために、カルシウムやたんぱく質などは多くとる必要があります。**

体力が衰えるために、どうしても体調が悪く、満足な食事ができない日もあるものです。そんなときには摂取量にこだわりすぎず、全体のエネルギー量がオーバーしないようにする、不足しがちなたんぱく質、カルシウムだけは優先的にとるなど、ポイントをおさえて考えましょう。

カルシウム 加齢にともない骨密度が低くなるため、とくに積極的に補いたいものです。吸収率も低下しているため、１日８００mg以上を目安にとりましょう。乳製品に含まれるカルシウムは吸収率が高く、おすすめです。また、カルシウムの吸収を高めるビタミンDが豊富な食品を一緒にとるのもいいでしょう。

たんぱく質 体内の消化酵素が減少し、消化吸収能力が低下することにともなって、たんぱく質も不足しがちになります。卵、肉類、魚類、豆類からまんべんなくとるのが理想です。肉が苦手な人は、なるべくカロリーが少ない部位を使い、さっぱりと食べる工夫をしましょう。良質なたんぱく質が豊富で低カロリーの大豆製品は、とくにおすすめです。

食物繊維 年をとると腸のぜん動運動がにぶり、便秘しやすくなります。1日に20～25gはとりたいものです。便通をスムーズにするだけでなく、善玉菌を増やして免疫力を高める、大腸がんを予防する、高血糖・高コレステロールを改善して生活習慣病を防ぐ、有害物質を吸着して体外に排出するなど、さまざまな効果をもたらしてくれます。

ビタミン・ミネラル ビタミンA、B群、C、D、Eに、カルシウムや鉄分、マグネシウムなどのミネラルは、体の調子を整えてくれます。身体機能が衰える高齢者はもちろん、これらが豊富な野菜をたっぷりとることが必要です。１日の目安として、緑黄色野菜を１００g、淡色野菜を２００g以上とるようにします。小魚、海藻類は、カルシウムやマグネシウムが豊富です。

糖質・脂質 若い人に比べて消費カロリーが少ない高齢者は、炭水化物、砂糖、油脂類を控えめにする必要があります。70歳の男性の場合、1日にご飯なら茶わん3杯、約480kcalまでに抑えましょう。砂糖は10g、油脂類は20gくらいまでに。ただし、いも類は食物繊維、ビタミン、カリウムが豊富なので100gくらいはとりましょう。

「5」という数字にこだわれば、バランスをとるのは簡単

漢方の薬膳《やくぜん》には古くから、健康な食生活を送るための5つの味覚、5つの色合いという考え方があります。これは、中国の「五行説」（自然にあるものはすべて5つの要素から成り立ち、それぞれがかかわり合ってバランスを保っているという考え方）の思想にもとづいたもので、この考えにそって食べることで、食のバランスがとれるというものです。

5つの味覚とは、「甘い」「辛い」「苦い」「しょっぱい」「すっぱい」という5つの味のこと。しょっぱいものを食べ過ぎると、甘いものを、甘いものを食べすぎると辛いものを、辛いものを食べ過ぎるとすっぱいものを欲しくなる、というように、自然と食が進むものです。そしてこれらの味つけをローテーションにして料理を作るように意識すれば、いろいろな食材を使うようになり、おのずといろいろな栄養素もとれるというわけです。

5つの色合いとは、赤、緑、黒、白、黄の5色のこと。料理に意識してこれらの色の食品を取り入れることで、栄養バランスがとれるのです。もちろん、見た目もあざやかになり、食欲を増進させる効果も期待できるというものです。

これらの方法を取り入れれば、「この食品を何グラム……」と厳密に計算しなくても、過剰や不足を相互に補うことができるのです。古来の知恵を取り入れてみるのもいいかもしれません。

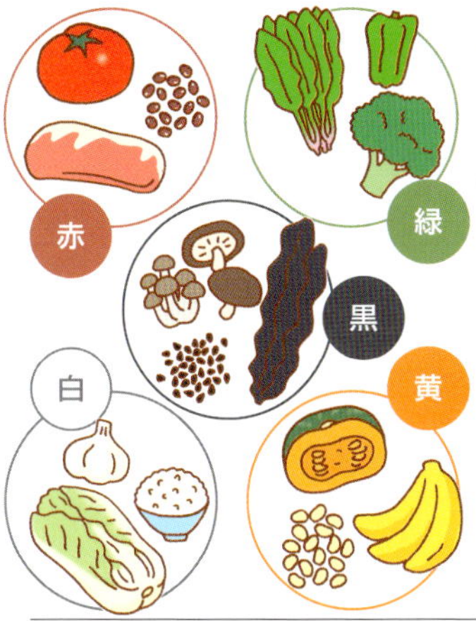

脱水症状も心配、水分補給を忘れずに

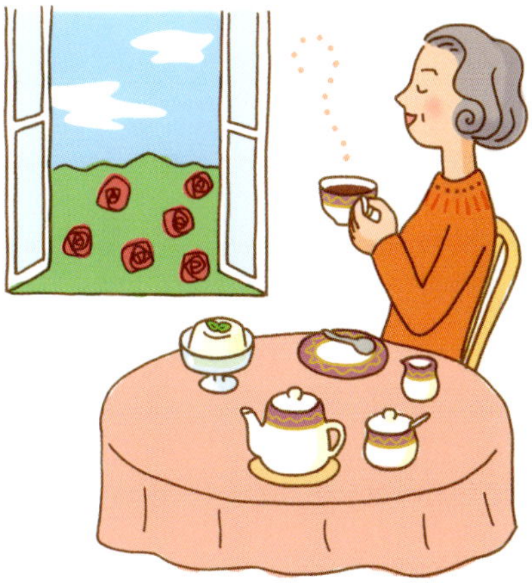

咀嚼《そしゃく》・嚥下《えんげ》が困難な方は、食事量とともに水分の摂取不足も心配です。体調のちょっとした変化で食欲をなくしたときは、脱水症状を起こしているケースもあります。また、本人が排せつを気にするあまり水分をとらなかったり、のどの渇きを感じにくくなっていることもあるので、注意が必要です。

食事の水分も含めて、1日に約2ℓを目安に、水分補給を心がけましょう。むせやすい人には、お茶や水、牛乳を飲むときに、市販のとろみ剤でとろみをつけてあげるといいでしょう。

お年寄りにはとくに、こんな成分も必要

ポリフェノール類 強い抗酸化作用をもつ、植物の色素や苦み成分。りんごやブルーベリーに含まれるアントシアニンや、トマトや柿の赤い色素リコピン、お茶に豊富なカテキン、紅茶の渋み成分のタンニンなどがある。

DHA・EPA ともに、青魚の脂肪分に豊富に含まれる不飽和脂肪酸。DHAは、脳や神経組織の機能を維持して悪玉コレステロールを減らす。老人性痴ほう症の改善にも効果がある。EPAは、血栓をとかして血流をスムーズにし、動脈硬化を防ぐ。

レシチン 脳や神経組織を構成する。余分な脂肪を排出し、動脈硬化や脂肪肝を防ぐ。記憶力を高め、老人性痴ほう症も予防する効果も。大豆や卵に豊富。

タウリン アミノ酸の一種で、心臓や肝臓のはたらきを高める。血圧やコレステロール値を下げて、生活習慣病を予防する。たこやいか、青魚類、貝類などに豊富。

セレン 体内で活性酸素を無毒化する酵素の成分になるミネラル。免疫力を高めて老化を防ぎ、発がん性物質を解毒する。玄米やにんにく、ごまに豊富。

コリン 体内で合成される水溶性ビタミン。ビタミンB_1の吸収を促し、働きを高める。血圧を下げる効果もあり、動脈硬化を防ぐ。なす、やまいもなどに豊富。

持病をもつ高齢者はこんな注意を

高齢になると、生活習慣病や慢性的な病気をもつ人も多くなり、それに合わせて、塩分やエネルギーを制限した食事が必要になってきます。人それぞれ、病気の進行度によって制限量が変わってきますので、主治医と相談しながら食事療法を行いましょう。

タイプ1 肥満の人は…

1日の摂取カロリーを抑えることが大切ですが、それにはまず、**カロリーの少ない食材を選ぶことがポイントになってきます。**たとえば魚なら、白身を選びます。まぐろなら、トロでなく赤身を選ぶようにします。肉類は、霜降り肉は避け、ひれ肉やもも肉、鶏のささみなどを選ぶようにしましょう。脂肪分の高いひき肉も、店頭で表示を見て、脂肪分が少なめのものを選ぶといいでしょう。

また、**調理法によっても大きく脂肪分の摂取を抑えることができます。**揚げ物をする場合、衣をつけると吸油率が高いので、唐揚げや素揚げにするようにします。油を使わない調理法としては、蒸し物もおすすめです。網焼きも、余分な油が落ちるのでいいでしょう。

ほかにも、ご飯は1回の食事に1杯までと決める、間食をしない、などの簡単な方法があります。「つい間食してしまう」という人は、お菓子の買いおきをやめましょう。とはいえ、お茶・おやつの時間というものは、大きな楽しみでもあります。食べるなら、洋菓子よりも和菓子にしたり、食べる量自体を減らすなど工夫しましょう。

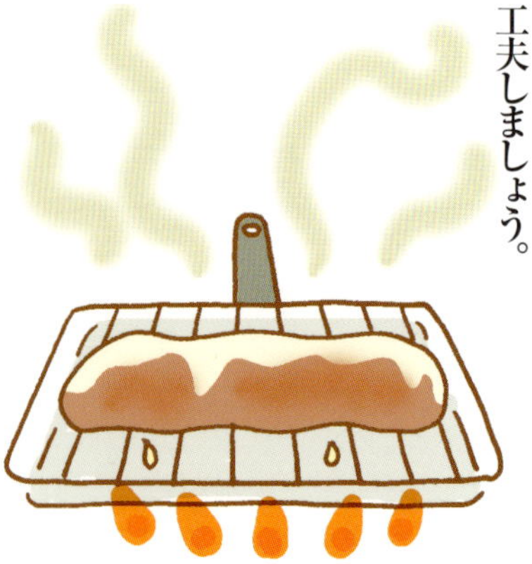

タイプ2 高血圧・心臓病の人は…

高血圧は、それ自体では自覚症状がないものの、心臓病や脳血管疾患といった恐ろしい病気の引き金となる危険因子です。**食事療法ではなんといっても減塩が決め手になります。少なくとも、摂取を1日に10g以下に抑えましょう。**和食メニューはヘルシーですが、しょうゆやみそ、漬け物など、塩分のとりすぎが心配なので、**洋食メニューもおすすめです。**

少ない塩分で料理をおいしく食べる工夫をしましょう。たとえば**レモンやかんきつ類で酸味**を利かせたり、しそ、さんしょう、みょうがなどの**香味野菜の風味を利かせます。**ごまも、風味が食欲を増進させてくれます。こんぶやかつおだしで、しっかりとうまみを利かせるのもいいでしょう。**調理法では、揚げ物がおすすめ。**香ばしくコクが出ます。魚なら、焼き魚にして香ばしく。素材自体がおいしければ、余計な味つけは必要ありません。それには、新鮮な素材を選ぶということが前提です。

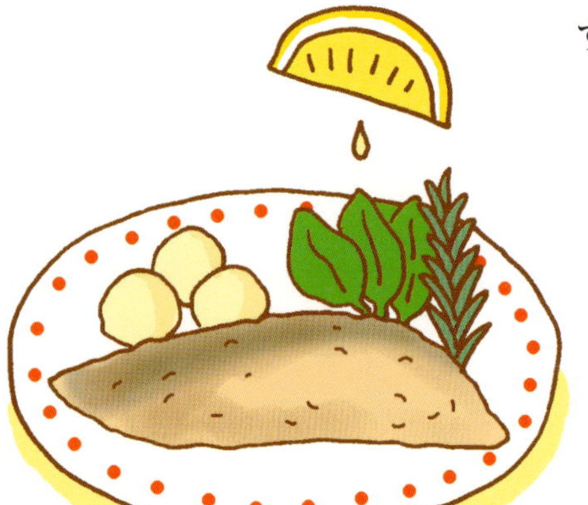

タイプ3

糖尿病の人は…

日本には、発症を自覚していない予備軍も含め、じつに1370万人の患者がいると推定されています。食事で気をつけたいのは、**カロリーと塩分の両方を控える、ということです。1日の摂取カロリーは1600kcalに抑え、バランスのとれた食事を心がけましょう。**肥満の人と同様、カロリーが低めの素材を選んだり、主食の炭水化物や油脂類の摂取をセーブする、間食を控えることでカロリーセーブしましょう。

　また、高血圧・心臓病の人と同様の方法で**塩分摂取を控えます。**それには、食塩自体の摂取を控えることも大事ですが、**体内の余分なナトリウムを排出する作用のある、カリウムの豊富な野菜を食べることも有効**です。ほうれん草、小松菜、ブロッコリーなどは、とくにカリウムが豊富です。

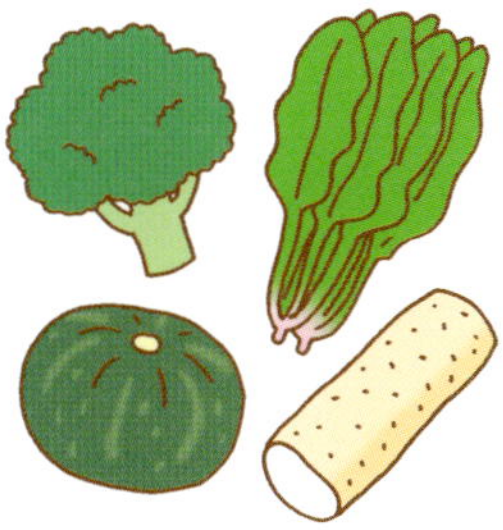

タイプ4

高脂血症の人は…

高脂血症は、動脈硬化や心筋梗塞《しんきんこうそく》など、命にかかわる病気を招きます。**1日の摂取カロリーを1600kcalにし、コレステロールと糖分を控えることが必要です。**コレステロール値が高い食品は肉、魚、卵など、いわゆる「おいしい」もの。これらの主菜となるたんぱく質の量を、減らすようにしましょう。

　あわせて、**コレステロール値を下げる効果のある食物繊維も、積極的にとりましょう。**食物繊維が豊富な食品には、いも類やれんこん、ごぼうなどの根菜類、きのこ類などがあります。生野菜のサラダを無理して食べるよりも、火を通して食べることでカサが減り、その分、量をたくさん食べることができます。食べ慣れた昔ながらの料理、ひじきの煮物や筑前煮、きんぴらごぼう、切り干し大根などはとくにおすすめです。

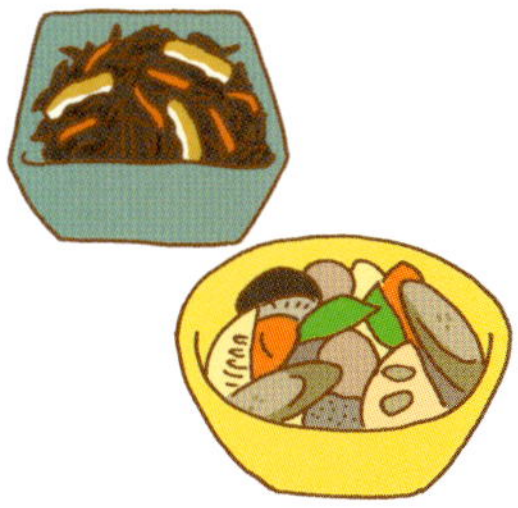

タイプ5

腎臓病の人は…

厳密な制限が必要ですので、医師の指示をあおぎながら行います。まずはたんぱく質の制限が重要ですが、**肉なら通常の所要量の2分の1から3分の1に。ただし1日の摂取カロリーは、多めにとらなくてはいけません。**たんぱく質で減らした分、油脂類や糖質でカバーします。

　また、塩分の摂取も減らしますが、**カリウムの豊富な野菜をとることは好ましくありません。**野菜を切って水にさらす、下ゆでするという方法で、カリウムを減らしてから使いましょう。嚥下《えんげ》・咀嚼《そしゃく》機能に障害がある人は、卵でなく、上新粉や片栗粉でとろみをつけるようにしましょう。

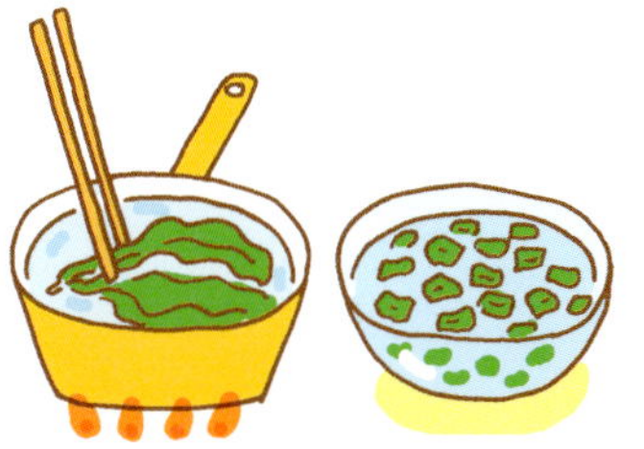

タイプ6

骨粗しょう症の人は…

閉経後の女性に多い骨粗しょう症は、腰痛や骨折、寝たきりの原因になりかねません。**骨の原料になるカルシウムをたっぷりとりましょう。**ただしそれ自体では吸収が悪いので、食べ方の工夫が必要になります。

　カルシウムの吸収率が最も高い食品は、乳製品。ピラフを牛乳で炊き込んだり、ほうれん草をミルクで煮るなど、いろいろな調理法に用いましょう。**牛乳が苦手な人は、みそ汁に少し入れてみましょう。**コクが出て、おいしくとることができます。わかさぎ、ししゃもは、南蛮漬けに。骨ごとやわらかく食べられ、酢の成分がカルシウムの吸収を助けます。

　ほかには、**カルシウムの吸収を助けるビタミンDを一緒にとるのも効果的。**干ししいたけ、さけ、ししゃもなどに豊富です。ビタミンDは体内でも作られるので、適度な日光浴も有効です。

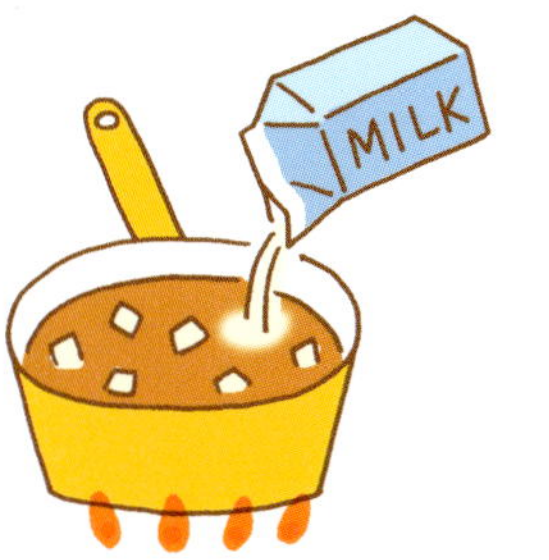

毎日の「高齢者ソフト食」作り

毎日の食事作りのポイントは栄養のバランスと、その人の障害、その日の体調に合わせたメニュー作りです。食欲は、健康のバロメーター。一緒に食事しながら、食べやすさや、残した料理、し好の変化を見のがさないようにチェックするようにしましょう。病気など、不調の早期発見にもつながります。

健康な食生活の基本は、やっぱり「1日3食」

栄養のバランスをとるには、「1日に30品目以上の食品をとるのがよい」といわれます。でも、人は年をとるにつれて食欲が減退していくものです。食事の時間になっても空腹を覚えず、食べないで過ごしてしまう人もいるでしょう。1食でも食事を抜くと、「1日30品目」の達成は難しくなります。やはり、食事の基本は「1日3度の食事」。食生活のリズムの乱れは、ちょっとした気候の変化や体の不調が原因のこともありますが、中には、外出が少ないために、運動不足から食欲不振がきている場合もあります。こんな人は、日中は散歩やかるい体操、運動をするようにすると、空腹感も覚え、適度な疲れで夜もぐっすり眠れるようになるものです。一度、毎日の生活パターンを振り返って、そのサイクルを見直してみるのもいいでしょう。

規則正しい食生活とともに、生活全体のリズムも整える

朝・昼・夕の3度の食事をおいしく食べるには、まずそれぞれの時間をきちんと決めることが大事です。そのためには、食事時間になるとできるだけ家族がそろって食卓につけるようにしたいものです。もし食欲がわかず、朝食や昼食を食べられない日があるなら、そのときはお茶だけ飲むなどして、後でおなかがすくようなら、おやつで補うようにしてもいいでしょう。あるいは昼食と夕食の間に空腹を覚えたときにも、夕食にひびかない程度なら間食して補うようにします。そうして、なるべく3度の食事に近づけて、理想のサイクルに合わせるようにすることが大切なのです。

そうして食事にリズムをもたせながら、あわせて起床・就寝時間も調整していきましょう。眠りの浅い人も、朝や日中の決まった時間に散歩をする習慣をつければ、新陳代謝が促され、また適度に疲労することによって、睡眠も深くなるものです。自分一人で外出することが困難な人、車いすで生活している人も、決まった時間に付き添って外に連れ出すようにするとよいでしょう。

こうした規則正しく、メリハリのある生活をすることは、胃腸などの内臓機能を整え、それが健康の促進・維持につながっていくのです。

和食の「一汁三菜」メニューなら、栄養バランスも理想的

「1日30品目」と聞くと、難しそうに聞こえます。でも、毎日3度の食事をきちんと食べることにくわえて、私たちが食べ慣れた和食メニューを、昔ながらの「一汁三菜」にのっとって食べるなら、じつはそう難しいことでもありません。

和食は、塩分が多くなりがちなことを除けば、低カロリーなうえに、食物繊維を多くとることができるので、近年では欧米諸国でも「健康食」「長寿食」として評価されています。そして、「主食」、「主菜」、「副菜」、「汁物」をそろえた「一汁三菜」の献立は、足りない食品をそれぞれの皿で補い合うことのできる、バラン

一汁三菜で、バランス献立作りも簡単に

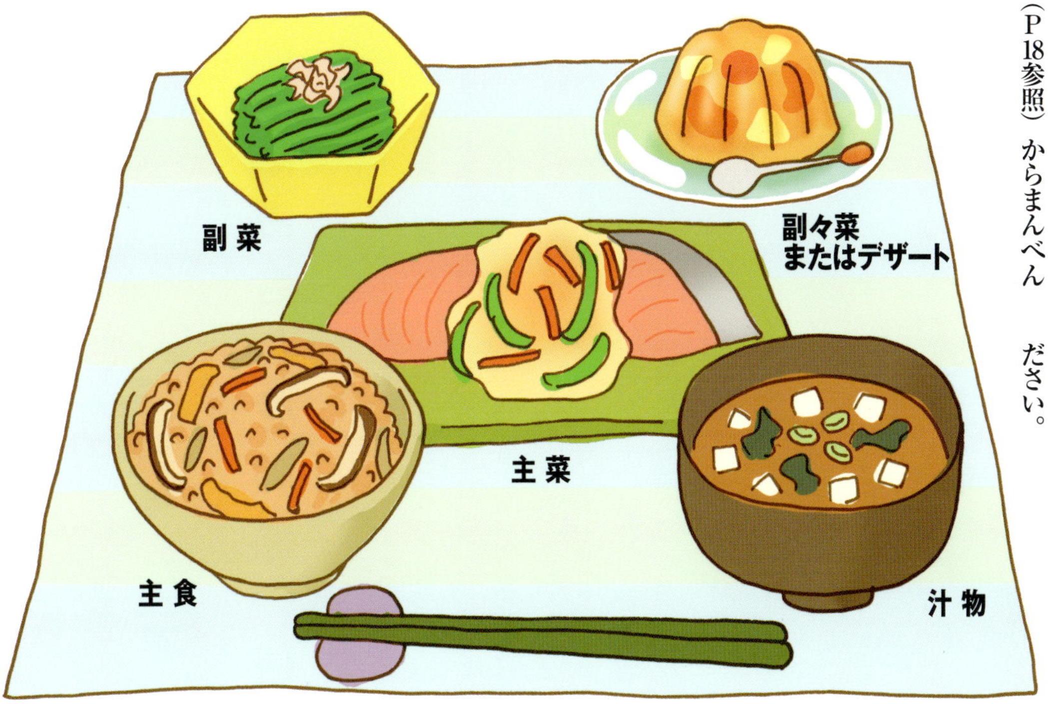

ス食です。もちろん洋食などにも応用できるので、毎日バラエティーに富んだ食事ができるわけです。

いずれにしても、前述した「6つの食品」（P18参照）からまんべんなく食材を選び、毎日の献立に上手に取り入れることができれば完璧《かんぺき》です。ぜひとも、その基本をマスターして、毎日の献立作りに役立ててください。

毎日の献立の立て方の手順

一汁三菜にもとづいて4〜5つの皿をそろえれば、自然に栄養バランスが整い、味の変化もつけやすくなります。料理は、少ない品数をたっぷりの量出すよりも、少ない量でも品数を多く出すのがコツ。より多種類の食品をとれ、見た目もおいしそうに見えます。

献立は、まず主食を炭水化物の中から決めます。もし菜飯や炊き込みご飯なら、副菜の野菜を補うことができます。

次に主菜を考えます。主菜が肉か魚の動物性たんぱく質なら、副菜、副々菜には卵か大豆製品を入れてもいいでしょう。主菜には、できるだけ野菜のつけ合わせをつけましょう。

副菜には、ビタミンやミネラル、食物繊維の豊富な野菜や豆、海藻、きのこ類を使った煮物などをつけます。全体的に野菜が不足するようなら、もう一品、副々菜をつけるようにします。またはフルーツやゼリーなど、デザートをつけてもよいでしょう。

汁物は、入れる具によって、食品数をかせぐことができます。みそ汁はどんな野菜とも相性がいいのでおすすめです。塩分のとりすぎに注意しましょう。

主食

ご飯、パン、めん類などの、エネルギー源になる炭水化物。炊き込みご飯や皿うどんなどにすれば、よりバランスがアップ。食べすぎに注意。

主菜

献立の中心となるたんぱく源。1日3回の食事を、卵、魚、肉、豆腐の中からローテーションで選ぶとよい。そのほかの食材は、少し添える程度に。

副菜

おもにビタミン、ミネラル、食物繊維を補う。主菜とのバランスを考え、緑黄色・淡色野菜、いも類、きのこ類、海藻類、豆類を主材料に使った料理を。

汁物

みそ汁やスープなど。中に具を入れることで品数を増やすことができる。

副々菜、またはデザート

副菜で補いきれなかった食品をここで加える。漬け物や煮豆など、食欲を進めるためのはし休めや、デザートを。

噛《か》みにくい人のメニュー

噛み合わせの悪い義歯にも、食べやすいやわらかさに

歯は、毎日休みなく酷使され続け、加齢とともに磨耗していきます。また、虫歯や歯槽膿漏《しそうのうろう》が原因で、抜け落ちてきます。歯を支えている歯根もまた、年を経るとともに萎縮《いしゅく》が進み、歯と歯の間にはすき間ができてしまいます。そうなると、義歯を装着せざるを得ませんが、咀《そ》嚼《しゃく》力の低下は避けられません。義歯をつけると食べ物の味が変わったように感じられ、さらに**義歯が合っていない場合は、噛み合わせがうまくいかず、**やはりしっかりと噛むのは困難です。

こうした歯に問題のある人や、神経障害による片まひで咀嚼機能に障害がある人には、**やわらかい食材の選択、切り方の工夫、下ごしらえ、調理器具の利用、そして調理法によって、噛みやすく**しましょう。障害の程度によっては、舌でつぶせるくらいのやわらかさも必要で、**なめらかな口当たり**も重要な要素になります。逆に、障害がかるめの人は、ある程度噛みごたえがあるものも食べ、**だ液の分泌を促す**ようにすれば、料理をおいしく味わうことができます。

食後は、すぐに横になると、胃に入った食べ物が気道に逆流して、誤《ご》嚥《えん》の原因になってしまいます。食べ物の工夫とともに、**少なくとも1時間くらいは、上体を起こしているように**しましょう。

ポイント

- 素材の下ごしらえで、噛み切りやすく
- しっとりとなめらかな口当たりに
- 調理器具を使ってペースト状、ゼリー状に

調理テクニック

1 フードプロセッサーにかけ、なめらかに

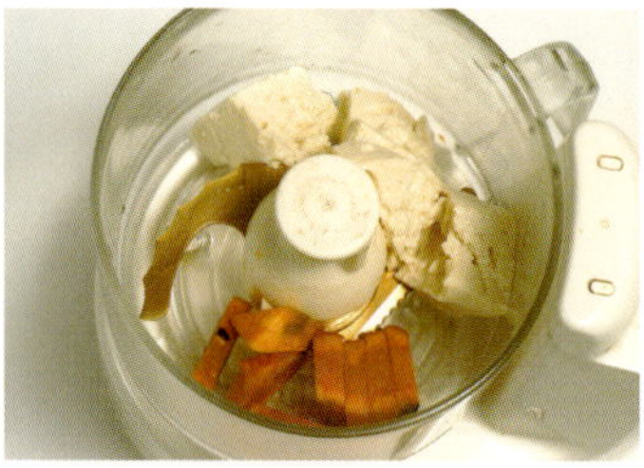

2 繊維と垂直に、断ち切るように切ると食べやすく

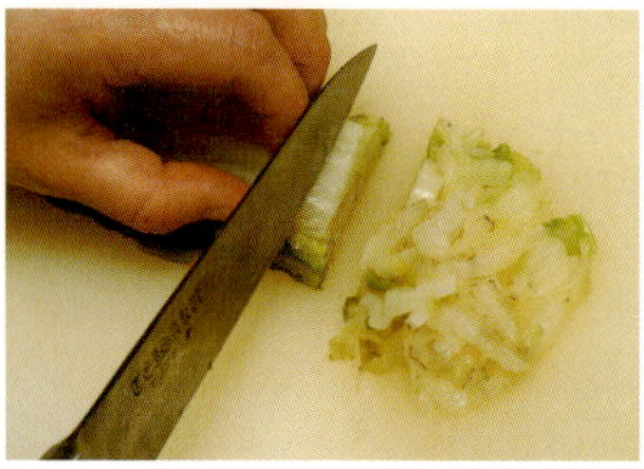

おすすめレシピ

なめらかにしたかぼちゃに豆腐を入れて

かぼちゃのがんも (➡P53)

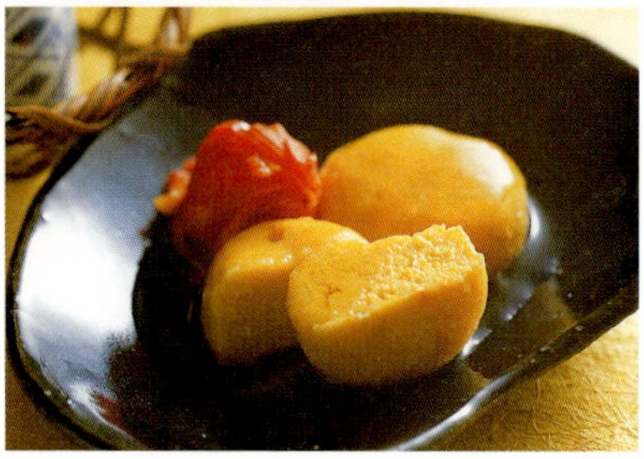

ひき肉、細く切った白菜を卵白にまぶして

ロール白菜 (➡P48〜49)

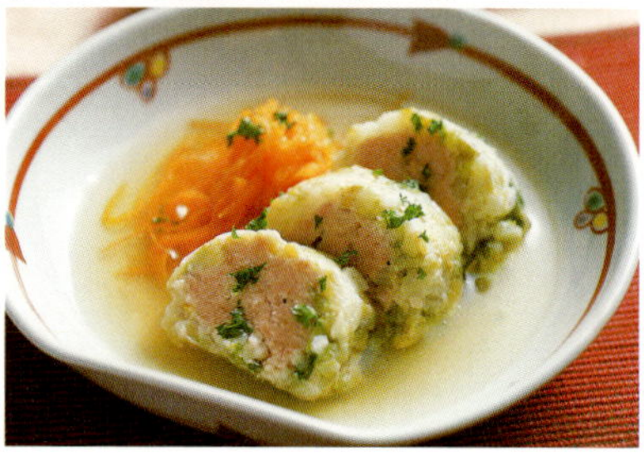

レシピページのこのアイコンがついてるメニューを参考に

咀嚼しやすい

食べやすい・飲み込みやすい 素材を選ぶ

咀嚼《そしゃく》・嚥下《えんげ》がしやすい食べ物の条件は？　まずは繊維が少ないもの、やわらかくて噛《か》み切りやすいもの。適度に油分や水分があって、のどごしがいいこと。そして、口の中でまとまりやすいこと。調理法が同じなら、なるべくこんな食材を選びましょう。

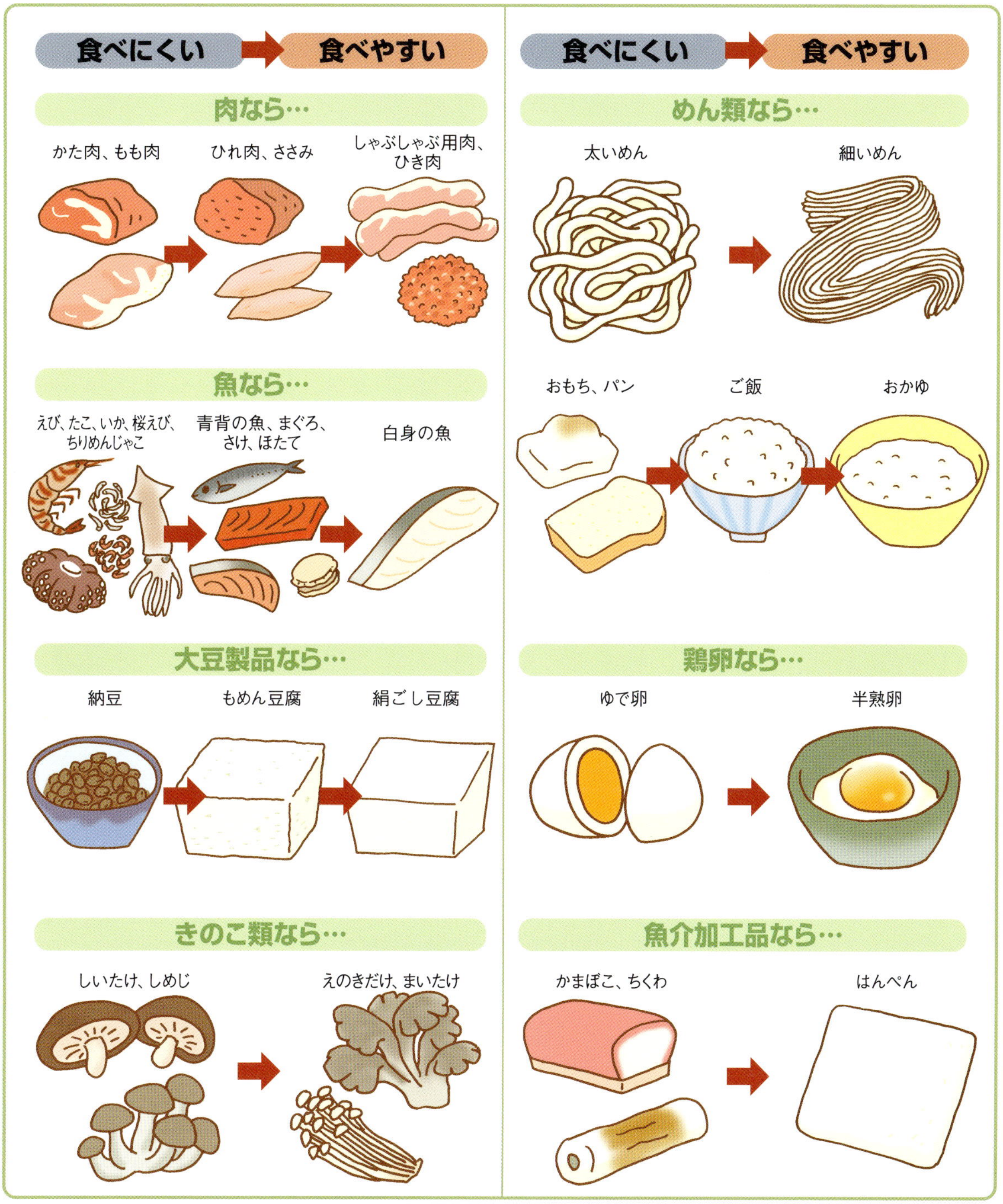

飲み込みにくい人のメニュー

だ液の分泌量が減少、とろみをつけて嚥《えん》下《げ》をスムーズに

レシピページのこのアイコンがついてるメニューを参考に

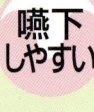

嚥下しやすい

年をとるにつれ、だ液腺が萎縮《いしゅく》してくると、**だ液の分泌量が減ってきます。**私たちはものを食べるとき、口の中でそれを咀嚼《そしゃく》しながら、だ液と混ぜて食塊にし、さらに食道へ移送します。だ液の中には、炭水化物を構成する糖質を消化する酵素が含まれていますが、だ液自体の量が少なくなっているためにその酵素が充分働かず、その分、胃にかかる負担が大きくなってしまいます。

また、脳卒中や脳硬塞《のうこうそく》を起こした後遺症で脳神経障害が起こって、舌やほお、くちびるなどがまひした人、舌やのどにできた腫瘍《しゅよう》を手術した人なども、嚥下《えんげ》機能障害になりやすくなります。こうした人には、**食塊を作りにくい、繊維質のものやぱさぱさしたものは向きません。**豆腐のように、噛《か》むと小さなかけらになるような食べ物も同様です。**食塊（P9参照）になりやすい素材を使ったり、とろみをつけたり、のどの通りがスムーズなメニュー**を選びましょう。

さらに、意外なようですが、あまり**水分が多いものも、むせの原因になる**ので注意が必要です。

食事のときは、ティースプーン1杯くらいの量ずつ口に運び、**意識を集中して飲み込むようにしましょう。**

ポイント

- サラサラした汁物は避ける
- 噛むと、まとまりやすいものを
- とろみをつけたものを

調理テクニック

1 ひき肉に「卵の素《もと》」を混ぜ、なめらかに

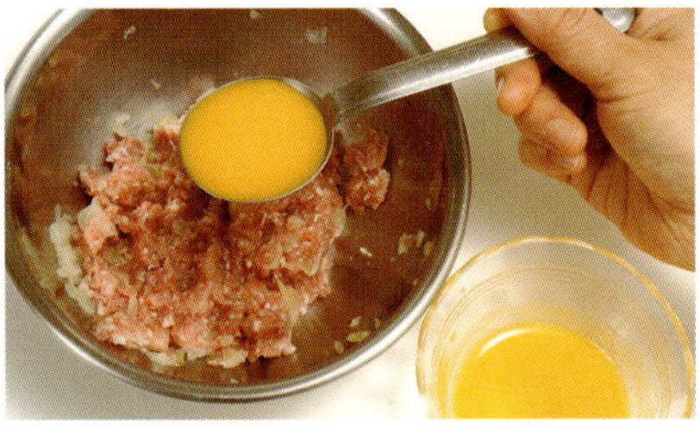

2 ホワイトソースやサワークリームを加え、のどごしよく

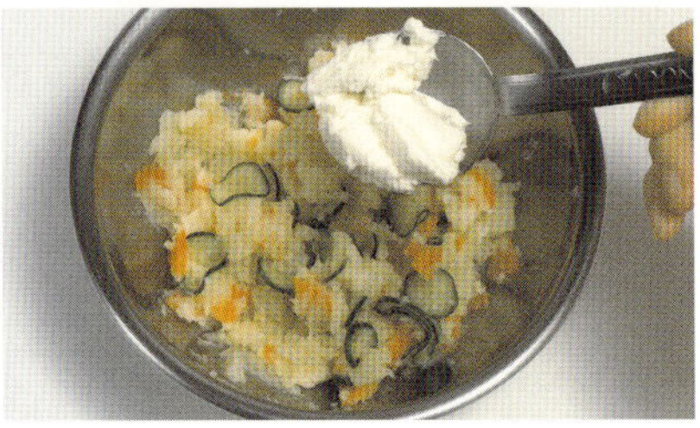

おすすめレシピ

「卵の素」入りのひき肉に、大根おろしを添えてさっぱりと

和風ハンバーグ（➡P50～51）

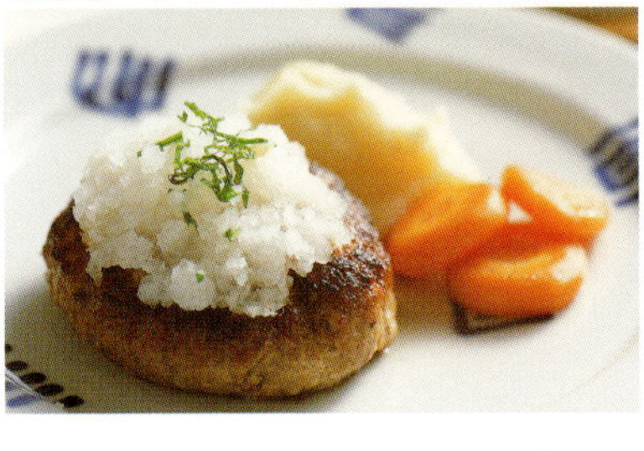

ゼラチン入りご飯に、しょうゆに漬けこんだかつおを混ぜて

かつおの手こねずし（➡P36～37）

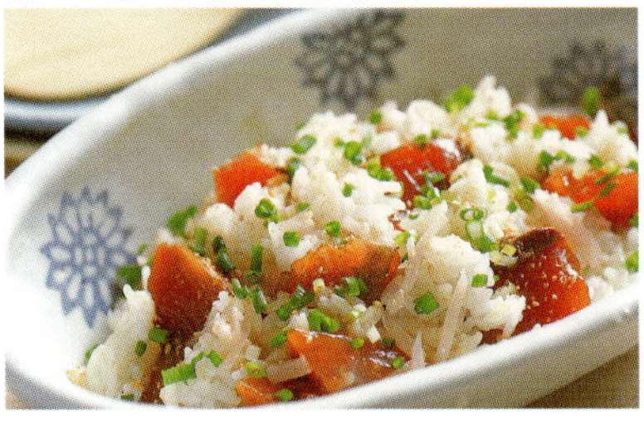

下ごしらえを工夫して、もっと食べやすく

硬い食材や繊維の多い食材も、それぞれに下処理をして調理すれば、はるかに食べやすくなります。ひと手間かけて、好きな食材をおいしく味わいましょう。

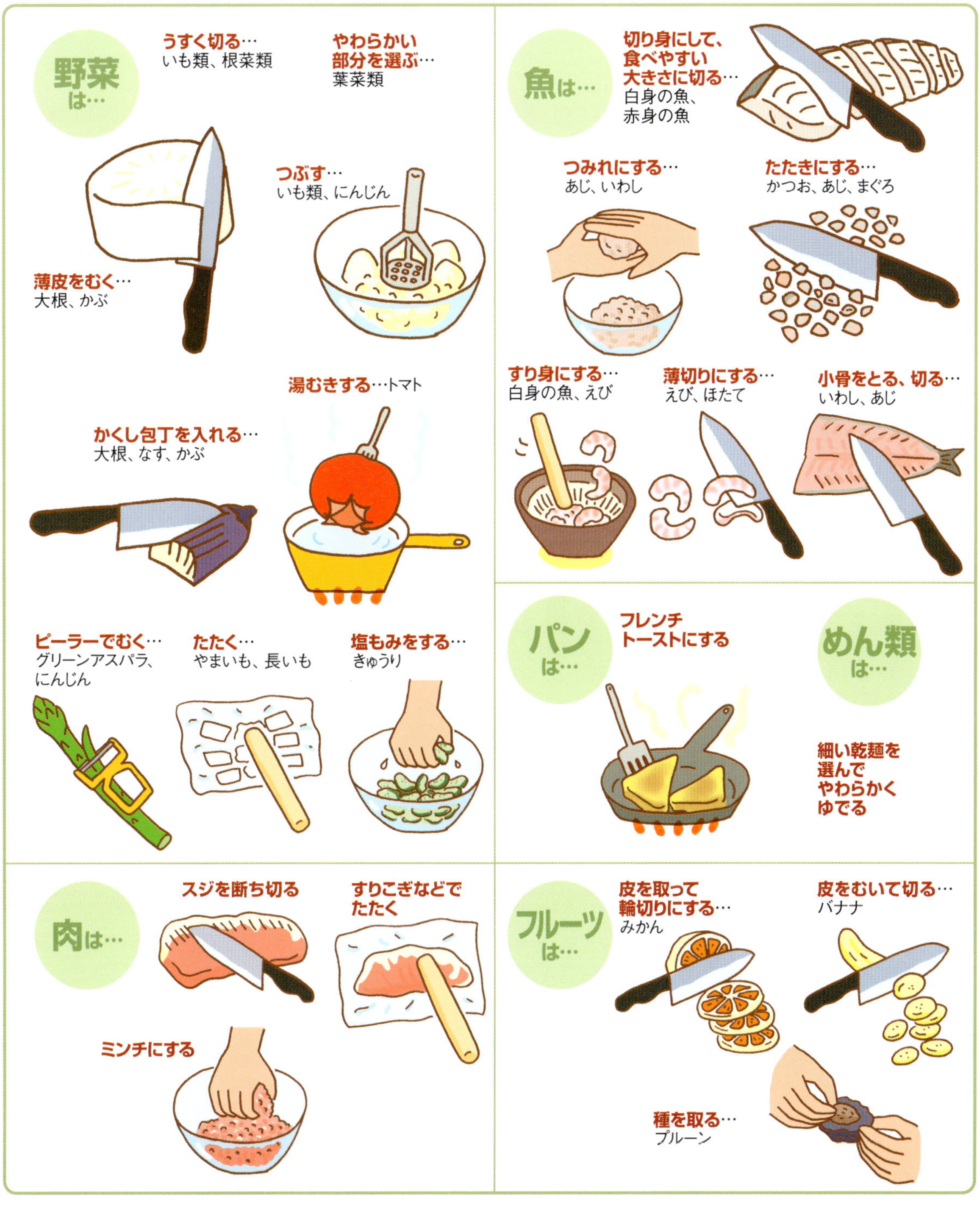
野菜は…
うすく切る…いも類、根菜類
やわらかい部分を選ぶ…葉菜類
つぶす…いも類、にんじん
薄皮をむく…大根、かぶ
湯むきする…トマト
かくし包丁を入れる…大根、なす、かぶ
ピーラーでむく…グリーンアスパラ、にんじん
たたく…やまいも、長いも
塩もみをする…きゅうり
肉は…
スジを断ち切る
すりこぎなどでたたく
ミンチにする
魚は…
切り身にして、食べやすい大きさに切る…白身の魚、赤身の魚
つみれにする…あじ、いわし
たたきにする…かつお、あじ、まぐろ
すり身にする…白身の魚、えび
薄切りにする…えび、ほたて
小骨をとる、切る…いわし、あじ
パンは…
フレンチトーストにする
めん類は…
細い乾麺を選んでやわらかくゆでる
フルーツは…
皮を取って輪切りにする…みかん
皮をむいて切る…バナナ
種を取る…プルーン

むせやすい人のメニュー

食道への移送をサポートして、むせや誤《ご》嚥《えん》を防ぐ

レシピページのこのアイコンがついてるメニューを参考に
↓
嚥下しやすい

私たちが食べたものが、食道にうまく移送されず、間違って食道と隣り合っている気管に入りそうになると、それを排出しようと「せき反射」が起こります。この反応が「むせ」です。食事中にむせると苦しい思いをして、食べる意欲が低下するばかりか、食べ物をのどに詰まらせて窒息状態に陥ったり、誤嚥、ひいては誤嚥性肺炎になる恐れもあるので、充分に注意が必要です。

むせやすい人には、**酸味が強すぎる食べ物や、トーストなどパサパサしたもの、きなこあめなど粉っぽいもの、焼きいもなどほくほくしたものなどは、向きません。**また、水のように**サラサラとした汁物も向きません。**とくに、さらっとした中に小さくて食感の違う具が入ったスープなどは、それに気づかずに飲み込もうとすると一気にのどの奥まで届き、誤嚥の原因になりかねません。

とはいえ、**どろっとしすぎるものも、かえってむせやすく、危険です。**寒天くらいのとろみよりも、ゼリーくらいの適度な粘りやとろみが適しています。あまり噛《か》まなくていいもの、なめらかで口当たりがいいものもいいでしょう。

もう一つ、**食事をするときの姿勢も大切です。寝たきりの人も上半身を起こして、食べ物が食道を通るようにする**配慮も忘れないようにしましょう（P15参照）。

ポイント

- 酸味が強くないものを
- 適度なとろみがあるものを
- 口当たりがいいものを

調理テクニック

1 めん類は、短く切って食べやすく

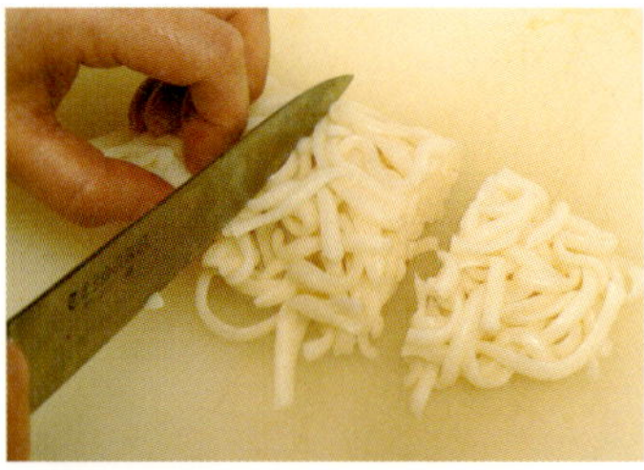

2 肉は上新粉をまぶして、のどごしよく

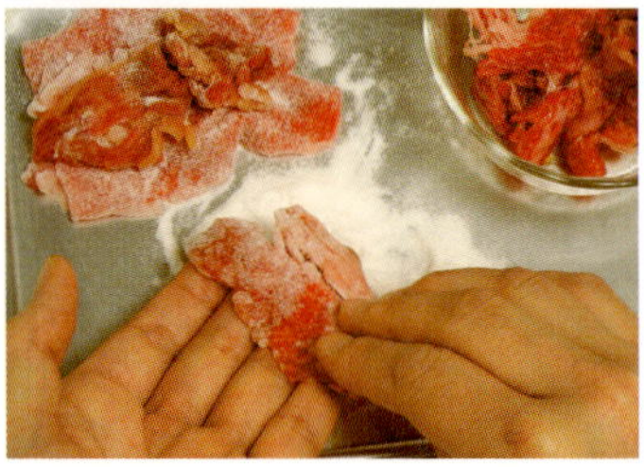

おすすめレシピ

玉ねぎでやわらかくしたつくね、下ゆでした里いもをじっくり煮て
つくねだんごと里いもの煮物（➡P90）

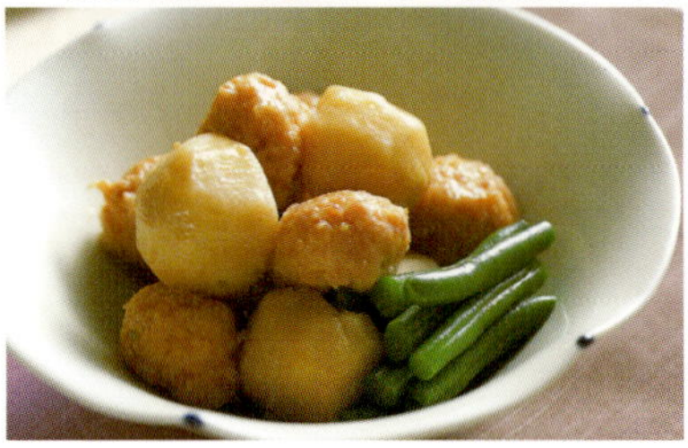

ふんわり揚げたすりおろしれんこんを、とろみだしで煮て
れんこんのつくね揚げ（➡P83）

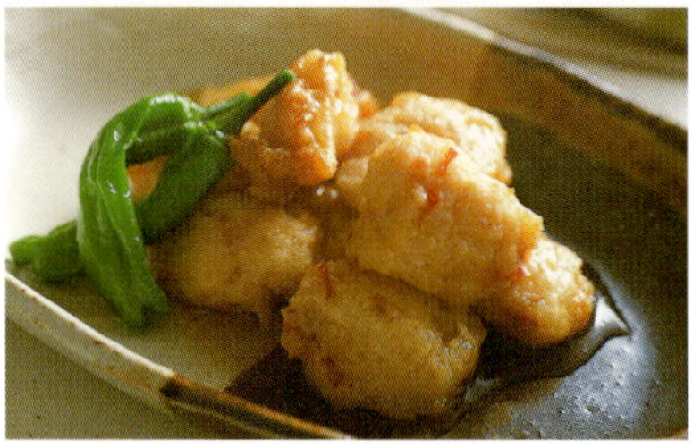

口の中が渇く人のメニュー

だ液の分泌を促しながら、味覚障害、脱水症状を防ぐ

レシピページのこのアイコンがついてるメニューを参考に

咀嚼しやすい

嚥下しやすい

加齢とともに、だ液の分泌量は少なくなり、口の中がつねに渇いた状態になります。また、食道の粘膜から分泌される粘液の量も減少するので、さらに食べ物が食道に移送されにくくなります。すると、食べたものが飲み込めずに口の中に残ったままになったりします。また、飲み込めても、食道のぜん動運動が弱くなり、食道下部の筋肉が弛緩《しかん》しにくくなっているために、食道内でつかえてしまうこともあります。

こんな人には、少なくなっただ液や粘液の代わりに、料理のとろみや水分でカバーして、食道への移送をスムーズにしてあげましょう。また、あまりやわらかすぎるメニューだと、噛《か》む必要がないため、だ液がよけい分泌されなくなります。ある程度歯ごたえがあるものを食べて、よく噛むようにしましょう。適度に酸味があるものも、だ液の分泌を促してくれます。かんきつ類や酢などを、うまく活用したいものです。

また、だ液が少ないと食べ物の味が分かりにくくなるので、味の濃い食事を好むようになって、塩分や糖分のとりすぎにつながるので、注意が必要です。さらに、脱水症状にも陥りやすくなります。脱水症状が続くと、脳血栓ができたり、ぼけの原因にもなります。食事中や食後、おやつの時間など、まめに補給するようにします。

ポイント

- ●ある程度、噛みごたえあるものを
- ●とろみ・水分のあるものを
- ●酸味を利かせたものを

調理テクニック

1 大根おろしで巻き、しっとり食べやすく

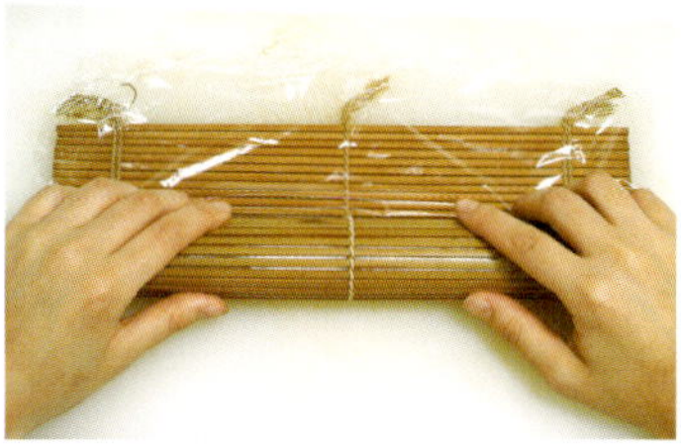

2 スープの材料にご飯を加えて煮ると、とろみが出る

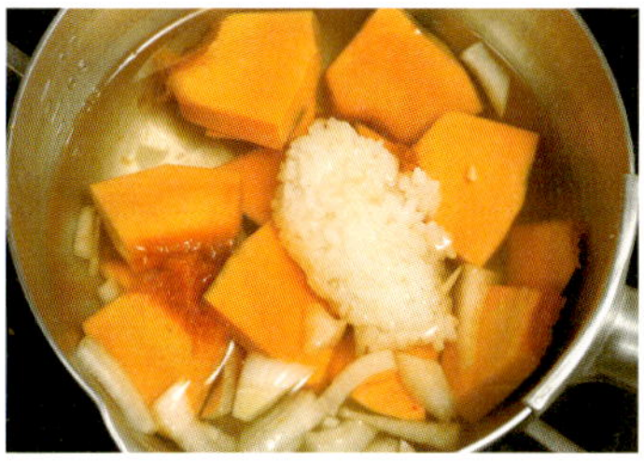

おすすめレシピ

たっぷりの野菜とミートボールを、ドミグラスソースで煮込んで

ミートボールシチュー(➡P46)

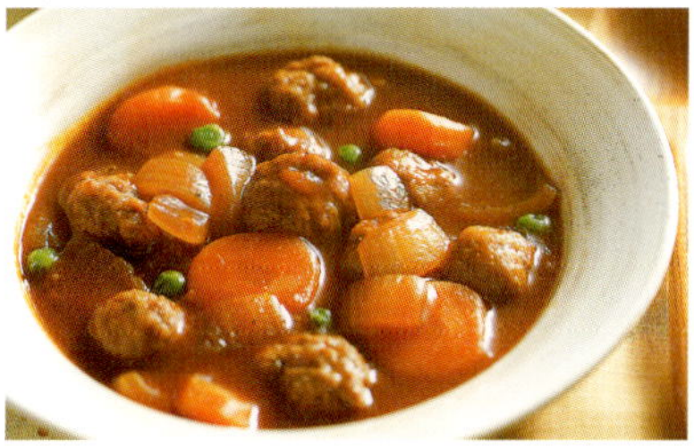

水分の多い大根おろしで、まぐろを巻いてさっぱりと

まぐろのおろし巻き(➡P65)

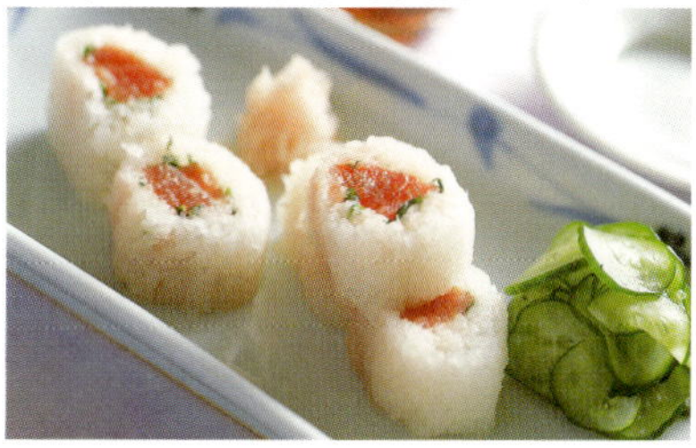

体調が悪いときのメニュー

症状に合わせた食事で、回復を助ける

症状1 下痢・便秘のときは…

年をとるにつれ、腸内環境が乱れやすくなり、消化吸収能力の低下もともなって、下痢しやすくなります。また、腸のぜん動運動がにぶっているため、逆に便秘にもなりがちです。

下痢をしたときには、まず水分補給を。脱水症状になってしまうと衰弱し、体力の回復に時間がかかります。おなかを冷やさないように気をつけ、温かい葛湯《くずゆ》やお茶、イオン飲料などを飲むようにしましょう。すこし回復してきたら、消化のよいおかゆや茶わん蒸し、湯豆腐、おなかにいいヨーグルトなどを。もし数日たっても回復せず、激しい痛みや発熱、嘔吐《おうと》を伴うようなら、医師の診察を受けましょう。

便秘がちのときにも、水分をたっぷりとることが必要です。そして根菜類や海藻類、きのこ類、豆類など、食物繊維の豊富な食品をとるようにしましょう。適度な油分をとることも、排便をスムーズにします。食事以外にも、朝起きて空腹のときに1杯の水を飲む、腹部のマッサージをする、便意がなくても決まった時間にトイレに入る、などの習慣を作るのも有効です。

症状2 食欲・体力が落ちているときは…

食欲がないとき、病後で体力が落ちているときには、さっぱりとしたもの、水分が多いものを。ビタミン、ミネラルの補給も必要なので、オレンジなどのフルーツでもいいでしょう。口当たりのいいゼリーやプリン、茶わん蒸し、野菜をペースト状にしたポタージュ、冷ややっこ、冷たいアイスクリームなどもおすすめです。また場合によっては、すしやうなぎ、お刺身などの「ごちそう」で食が進むケースもあります。とはいえ、無理じいはよくありません。できるだけ本人の食べたいものを出し、自然な回復を待ちましょう。食欲が回復したら、うなぎやぶり、かつお、さけといったビタミンB_1の豊富な食品を積極的にとって、体力の回復を助けましょう。

ただし、食欲不振の原因は、運動不足、歯痛、口の中のよごれといった物理的なことや、心配ごと、ストレスといった精神的なことが原因となっている場合も。じっくり様子を観察することが大切です。

症状3 熱があるときは…

高齢者は、かぜを引いたときだけでなく、ちょっとしたことが原因で熱を出しがちです。ほかに症状がないようなら、しばらく安静にして様子を見てもいいでしょう。

発熱すると、とくに水分が失われるため、お茶やスープで水分補給を心がけましょう。きゅうりやトマト、オレンジ、りんごなど、水分の多い野菜や果物もおすすめです。

水は、胃液を薄めるため、一定量以上は飲めません。また、体液の成分バランスがくずれるので、尿の量も増えます。水の代わりに、水分の吸収が早く、汗とともに失われたナトリウムやカリウムも補給できるイオン飲料を飲むのもいいでしょう。

片まひがある人には……

誤嚥《ごえん》を防いで、使いやすい食器・道具を使う

事故や脳梗塞《のうこうそく》などの後遺症で片まひがある人は、咀嚼《そしゃく》・嚥下《えんげ》が困難なケースが多いため、料理の食べやすさに考慮して、誤嚥を予防します。

たとえば魚は、骨をていねいに抜いて、2枚の薄切りにして出します。そうすることで、盛りつけもきれいにいきます。口の中でまとまりにくい食材は、とろみをつけましょう。

フルーツでは、みかんなら、房の状態だとのどに詰まる恐れがあるため、皮をとってからレモンのように薄切りにします。バナナは皮をむいて、食べやすい大きさに切ったり、コンポートにしましょう。プルーンやぶどうなど種のあるものは、抜いて出すようにしましょう。もちろん、種がないフルーツを選んでもいいでしょう。

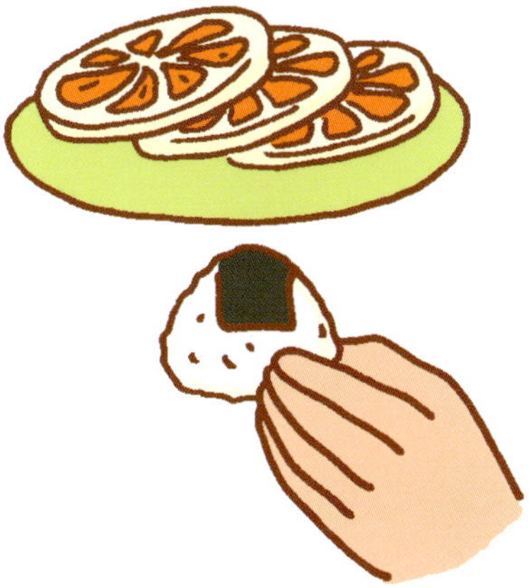

はしが持ちにくい人は、ご飯をおにぎりにすれば、手で食べられます。ご飯やめん類をつかみやすいように工夫された、はしやフォーク、お皿といった介護グッズを使うこともおすすめです。

片まひがある人は、うつむきがちになったり、まひのある側に体が倒れてしまいやすいものです。背中にクッションなどを当て、背筋を伸ばしてあごを引きぎみにして食べましょう。口の中やのどにもまひがある場合は、まひ側の口に食べ物がたまってしまいます。まひがない側においてから飲み込むようにしましょう。まひ側をやや上に向けた姿勢をとると、食べやすくなります。

痴ほうがある人には……

異食行動と、摂取カロリーの不足・過剰に気配りを

老人性痴ほう性の人には、特異な行動が見られたり、異食の心配もあります。食事の盛りつけでは、**アルミカップなどを使う代わりに、レタスやサラダ菜、エンダイブを使うなどして、事故を防ぐようにしましょう。**彩りを添えたい場合も、食用花を盛りつければ安心です。

徘徊《はいかい》行動をする人には、運動量を考慮して、おやつの時間をもうけたり、逆に、食事したことを忘れることがある人には、食べ過ぎにならないような配慮が必要です。

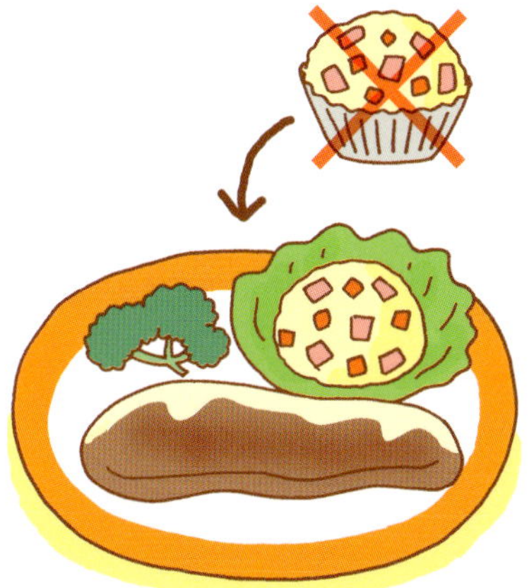

また、熱い、冷たいと知覚する感覚がにぶっている場合があるので、**食事のときには**かならず**本人に認識させてから**食べさせることが大切です。そして、**熱い料理はある程度冷まして出すようにし、口の中のやけどに注意しましょう。**

高齢者ソフト食は、脱水症状も改善する

人は、水を飲むことによってのみ水分をとるわけではなく、食事をすることでも料理に含まれる水分を補給しています。高齢者ソフト食が導入されている介護老人保健施設「ひむか苑」では、その導入前には水分補給剤を使用していた入居者が月平均で約35名いたのが、現在ではわずか1～2名に改善されました。これは、ソフト食にしてから食事を残す人の数が減った分、それだけ食事からの水分補給が充分に行われるようになったということです。

脱水症状を防ぐには、まずおいしい食事を提供することが第一です。そのうえで、不足分については、とろみをつけたお茶や水分補給剤などの利用が大切なのです。

「高齢者ソフト食」作りに便利な調理器具

混ぜたり、刻んだり、おろしたり…。調理器具の選び方・使い方しだいで、料理はより食べやすくなり、手間をはぶくこともできます。ここでは、「高齢者ソフト食」を作るのに便利な器具類を紹介します。

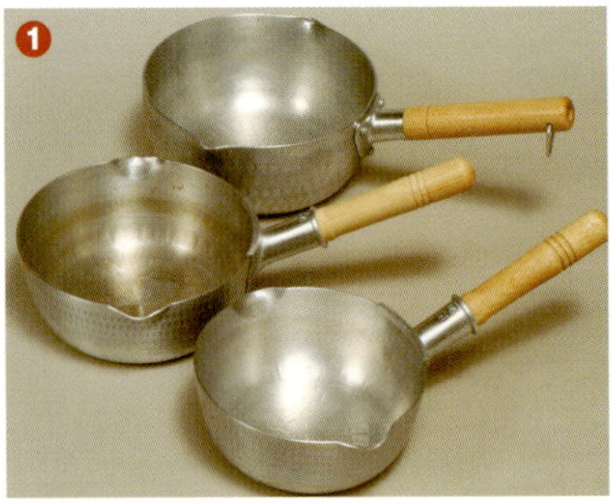

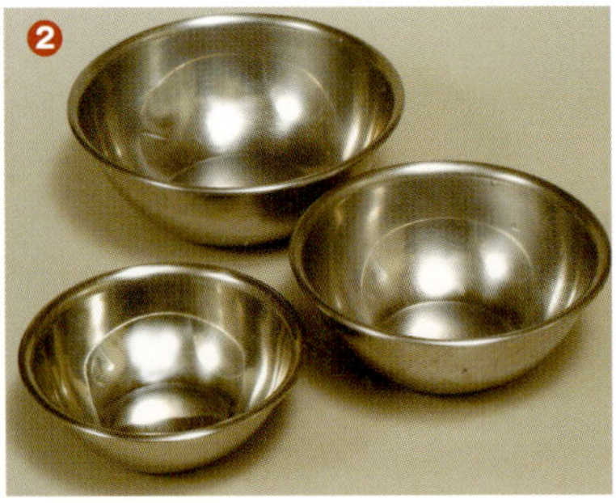

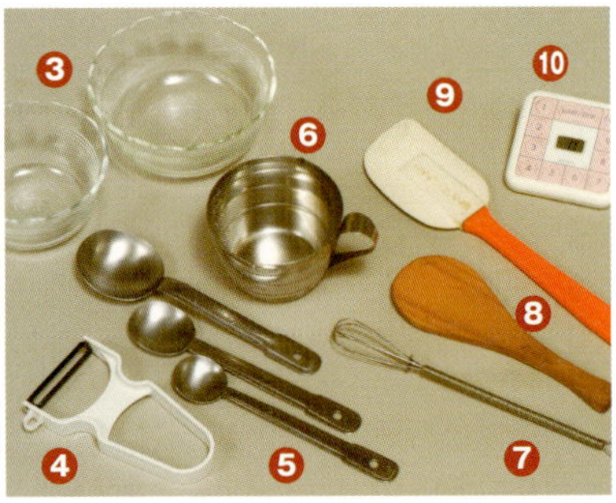

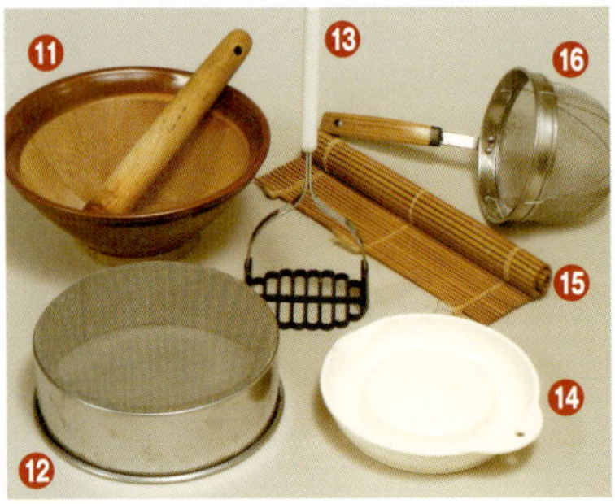

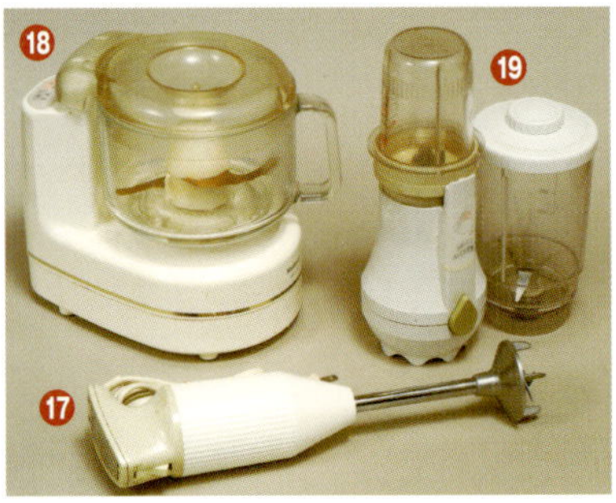

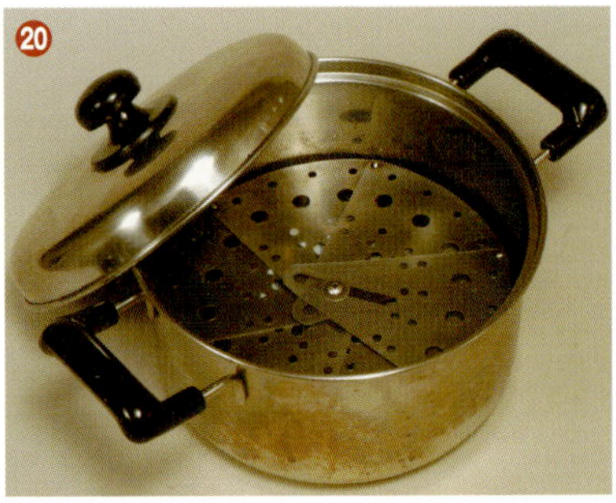

1.なべ…一度に大量に作る必要がない「ソフト食」作りには、小ぶりで使い勝手のよいものを。

2.ステンレスボウル…使い勝手がよいのは、直径13cm～18cmくらいのもの。ステンレス製のものは熱湯で殺菌できて食材の臭いが移りにくい上に、汚れもつきにくく落としやすいのでおすすめ。

3.耐熱小皿…サイズはいろいろ。「卵の素《もと》」を作ったり、調味料を合わせるのに便利。耐熱性なので、電子レンジにも入れられる。

4.ピーラー…野菜の皮むき、面取りに使う。身をスライスすれば、口当たりよく、噛《か》みやすくなる。

5.軽量スプーン…塩分の過剰摂取などを防ぐためにも、計量は正確さが大切。小さじは2.5cc、中さじは5cc、大さじは15cc。

6.計量カップ…ステンレス製が衛生的。容量は200cc～2000ccのものがあるが、家庭では200ccくらいが使いやすい。

7.あわ立て器…小さいものは、「卵の素」や少量の油、調味料を攪拌《かくはん》するのに便利。

8.しゃもじ…材料を裏ごししたり、野菜を炒めるのに使う。テフロン加工の炊飯釜でゼラチン入りご飯（P39）を炊くときは、木製のものでなく備えつけのしゃもじを使って混ぜると、釜を傷めることがない。

9.ゴムべら…材料をまんべんなく混ぜることができる。ゴム製なので、容器の中の材料をムダなくすくい取ることができる。

10.キッチンタイマー…いろいろなタイプがあるので、使いやすいものを。マグネットつきのものは、冷蔵庫などにつけられて便利。

11.すり鉢・すりこぎ…魚介類をすり身にしたり、やまいもなどをすりおろすのに使う。ミキサーを使うよりも、粘りけのある仕上がりに。

12.裏ごし器…野菜や豆腐、フルーツなどを裏ごしする。ゆでたいも類は、マッシャーやすりこぎでつぶすよりも、裏ごしするとなめらかになり、口の中で食塊を作りやすくなる。

13.マッシャー…じゃがいもなどを、すりつぶすのに便利。力を均等に加えられるため、手早くつぶすことができる。

14.おろし皿…やまいも、しょうが、大根、りんごなどをすりおろす。目が粗いものを使うと組織をこわさず、おいしくおろせる。

15.巻きす…巻きずしなどを巻き、形を整えるのに使う。ひき肉などを卵焼きで巻くと、食べやすく見た目よく仕上がる。

16.取っ手つきザル…みそをこしたり、食材を水きりするのに使う。お菓子を作るときに粉をふるうと、口当たりがなめらかに。

17.ハンドミキサー…ボウルなどに入れた材料をそのまま混ぜることができ、あわ立て器を使うよりも、短時間で攪拌《かくはん》できる。

18.フードプロセッサー…水分や油分を加えずに材料を刻んだり、混ぜたり練ったりできる。短時間で繊維まで砕くので、すり鉢では対処できない材料の下処理に重宝。

19.ミキサー…液体と固形の材料を、短時間でなめらかに攪拌《かくはん》することができる。固形の素材も、水分や油分を加えることできめ細かいペースト状になり、嚥下《えんげ》しやすくなる。スペアのミルサーは、ごまや煮干しを細かくして、ふりかけを作るのに利用できる。

20.なべ・落としぶた…なべの底に、大きさを調節できるタイプの落としぶたをしくと、蒸し器として代用できる。茶わん蒸しやプリン、餃子《ぎょうざ》を作るなど、利用範囲は広い。

もう困らない！
毎日使える
ソフト食メニュー

さあ、いよいよ「高齢者ソフト食」作りを始めましょう。
ここでは、お年寄りに人気のある定番メニューと、和洋中の多彩な料理を魚、野菜、肉、卵・豆腐、ご飯・めん、おやつというジャンルごとに分けて紹介しています。

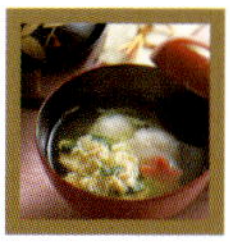
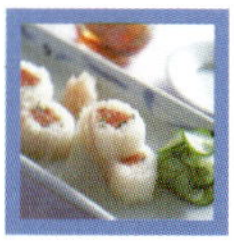
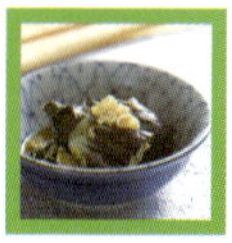
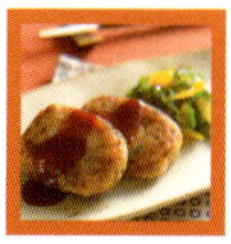
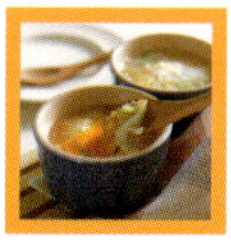

マークの見方

- **咀嚼しやすい**　歯に問題がある人や、咀嚼機能障害のある人にも食べやすいメニュー。
- **嚥下しやすい**　むせやすい人や、だ液の分泌が少ない人にも飲み込みやすいメニュー。
- **血液サラサラ**　血管をじょうぶにして、血栓ができるのを防いだり、血中コレステロール値を減らすメニュー。
- **血圧を適正に**　余分なナトリウムを排出し、血圧や血糖値を上げない、高血圧の人におすすめのメニュー。
- **免疫力アップ**　抗酸化作用があり、皮膚や粘膜をじょうぶにしたり、風邪や感染症にかかりにくくするメニュー。
- **骨をじょうぶに**　カルシウムが豊富、またはカルシウムの吸収を助け、骨粗しょう症を予防するメニュー。
- **低カロリー**　エネルギー、脂肪分、コレステロール値が低く、カロリー制限が必要な人におすすめのメニュー。

レシピページの見方

●ジャンルについて

お年寄り大好きメニュー……………… P34-59
魚のメニュー ……………………………… P60-71
野菜のメニュー …………………………… P72-83
肉のメニュー ……………………………… P84-95
卵・豆腐のメニュー ……………………… P96-107
ご飯・めん・汁物&おやつのメニュー … P108-121

●Cooking Adviceについて

「Cooking Advice」では、摂食・嚥《えん》下《げ》障害の人にも食べやすく、飲み込みやすくするためのコツや、素材選びのアイデアなどを紹介していますので、参考にしてください。

●マークについて

それぞれのメニュー名の下に表示したマークは、栄養的な効用を記しています。健康作りに役立ててください。

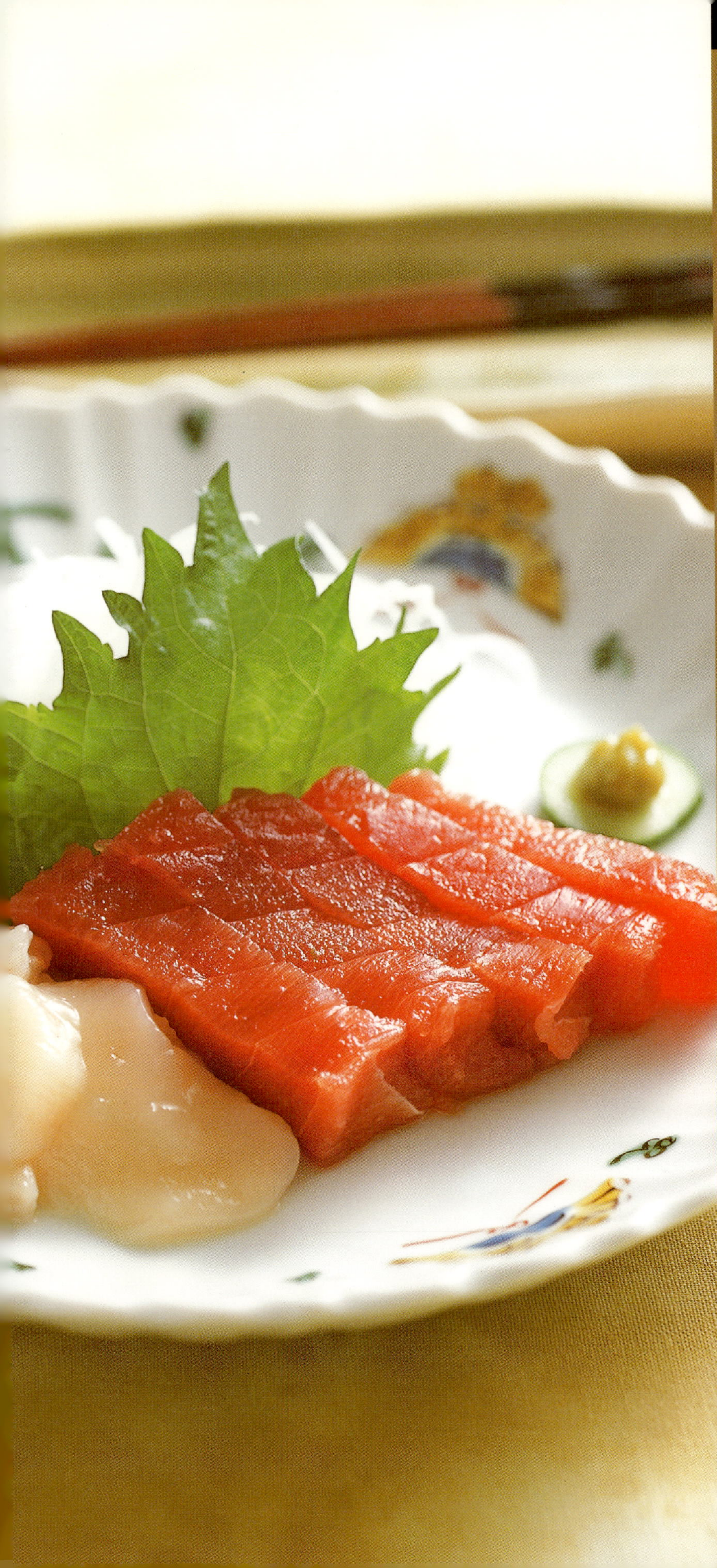

PART.1

とにかくコレ！お年寄り大好きメニューBEST20

おいしく、たくさん食べるには、やっぱり好きなものが一番！　お年寄りに人気のメニューは、刺し身にすし、茶わん蒸し、天ぷら、そばなどといった、昔から食べ慣れた日本の味。乳製品を使った、口当たりのいいシチューやコロッケ、ポタージュなども人気のようです。

NO.1

刺し身盛り合わせ

脂ののったまぐろ、やわらかいほたてをシンプルに味わう

血圧を適正に

血液サラサラ

一人分77kcal　塩分0.1g
つけるしょうゆ含まず

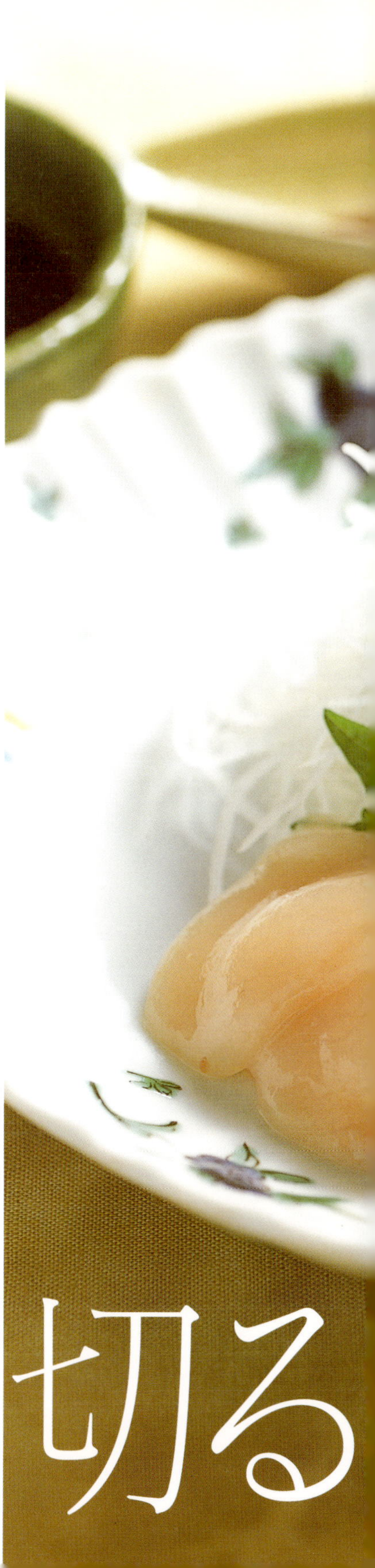

切る

Point　まぐろ、ほたて貝は、食べやすいように薄く切る

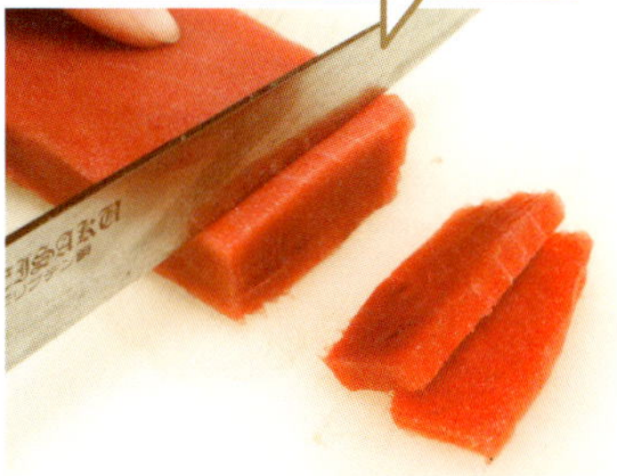

Cooking Advice

注意

ほたては食中毒を起こしやすい食材なので、下処理することが大切です。刺し身にする魚介は、なるべくやわらかいものを選ぶことが大切。赤身のまぐろ、肉質のやわらかいほたてなどが、おすすめです。薄くそぎ切りにして食べやすくしましょう。嚥下《えんげ》機能障害がある場合には、しょうゆにとろみをつけると飲み込みやすくなります。

材料（2人分）

まぐろ	80g
ほたて貝柱	2〜3個
大根	60g
青じそ	2枚
わさび	少々
しょうゆ	適宜

作り方

❶まぐろは一口の薄切りにする。ほたて貝柱は濃度3%の塩水で洗って、さっと湯通しし、みりんと酒を同量合わせたものに漬ける。1時間おいたら水をきり、薄く切る。
❷大根はかつらむきにする。
❸青じその葉と❶、❷を盛りつけ、わさび、しょうゆを添える。

栄養コラム

まぐろには、EPA、DHAが豊富。コレステロールを下げて、血液をサラサラにし、生活習慣病や、痴ほう症を予防する効果もあります。ほたて貝には、タウリンが豊富。コレステロールや血圧を下げる効果があります。

嚥下しやすい

NO.2

たれに漬けこむから、のどごしスムーズ

かつおの手こねずし

嚥下しやすい
骨をじょうぶに

一人分437kcal　塩分2.9g

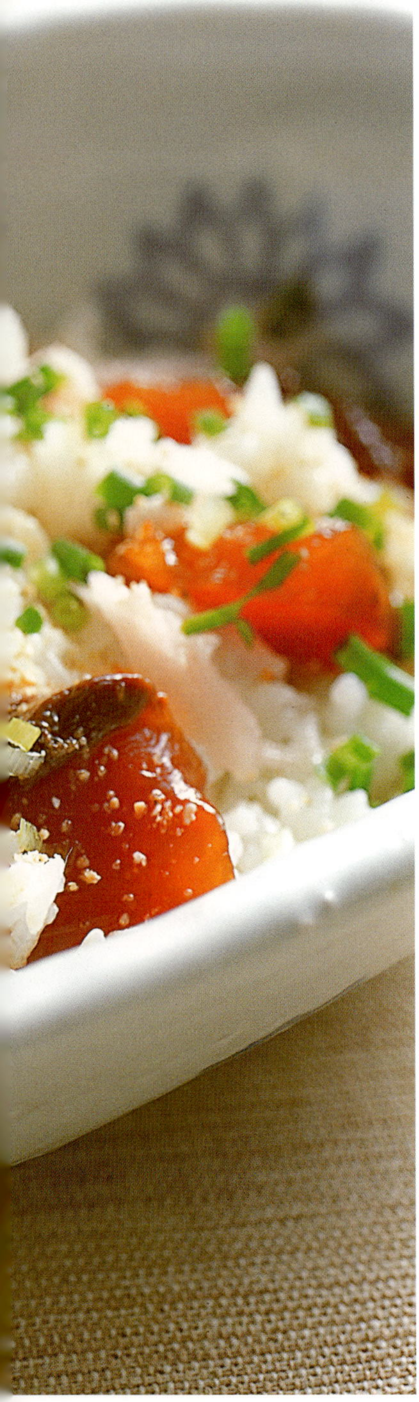

＊＊材料（2人分）

米			1合（150g）
水			360cc
ゼラチン（市販・箱入り）			1袋（5g）
Ⓐ	酢		大さじ2
	砂糖		小さじ2
	塩		小さじ2/3
かつお			150g
Ⓑ	しょうゆ		大さじ1
	みりん		小さじ1
	おろししょうが		少々
酢しょうが			20g
すりごま			小さじ2
万能ねぎ（小口切り）			1〜2本分

作り方

1. 米は分量の水加減にしてゼラチンを入れ、炊く直前に手でよく混ぜてから炊く（P39「ゼラチン入りご飯」の炊き方参照）。
2. ご飯が炊き上がったら、Ⓐを入れて混ぜる。
3. 一口の薄切りにしたかつおに、Ⓑを混ぜ、10分ほどおく。
4. 酢しょうがは千切りにする。
5. すし飯に3、4を混ぜて盛りつけ、すりごまとねぎをふりかける。

Point
しょうがじょうゆに漬けこむ

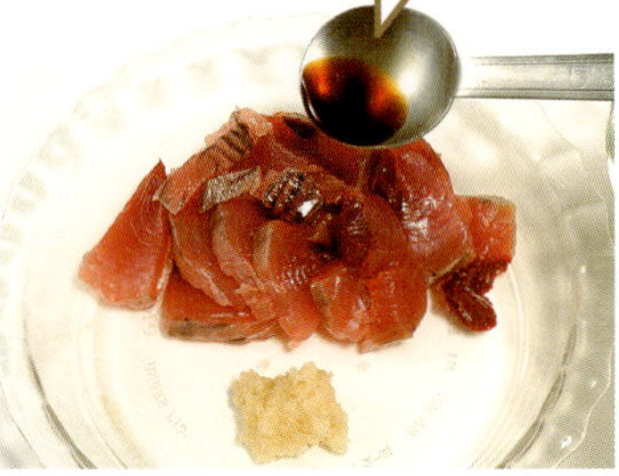

Point
よく混ぜ合わせて、なじませる

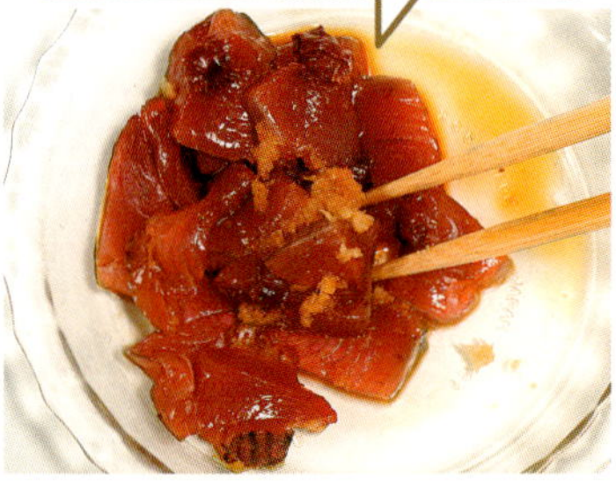

Cooking Advice 注意

かつおは、薄くそぎ切りにして食べやすく。たれに漬け込む手こねずしは、飲み込みやすいのが利点です。ご飯は、ゼラチンパウダーを入れて炊くと嚥《えん》下《げ》困難な方にものどごしがよく、食べやすくなります。水の分量も通常の2倍くらいにするとよいでしょう。

混ぜる

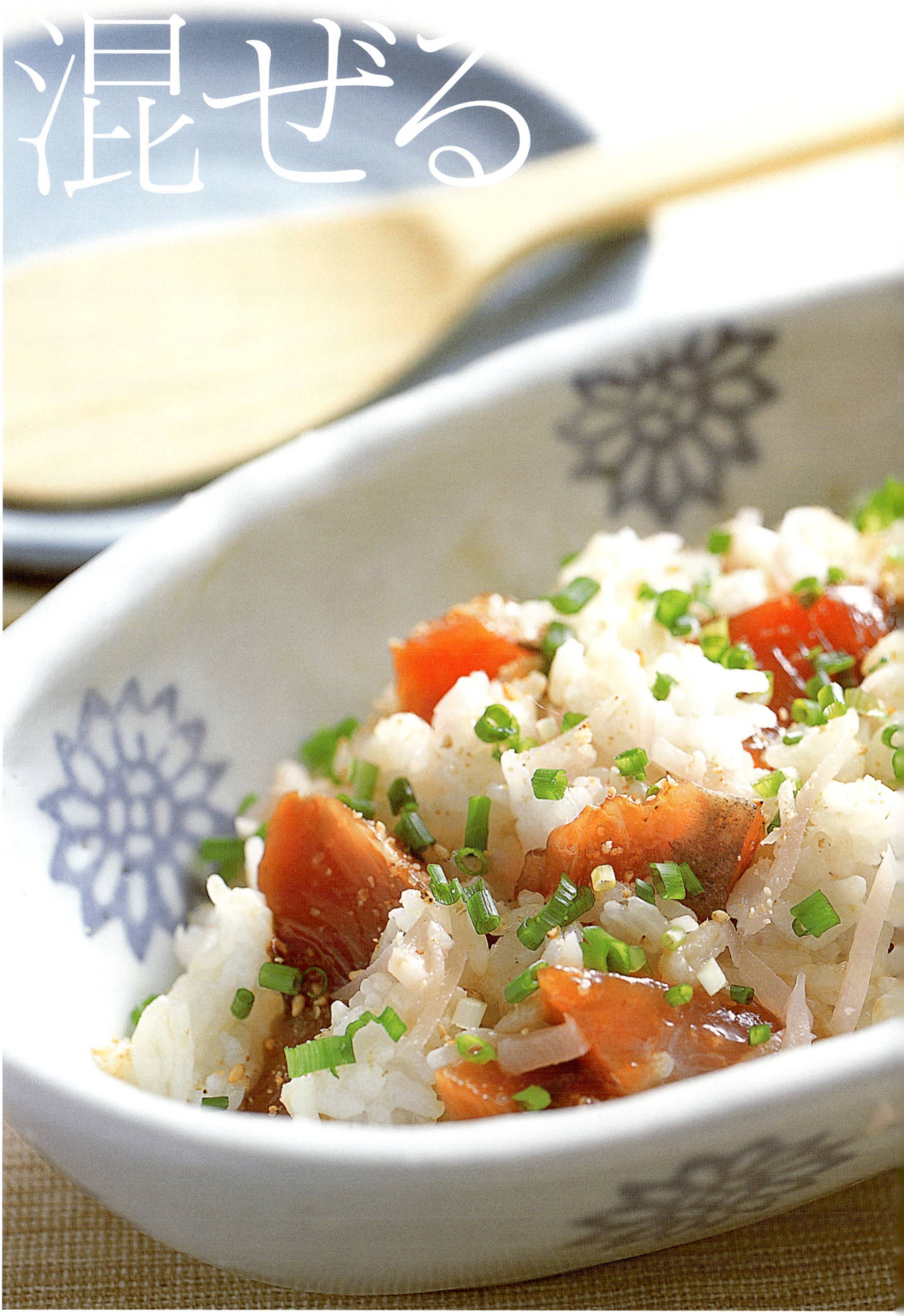

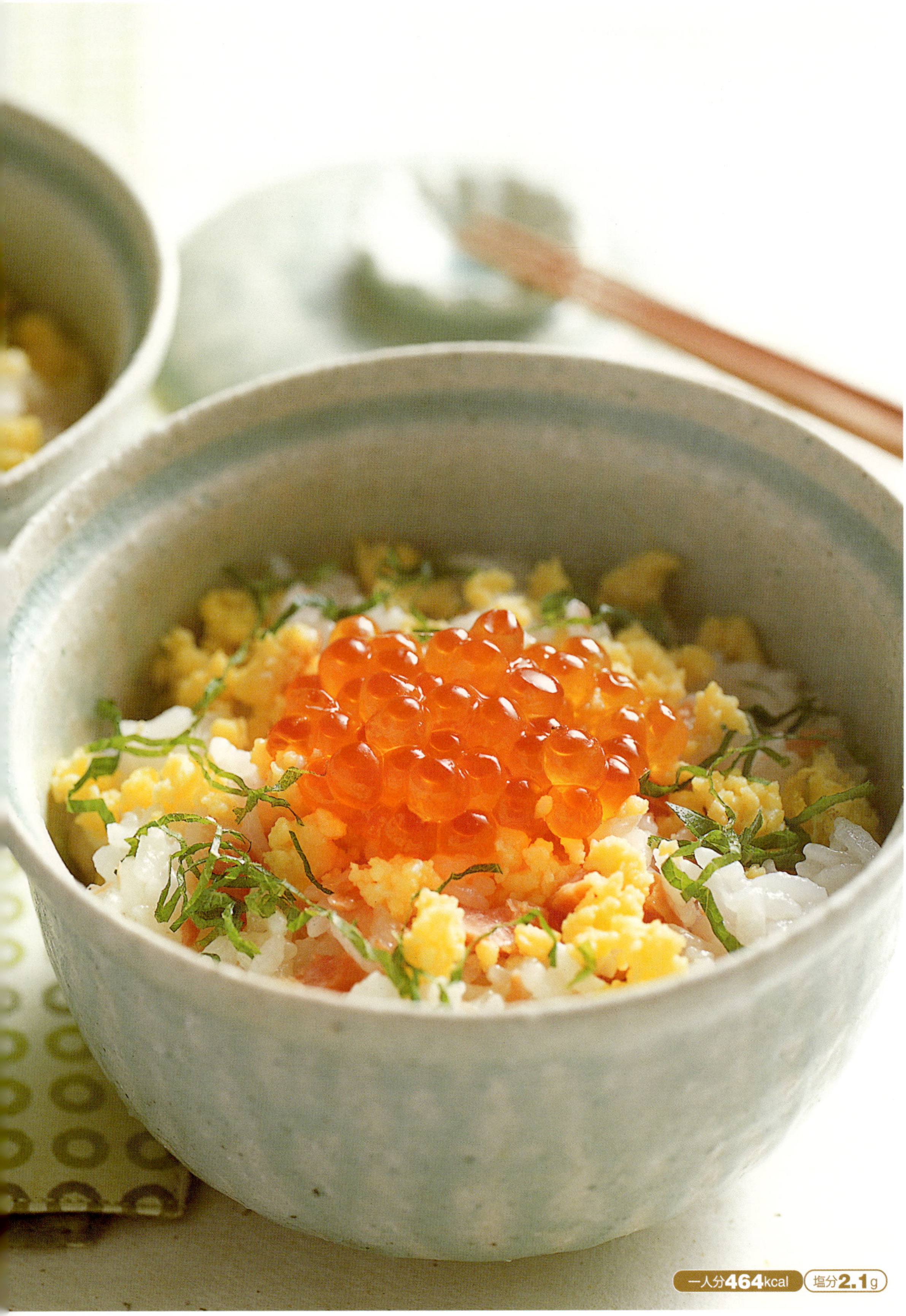

一人分464kcal　塩分2.1g

NO.3

親子ずし

手軽に作れるごちそう？
ご飯も一工夫で飲みこみやすく

嚥下しやすい

免疫力アップ

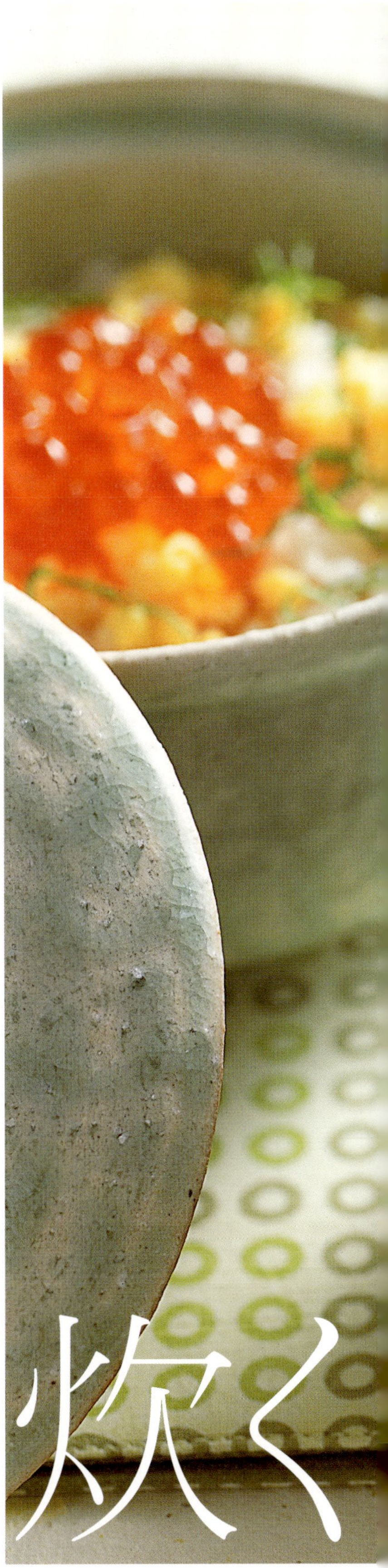

「ゼラチン入りご飯」の炊き方

普通より多め（2倍）の水を入れる

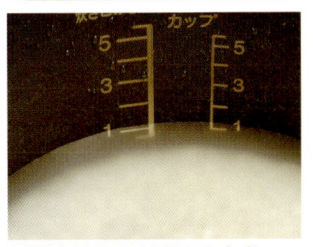

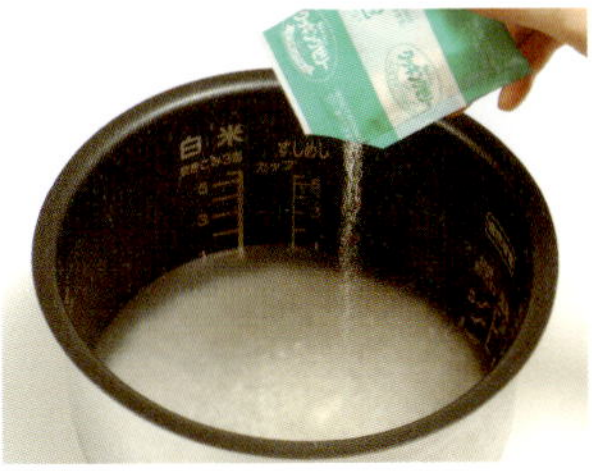
ゼラチンパウダーを入れる

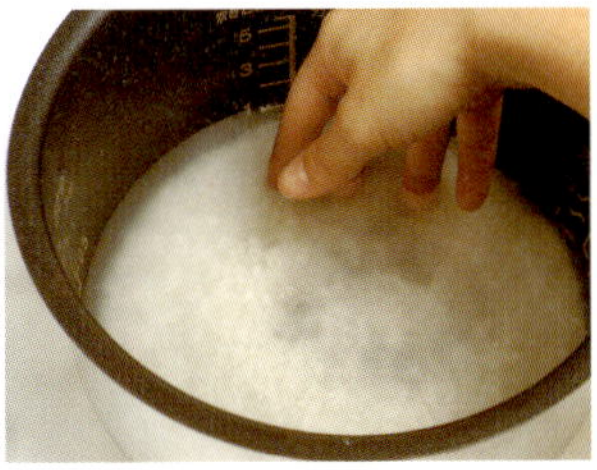
途中でかき混ぜて炊く

材料（2人分）

米		1合（150g）
水		360cc
ゼラチン（市販・箱入り）		1袋（5g）
Ⓐ	酢	大さじ2
	砂糖	小さじ2
	塩	小さじ⅔
塩ざけ		1切れ
いくら		大さじ2
	卵	1個
	砂糖	大さじ1
	塩	少々
青じそ（千切り）		2枚分

作り方

1. 米は分量の水加減にしてゼラチンを入れ、炊く直前によく混ぜてから炊く。
2. Ⓐを混ぜ、炊きあがったご飯に混ぜる。
3. 塩ざけは焼いてほぐす。
4. 鍋に卵と砂糖、塩少々を入れ、はしで混ぜながら炒り卵を作る。
5. 2に、3を混ぜる。
6. 器に5を入れ、4といくらを盛りつけて、青じそをちらす。

注意

Cooking Advice !

ご飯にさけといくらを混ぜるだけの、簡単おすし。ゼラチンを加えた飲み込みやすいご飯に、いくらの油分が、のどごしをよくしてくれます。塩ざけは、辛口を使うとよりおいしくいただけます。びん詰めのさけフレークを使えば、ほぐしたり骨を取り除く手間もいらず、さらに手軽です。

嚥下しやすい

NO.4

豆乳の空也蒸し

ぷるんとやわらかい、卵&豆乳コンビ

一人分126kcal　塩分1.7g

嚥下しやすい　骨をじょうぶに　血圧を適正に

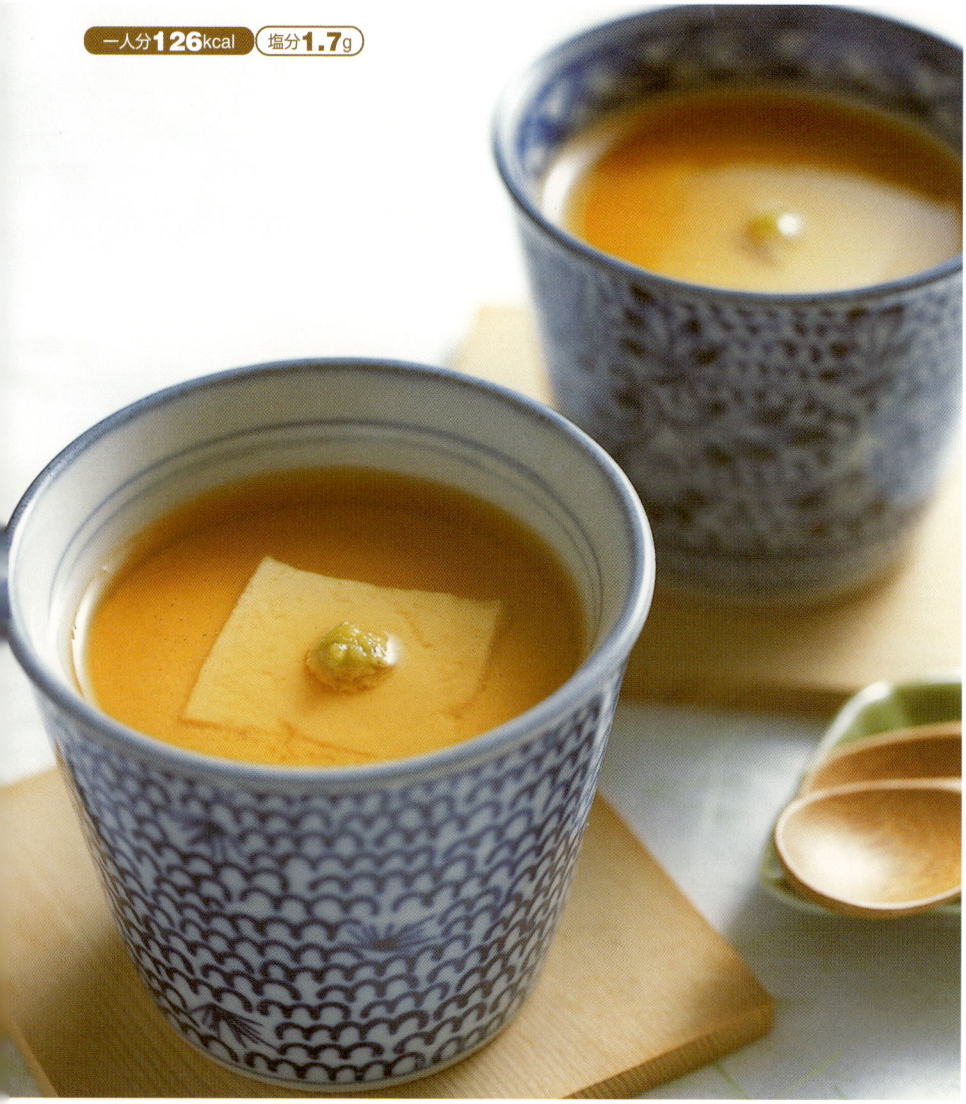

Point
だしに、水でといた片栗粉でとろみをつける

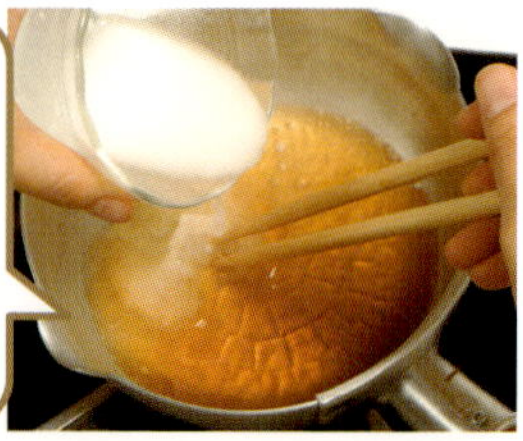

Cooking Advice

食欲が落ちているときでも、茶わん蒸しだけはのどにつるりと食べやすいもの。高たんぱく低カロリーの豆腐は、積極的にとりたい食品です。お好みで野菜やえびなどを入れると、彩りが華やかになります。

作り方

1. Ⓐを混ぜ、ざるでこす。
2. 豆腐は半分に切り、しょうゆをふりかけて、下味をつける。
3. 蒸しわんに2を入れ、1を上からかけて蒸す。はじめは強火、表面が白くなったら弱火にして、14〜15分蒸す。
4. Ⓑを合わせて温め、水とき片栗粉でとろみをつけて、蒸しあがった3にかけ、わさびを添える。

材料（2人分）

Ⓐ	卵	1個
	豆乳	2/3カップ
	塩	小さじ1/4
	しょうゆ	小さじ1/2
	もめん豆腐	1/3丁
	しょうゆ	少々
Ⓑ	だし汁	1/2カップ
	しょうゆ	小さじ1
	酒	小さじ1
	みりん	小さじ1
	塩	少々
	片栗粉	小さじ1
	おろしわさび	少々

咀嚼しやすい

Cooking Advice 注意

むつやたらなど、白身の魚はクセがなくて食べやすいもの。カロリーも低めです。上新粉をつけて揚げ煮にすると、のどごしがよくなり、コクも増します。

作り方

❶むつはⒶで下味をつけ、水気をふきとり、上新粉をつける。
❷グリーンアスパラは根の方の皮を皮むき器でむき、食べやすい大きさに切る。
❸160度の油で❷を揚げ、さらに170度に温度を上げて❶を揚げる。
❹Ⓑを合わせて煮立て、❷、❸をさっと煮て、しょうが汁を加える。

材料(2人分)

むつ		2切れ
Ⓐ	酒	大さじ½
	塩	少々
上新粉		適量
揚げ油		適量
Ⓑ	だし汁	½カップ
	しょうゆ	小さじ1
	酒	小さじ1
	砂糖	小さじ½
しょうが汁		少々
グリーンアスパラ		2本

NO.5

むつの揚げ煮

淡白な味の白身魚を揚げて、上品なとろみ仕立てに

咀嚼しやすい

低カロリー

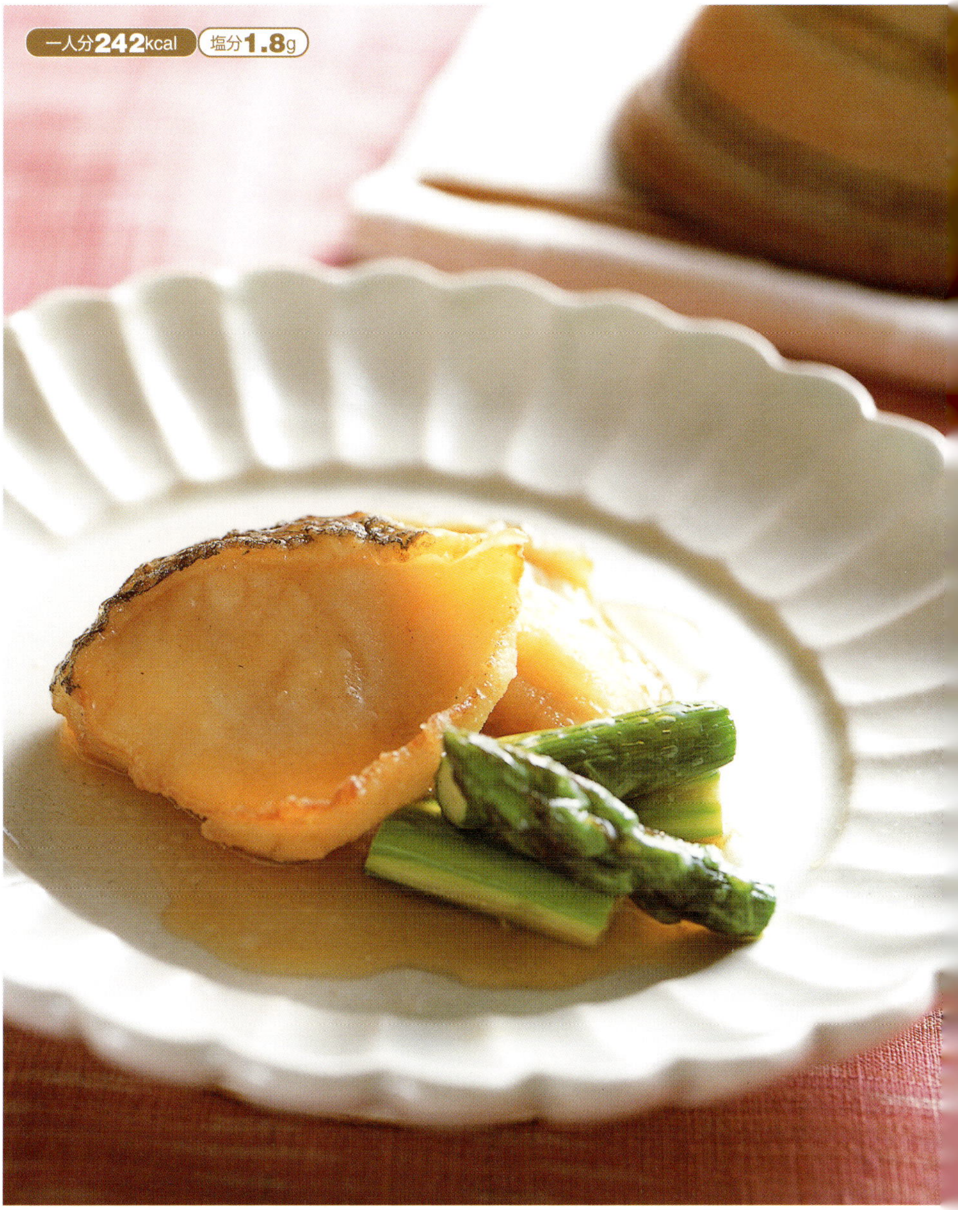

一人分242kcal　塩分1.8g

NO.6

とろろそば

飲みこみにくいそばも、とろろをまぶせば大丈夫

低カロリー

血圧を適正に

免疫力アップ

Point そばは、半分くらいに短く折って食べやすく

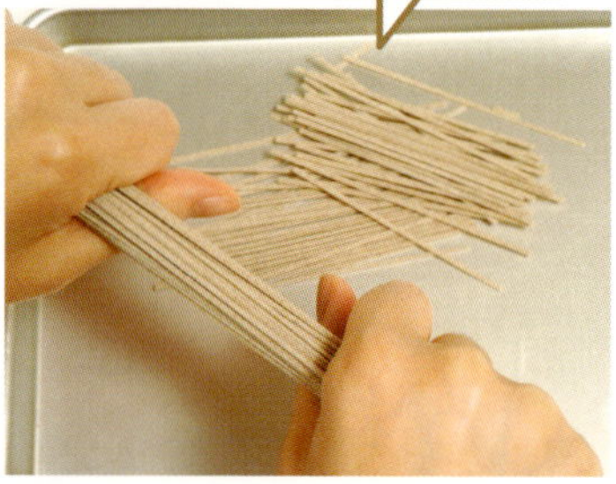

Point とろろと一緒によく混ぜ合わせる

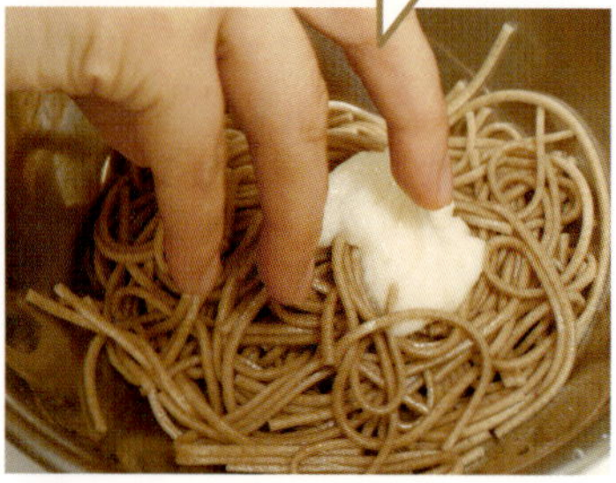

Point ラップをしいた容器に、そばを入れて蒸す

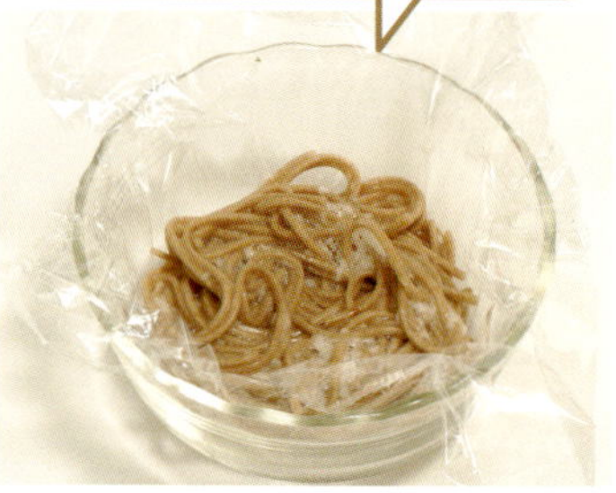

栄養コラム

食欲がないときにもおいしいそばは、お年寄りに人気。最近注目されている成分のルチンをはじめ、食物繊維、必須アミノ酸を含むたんぱく質などが豊富です。ルチンには、高血圧や糖尿病を改善したり、毛細血管を強化する作用があります。ゆで汁にとけ出すので、そば湯も飲むようにしましょう。

作り方

1. そばは手で半分に折り、やわらかくゆでる。水でよく洗い、水けをきっておく。
2. 1にすりおろしたやまいもを入れ、手でよく混ぜる。
3. ほうれん草はゆでて、3cm長さに切る。
4. 器にラップをしき、2をくぼみができるように形づくり、蒸し器に入れて約10分蒸す。
5. その間に湯を沸かし、酢を入れて卵を割り入れ、半熟のポーチドエッグを作る。
6. Ⓐともみじ麩《ふ》を温め、水とき片栗粉を回しかけて、とろみをつける。
7. 4を器に移し替え、3と5を盛りつけて6をかけ、ねぎをちらす。

Cooking Advice 注意 !

食べやすく切ったそばをゆでて、とろろをまぶして蒸す……。ちょっと手が込んでいますが、味わいも食べやすさも倍増です。卵は、半熟状のものを使ってのどごしよくしましょう。Ⓐのそばつゆは、市販のものを使うと手軽です。

**材料（2人分）

そば		60g
やまいも		30g
Ⓐ	だし汁	300cc
Ⓐ	しょうゆ	大さじ1
Ⓐ	酒	小さじ2
Ⓐ	みりん	大さじ1
Ⓐ	塩	少々
片栗粉		小さじ2
卵		2個
酢		大さじ2
ほうれん草		50g
もみじ麩《ふ》		10g
万能ねぎ（小口切り）		少々

一人分253kcal 塩分1.5g

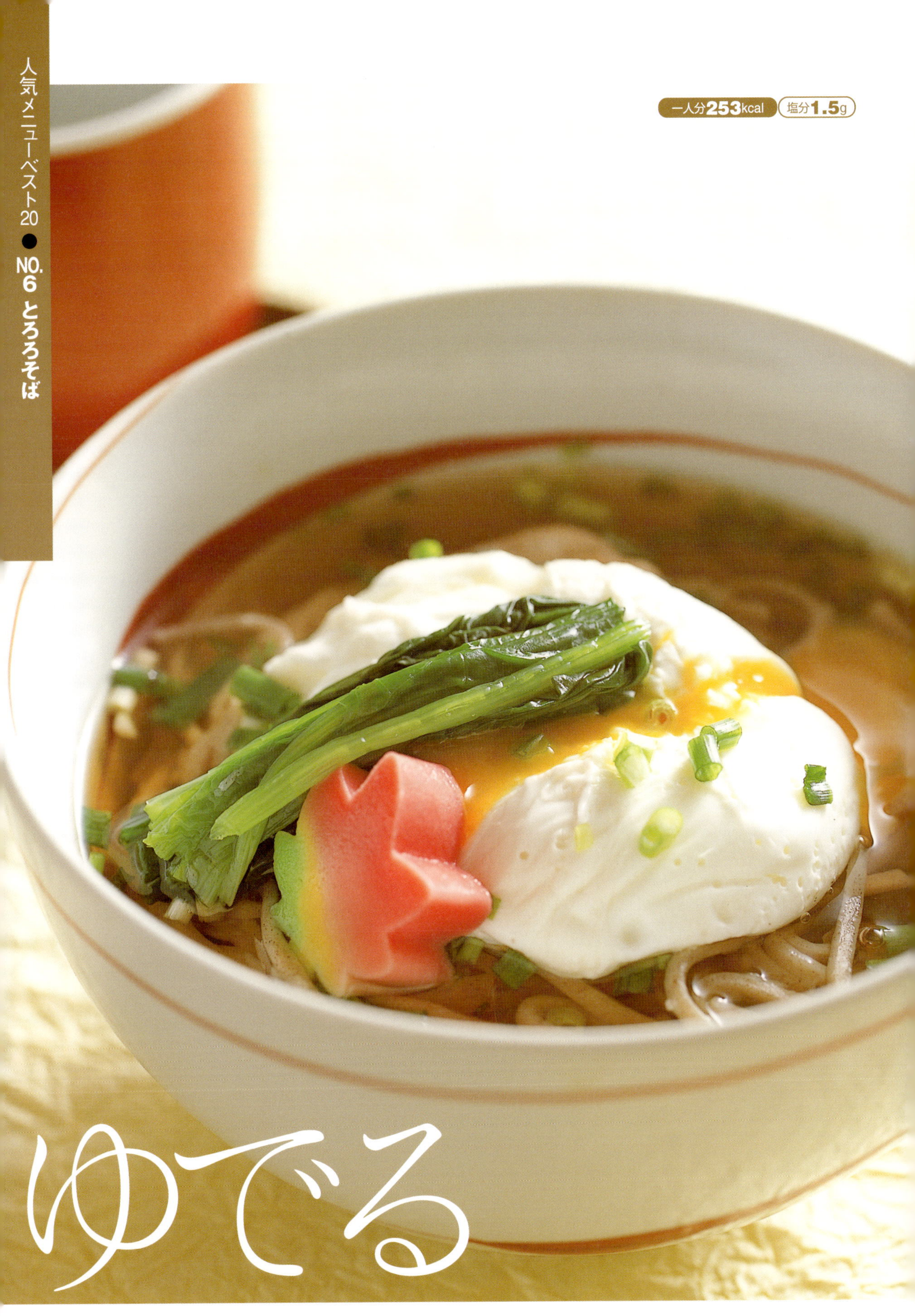

ゆでる

NO.7

かれいの煮つけ

シンプルな煮つけは、はしでほぐせるかれいを選んで

咀嚼しやすい

低カロリー

＊＊材料（2人分）

かれい		2切れ
Ⓐ	水	1カップ
	しょうゆ	小さじ2
	砂糖	小さじ2
	酒	大さじ1
しょうが（薄切り）		少々
生わかめ（もどしたもの）		50g
しょうが		少々

作り方

❶Ⓐと薄切りにしたしょうがを煮たて、かれいの表側を上にして鍋に入れ、紙ぶたをして中火よりやや弱火で10〜12分煮る。

❷細く切った生わかめを❶に加え、さっと煮る。

❸針しょうがを作る。

❹❷を器に盛りつけ、煮汁をかけて❸を飾る。

Cooking Advice 注意

シンプルな煮魚ですが、大切なのは素材選び。新鮮なものはそれだけで充分においしいので、余計な味つけは必要なく、減塩にもなります。のどに詰まる恐れがあるので、骨の取り残しには気をつけましょう。

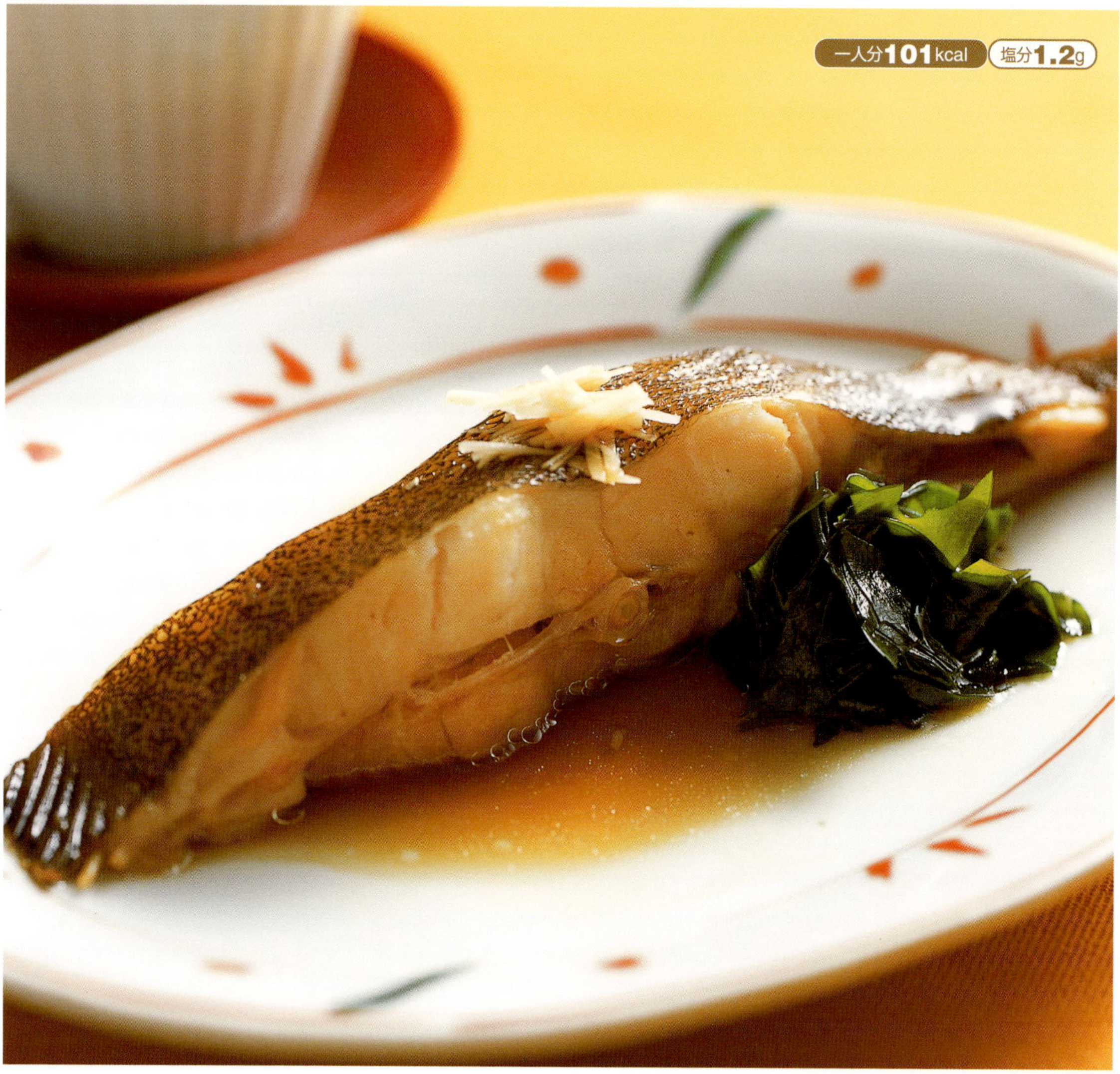

一人分101kcal 塩分1.2g

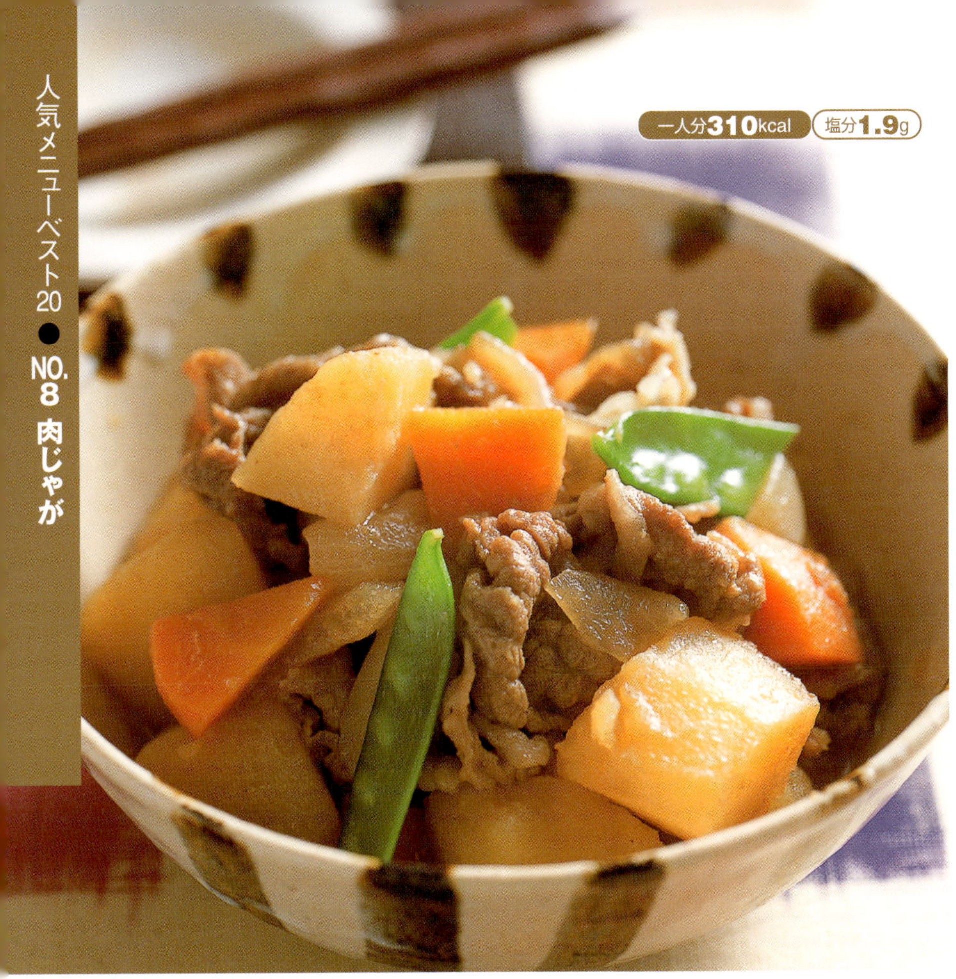

一人分310kcal　塩分1.9g

NO.8

肉じゃが

「おふくろの味」代表も、じっくり煮込んで食べやすく

血圧を適正に

免疫力アップ

骨をじょうぶに

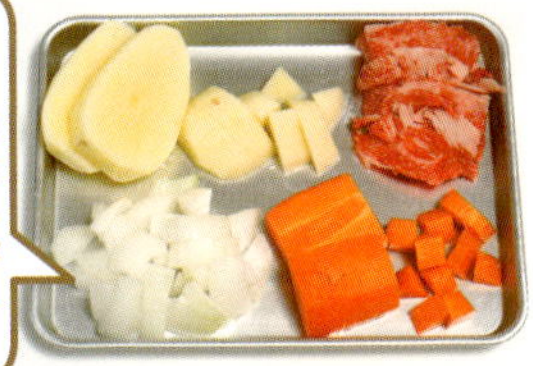

Point 具はすべて、食べやすいよう小さめに切る

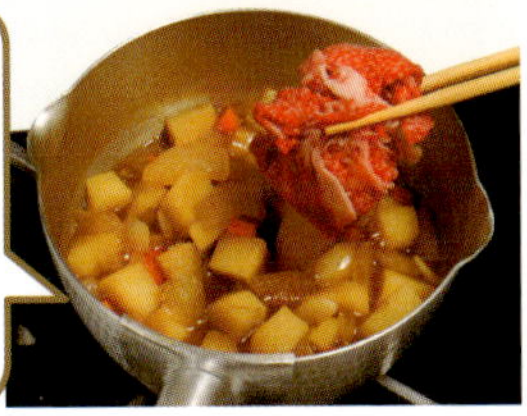

Point 牛肉は、最後に加える

栄養コラム

じゃがいもと牛肉を一緒にとることで、じゃがいものビタミンCが牛肉の鉄分の吸収率をアップ、貧血予防に効果的です。また、骨や筋肉に含まれるたんぱく質であるコラーゲンの効果もアップ。コラーゲンは、骨粗しょう症や老眼などの老化を防ぎ、若々しい細胞を保ちます。

作り方

1. 牛肉は2cm幅くらいの食べやすい大きさに切る。
2. じゃがいもは小さめの一口に切る。玉ねぎは繊維に直角になるように、1cm幅に切る。にんじんは皮をむき、小さめのいちょうに切る。
3. さやえんどうはツルを取り、ゆでておく。
4. サラダ油を熱し、玉ねぎ、にんじん、じゃがいもを炒め、だし汁を加えて煮立ったら火を弱め、5～6分煮る。砂糖と塩を加え、さらに4～分煮る。
5. 牛肉を加えて混ぜ、肉の色が変わったらしょうゆを加えて、さらに1～2分煮る。
6. さやえんどうを加え、器に盛りつける。

＊＊材料（2人分）

牛肉（しゃぶしゃぶ用）	80g
じゃがいも	小2個
玉ねぎ	½個（100g）
にんじん	40g
さやえんどう	20g
サラダ油	大さじ1
だし汁	1カップ
砂糖	大さじ1½
塩	少々
しょうゆ	大さじ1強

Cooking Advice

口の中でほろっとくずれるじゃがいもがおいしい肉じゃが。「煮くずれないじゃがいもが好み」と言う方もいて、いろいろです。じゃがいもはでんぷん質が多く、煮込むことでとろみが出るので、食べやすい食材です。肉は、しゃぶしゃぶ用を使うとやわらかくて食べやすいのですが、牛肉でも豚肉でも、お好きなものを。

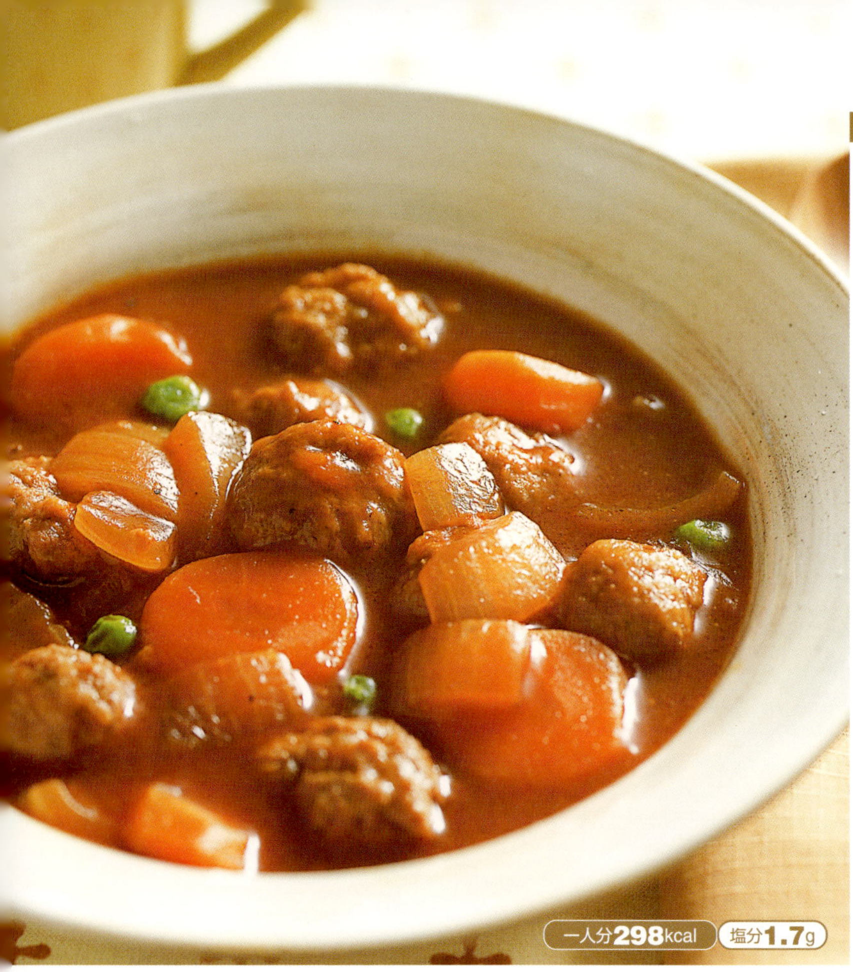

NO.9

ミートボールシチュー

なめらかなドミグラスソースのとろみが決め手

嚥下しやすい

免疫力アップ

一人分298kcal　塩分1.7g

Point

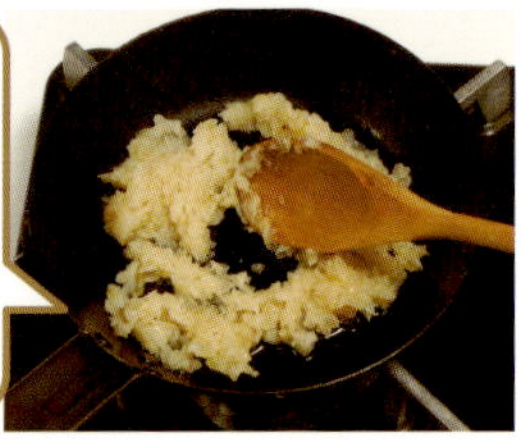

玉ねぎを炒めて、甘みを引き出す

Point

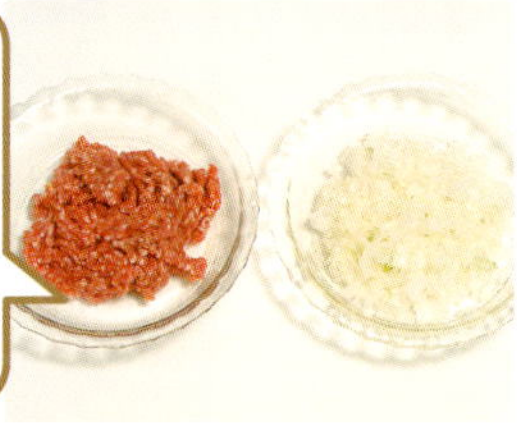

玉ねぎとひき肉は、同量ずつ合わせる

＊＊材料（2人分）

牛ひき肉		100g
Ⓐ	玉ねぎ	100g
	サラダ油	小さじ1
Ⓑ	パン粉	大さじ2
	牛乳	大さじ2
	塩	小さじ1/3
	こしょう	少々
上新粉		適量
玉ねぎ		100g
にんじん		50g
サラダ油		大さじ1
ドミグラスソース（缶詰）		1/2カップ
赤ワイン		大さじ2
肉のゆで汁		1カップ
塩・こしょう		各少々
グリーンピース（冷凍）		少々

作り方

❶Ⓐの玉ねぎはみじん切りにし、油で炒めて冷ます。

❷牛ひき肉と❶をよく混ぜ、Ⓑを加えてさらに混ぜる。

❸鍋に湯を沸かし、❷を小さいボール状に丸め、上新粉をつけてゆでる。ゆで汁は、1カップ分とっておく。

❹玉ねぎは半分に切り、さらに1㎝幅くらいに、繊維に直角になるように切る。にんじんは輪切りにして面取りをする。

❺鍋に油を熱し、玉ねぎ、にんじんを炒め、❸の肉とゆで汁、ドミグラスソース、ワインを加え、弱火でときどき混ぜながら15分くらい煮る。

❻塩・こしょうで味を調え、グリーンピースを入れる。

注意

Cooking Advice

材料は小さく切ってやわらかく煮ると、うまみが出ておいしくなります。ミートボールは「卵の素」（P.50）を使うと、さらにやわらかく食べやすくなります。玉ねぎのみじん切りはまとめて炒め、小分けにして冷凍しておくと使いやすくておすすめです。炒める代わりに電子レンジで加熱してもよいでしょう。

NO.10

マヨネーズがかくし味、
なめらかなクリームコロッケ風

卵のポテトコロッケ

咀嚼しやすい

血圧を適正に

材料（2人分）

じゃがいも	1個
赤パプリカ（みじん切り）	30g
ゆで卵	1個
パセリ（みじん切り）	少々
Ⓐ マヨネーズ	大さじ1
Ⓐ 塩	小さじ1/4
Ⓐ こしょう	少々
小麦粉・卵・パン粉	各適量
揚げ油	適量
キャベツ	60g
トマト（湯むきしたもの）	1/2個

作り方

1. じゃがいもは皮をむいて一口に切り、ゆでたらスプーンの背でつぶす。
2. 赤パプリカは、電子レンジで約30秒加熱する。
3. ゆで卵は粗みじん切りにする。
4. 1、2、3、パセリとⒶを混ぜて形づくり、小麦粉、卵、パン粉の順につけて170度の油で揚げる。
5. 器に盛りつけ、千切りにしたキャベツと、くし形に切ったトマトを添える。

Point

材料にマヨネーズを加え、口あたりよく

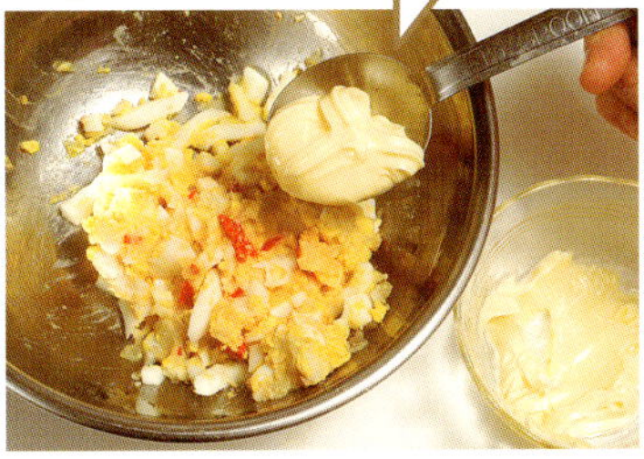

Cooking Advice

つぶしたじゃがいもも、マヨネーズで味をつけるとパサパサ感がなく食べやすくなります。水を加えるだけでマッシュポテト状になるじゃがいもパウダーを使うと、手軽で便利です。キャベツは、生のままよりも、さっと炒めると食べやすくなります。

一人分286kcal　塩分0.9g

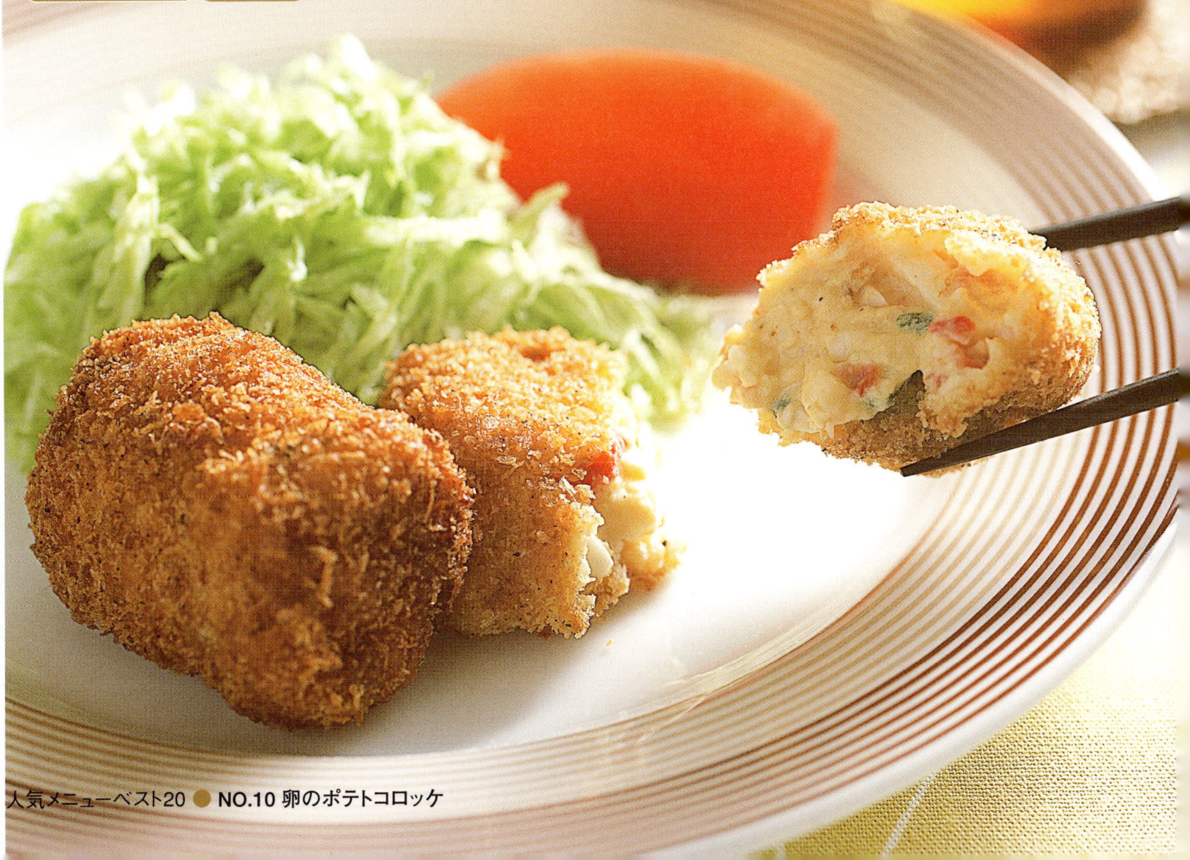

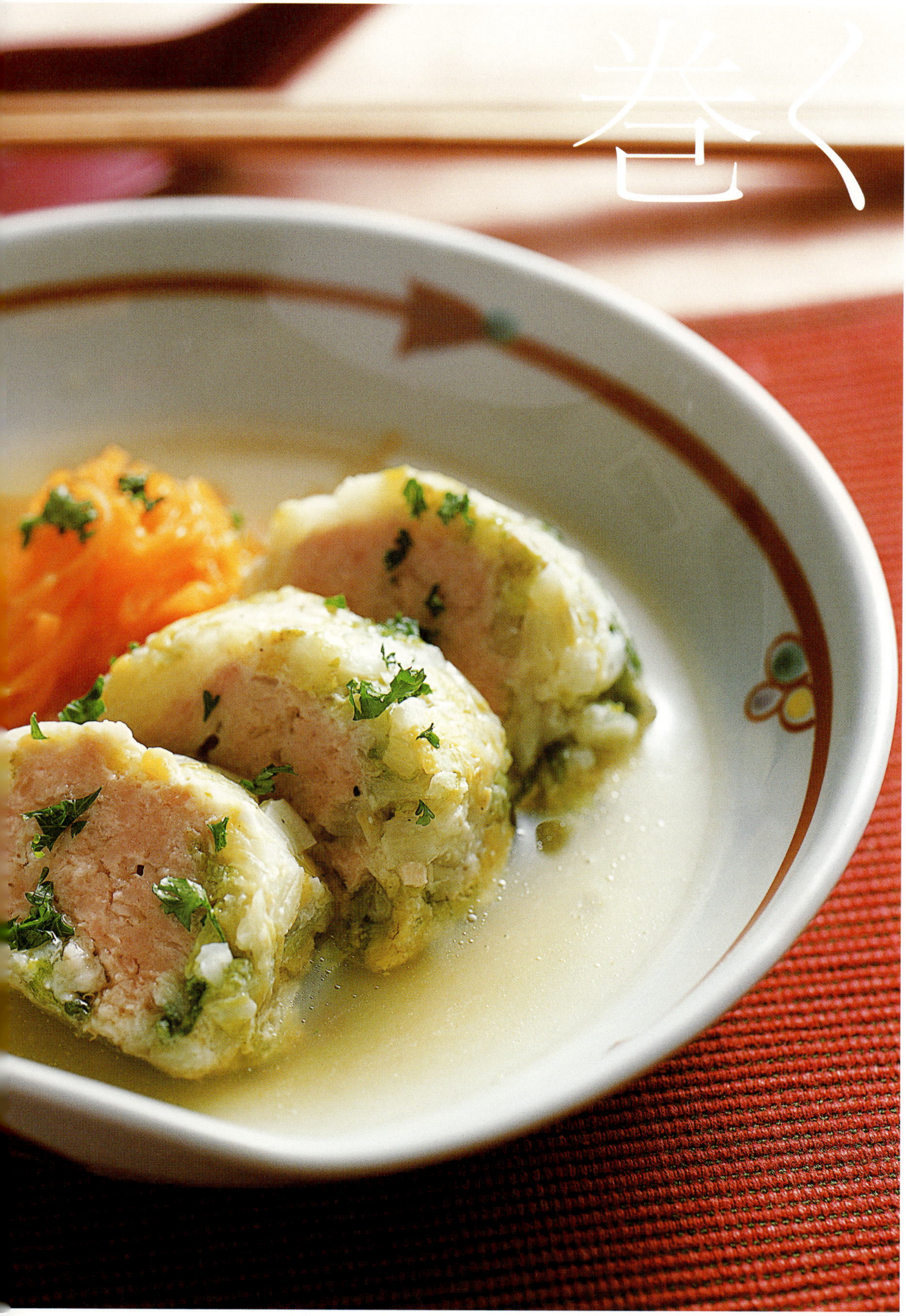
巻く

NO.11

ロール白菜

細かく切った白菜を巻いて、ロールキャベツとは違った味わい

咀嚼しやすい
免疫力アップ
血圧を適正に

一人分206kcal　塩分1.8g

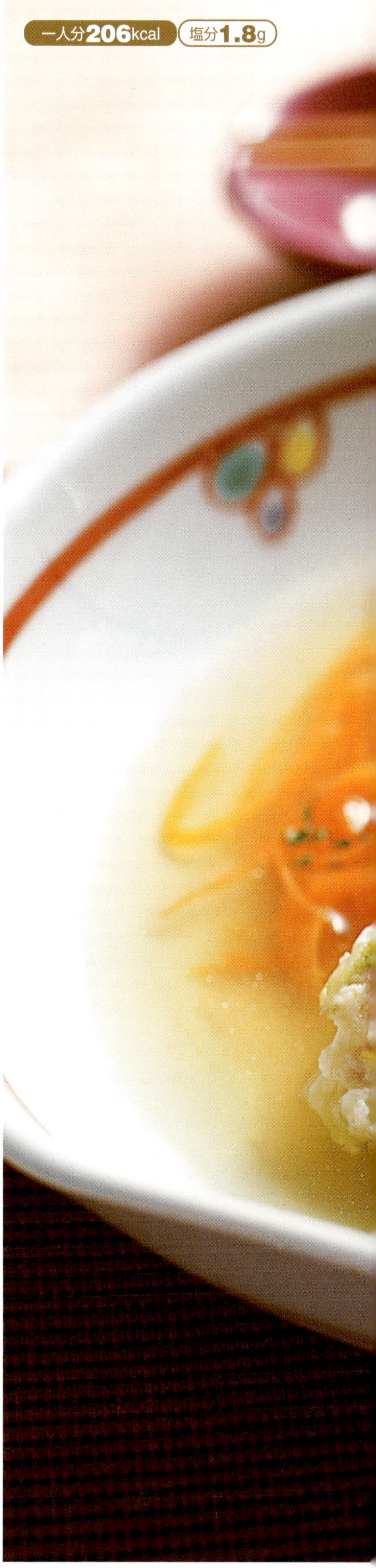

作り方

❶玉ねぎはみじん切りにして炒め、冷ます。

❷ひき肉に❶、Ⓐを入れてよく混ぜる。

❸白菜はゆでて、繊維に直角に細く切り、水分をしぼってⒷをまぶす。

❹巻きすの上にラップをしき、❸を広げて❷を中央におき、のり巻きの要領で巻いたら15分蒸す。

❺にんじんは千切りにして、電子レンジで約1分加熱する。

❻ブイヨンを温め、水とき片栗粉でとろみをつける。

❼❹を食べやすい大きさに切り、❺を盛りつけ❻をかけて、パセリをちらす。

Point 白菜は、繊維に対して直角に切ってやわらかく

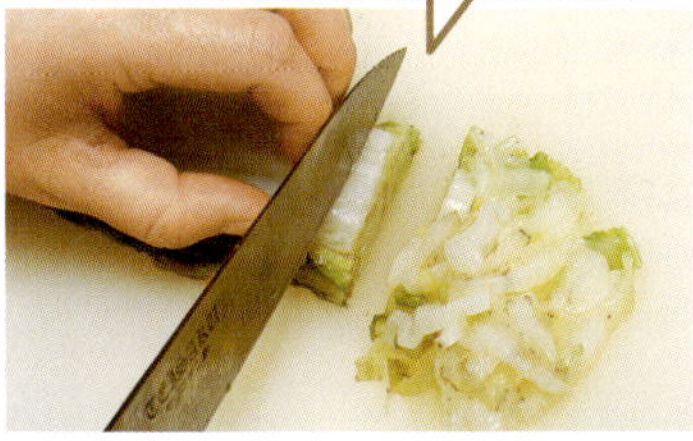

Point つなぎに、卵白を加えて混ぜる

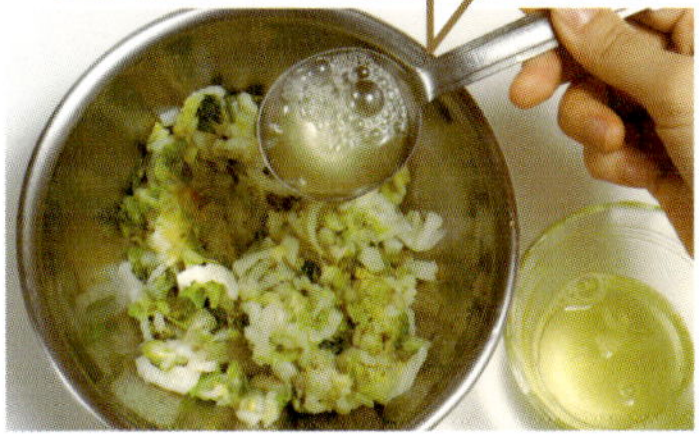

Point 巻きすにラップをしき、材料をのせて巻く

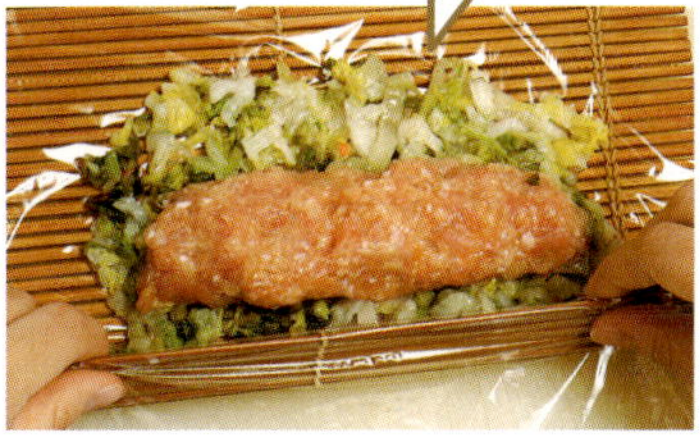

材料（2人分）

	鶏ひき肉	100g
	玉ねぎ（みじん切り）	100g
	サラダ油	小さじ1
Ⓐ	パン粉	大さじ1½
Ⓐ	牛乳	大さじ1½
Ⓐ	塩	小さじ¼
Ⓐ	こしょう	少々
	白菜	200g
Ⓑ	卵白	大さじ1
Ⓑ	塩	少々
	コンソメスープ	1½カップ
	片栗粉	小さじ2
	にんじん	60g
	パセリ（みじん切り）	少々

注意

Cooking Advice

ロールキャベツのように1枚の葉で包んだ料理は、噛《か》み切りにくく、誤嚥《ごえん》の危険性もあります。白菜は、繊維と直角に細く切って噛み切りやすく。さらに、卵白を混ぜてつなぎにすることで、ばらつかず食べやすくしました。何気ない工夫が喜ばれるものです。

焼く

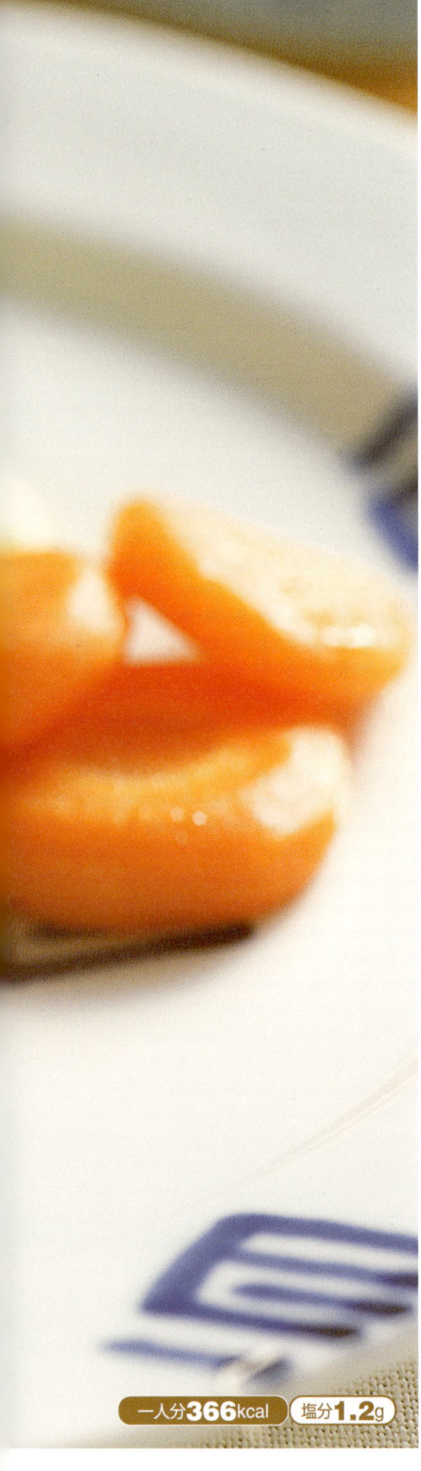

一人分366kcal　塩分1.2g

NO.12

和風ハンバーグ

ひき肉料理は食べやすさナンバーワン、ポン酢じょうゆでさっぱりと

咀嚼しやすい
免疫力アップ

材料（2人分）

牛ひき肉	100g
もめん豆腐	100g
卵の素	
卵黄	½個
植物油	小さじ1
玉ねぎ	100g
サラダ油	小さじ1
Ⓐ パン粉	大さじ1½
Ⓐ 牛乳	大さじ1½
Ⓐ 塩	小さじ¼
Ⓐ こしょう	少々
サラダ油	大さじ1
大根おろし	120g
青じそ（千切り）	2枚
にんじん	60g
砂糖・バター	各少々
じゃがいも	100g
Ⓑ 牛乳	¼カップ
Ⓑ 塩・こしょう	各少々
Ⓑ バター	小さじ1
ポン酢じょうゆ	適宜

作り方

1. 玉ねぎはみじん切りにし、油で炒めて冷ます。
2. 豆腐は水きりをしてつぶす。
3. ひき肉と❶と卵の素をよく混ぜ、Ⓐと❷を加えて、さらに混ぜる。
4. ❸を小判形に形づくり、サラダ油を熱して両面を焼く。
5. にんじんは薄切りにして、ひたひたの水と砂糖・バターを入れ、やわらかく煮る。
6. じゃがいもはゆでて裏ごしし、Ⓑで味をつける。
7. ハンバーグを盛りつけて大根おろしをのせ、青じそを飾る。にんじんとマッシュポテトをつけ合わせる。好みで、ポン酢じょうゆをかける。

「卵の素」の作り方

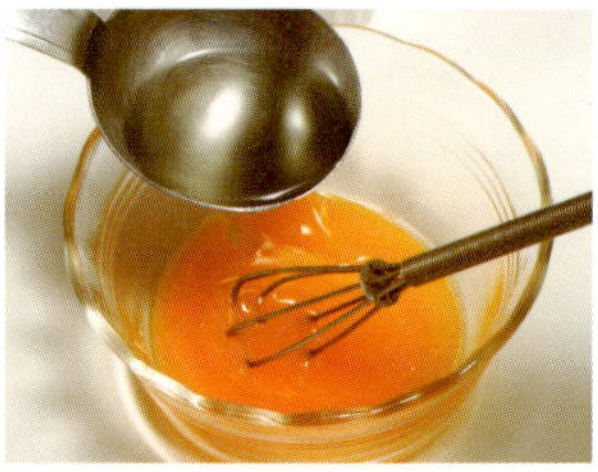

卵黄に、同量の植物油を少しずつ加えながら混ぜる

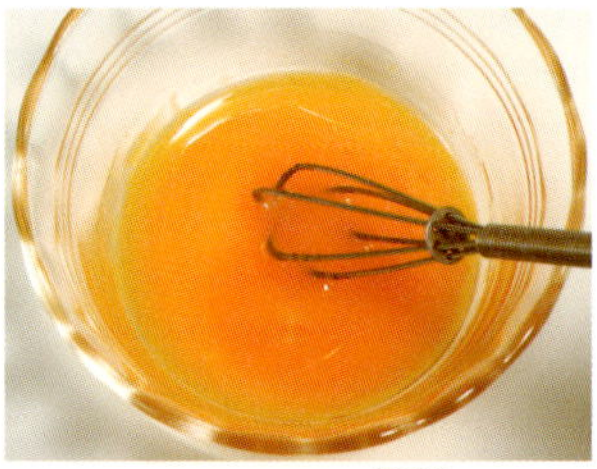

よく混ざるように、攪拌《かくはん》する

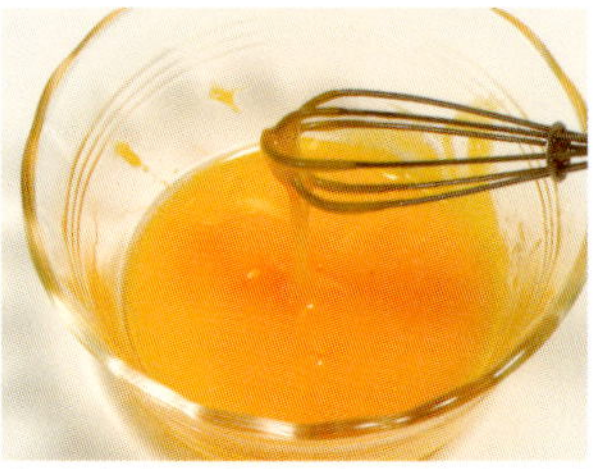

なめらかになれば、でき上がり

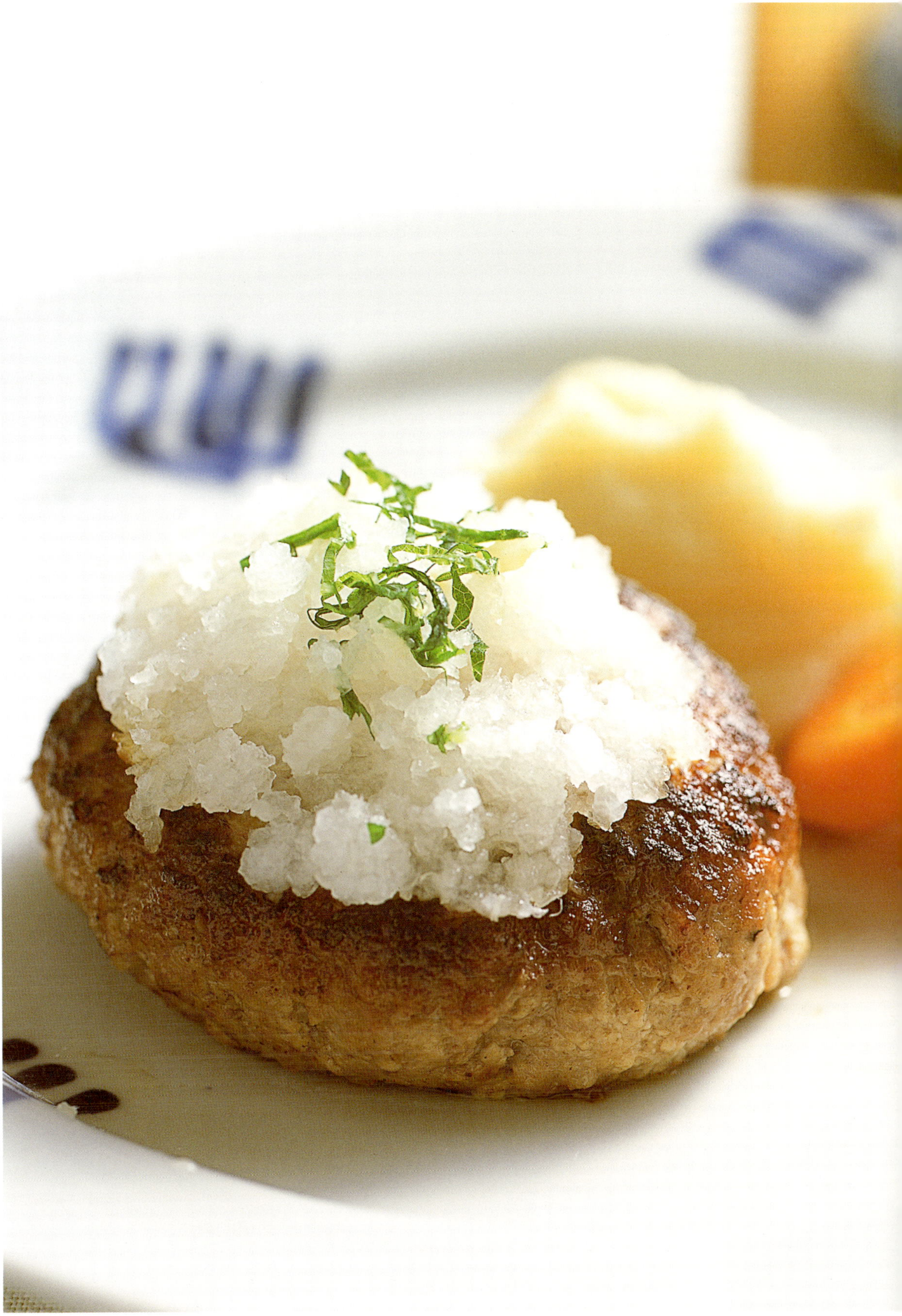

NO.13

すき焼き煮

やわらかしゃぶ肉と旬《しゅん》の野菜で、食卓もにぎやか

免疫力アップ

骨をじょうぶに

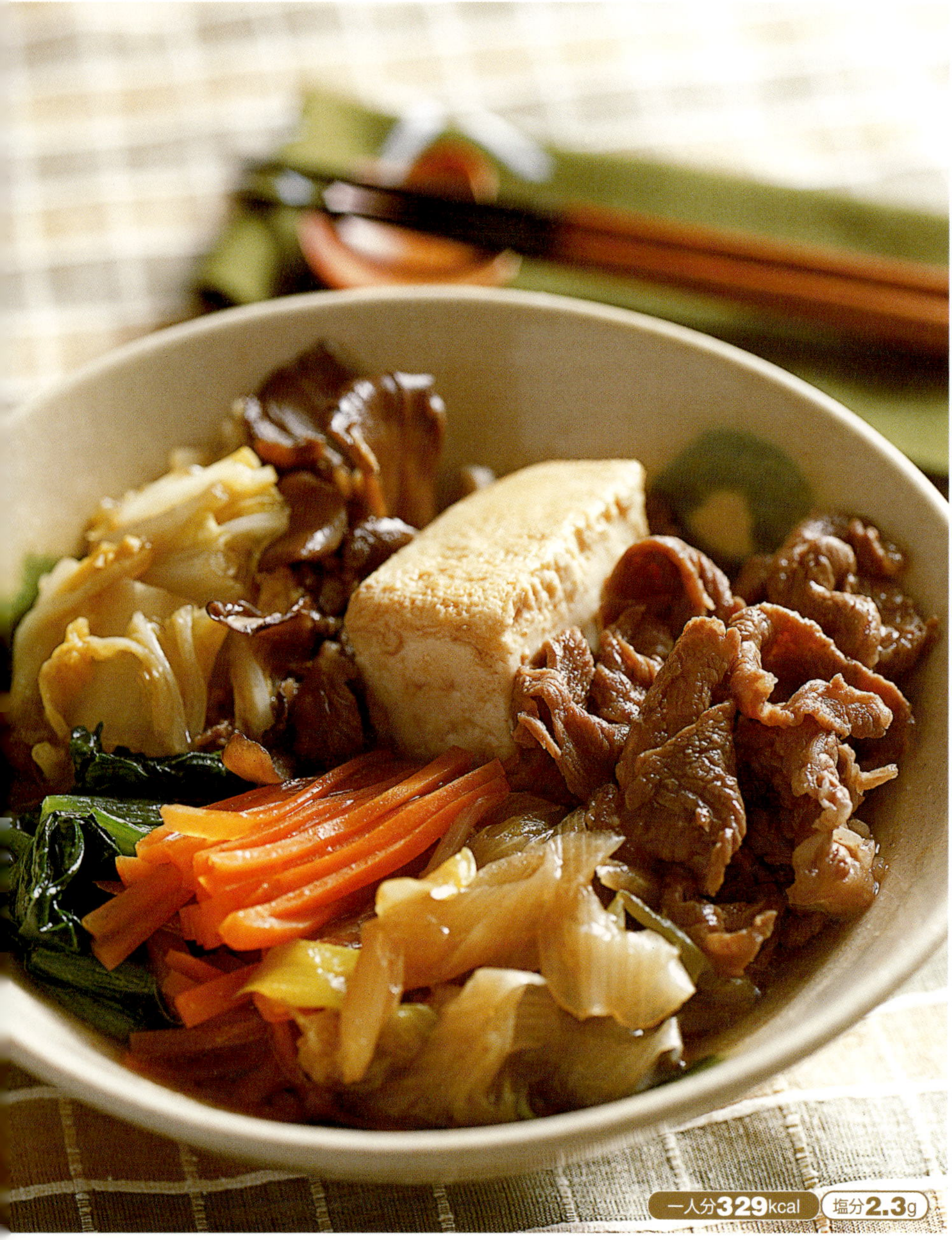

一人分329kcal 塩分2.3g

Cooking Advice 注意

すき焼きは今でこそポピュラーですが、少し前まではごちそうメニューの一つでした。**肉は噛《か》み切りやすいしゃぶしゃぶ用を、ほかの材料はすべて食べやすく切りましょう。**卵をつけるとのどごしがよく、するりと入ります。

作り方

1. Ⓐを合わせて、たれを作っておく。
2. ねぎは斜めに薄く切る。白菜は繊維に直角に、細く切る。春菊は葉先をつまむ。まいたけは食べやすく裂く。にんじんは千切りにする。豆腐は一口に切る。
3. 鍋に脂をとかし、ねぎを炒めて❶を入れる。さらに残りの材料を入れて、やわらかく煮る。

材料(2人分)

牛肉(しゃぶしゃぶ用)		120g
長ねぎ		80g
白菜		100g
春菊		80g
まいたけ・にんじん		各40g
もめん豆腐		100g
Ⓐ	しょうゆ	大さじ2
	砂糖	大さじ2
	酒	大さじ2

咀嚼しやすい
嚥下しやすい

NO.14

かぼちゃのがんも

かぼちゃも豆腐を加えてすりつぶせば、口あたりなめらか

咀嚼しやすい　嚥下しやすい　免疫力アップ

材料（2人分）

	もめん豆腐	150g
	かぼちゃ	80g
	やまいも	20g
Ⓐ	塩	小さじ¼
Ⓐ	上新粉	大さじ1
	上新粉	適量
	揚げ油	適量
Ⓑ	だし汁	½カップ
Ⓑ	しょうゆ	小さじ1
Ⓑ	酒	小さじ1
Ⓑ	砂糖	小さじ1
Ⓑ	塩	少々
	片栗粉	小さじ1
	赤パプリカ	50g

作り方

1. かぼちゃとやまいもは電子レンジで約1分強加熱する。
2. 水きりした豆腐と❶を、フードプロセッサーにかける。
3. さらにⒶを入れ、混ぜる。
4. ❸を4等分に分けて丸形に形づくり、上新粉をつけて揚げる。
5. 赤パプリカは細く切り、電子レンジで約1分加熱する。
6. Ⓑを煮たて、水とき片栗粉でとろみをつける。
7. ❹を❻に浸し、❺とともに盛りつける。

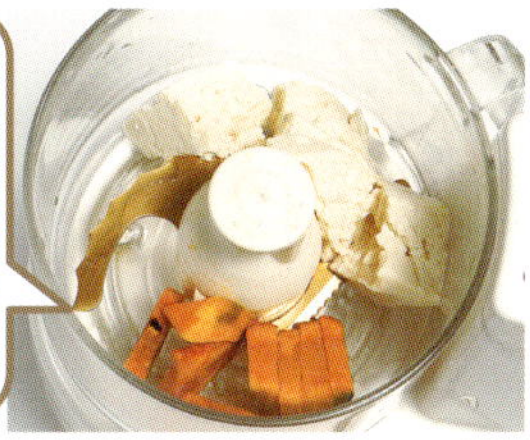

Point
かぼちゃと豆腐をフードプロセッサーにかける

Cooking Advice 注意

やわらかいがんもどきは、咀《そ》嚼《しゃく》機能に障害がある人におすすめ。カロテンが豊富で抗酸化作用に優れたかぼちゃで作りました。豆腐とかぼちゃを一緒にフードプロセッサーにかけてなめらかにし、やわらかくしました。揚げたてを汁につけると、さらに食べやすくなります。

一人分190kcal　塩分1.3g

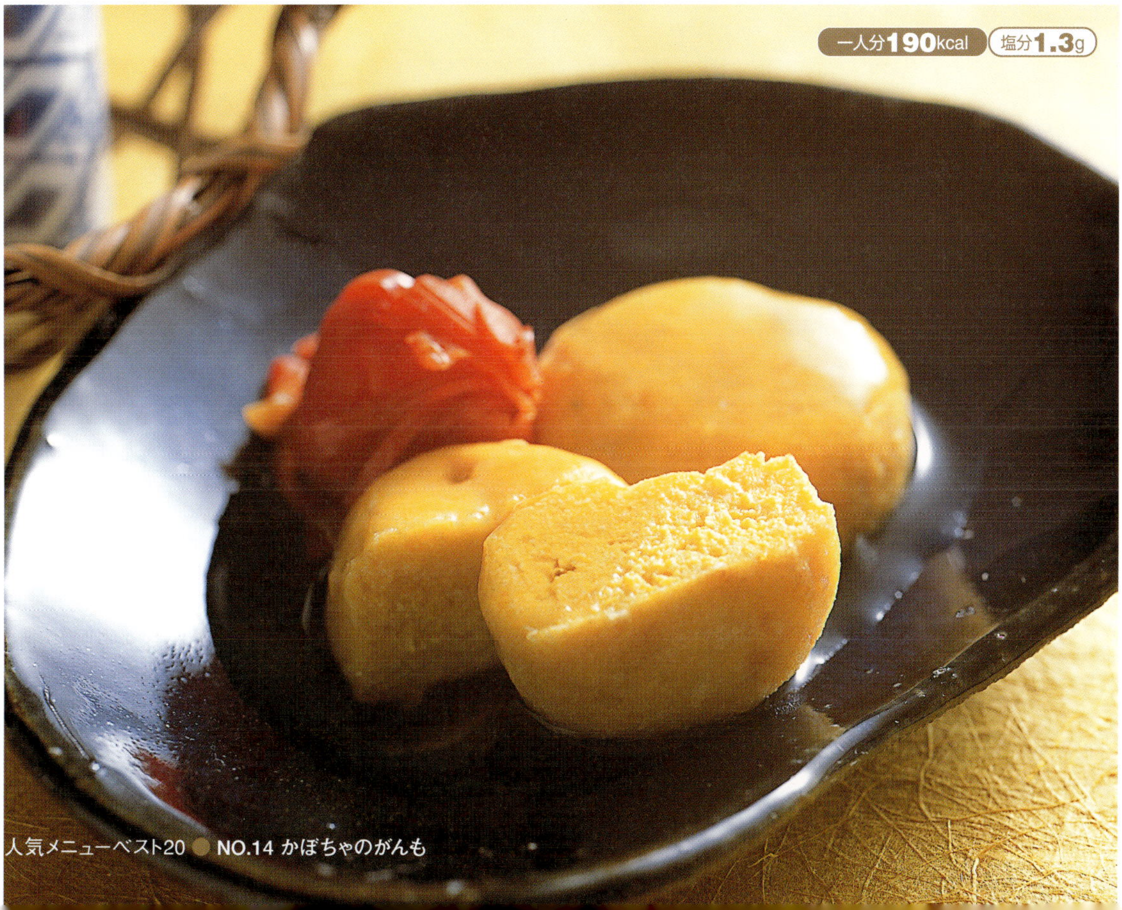

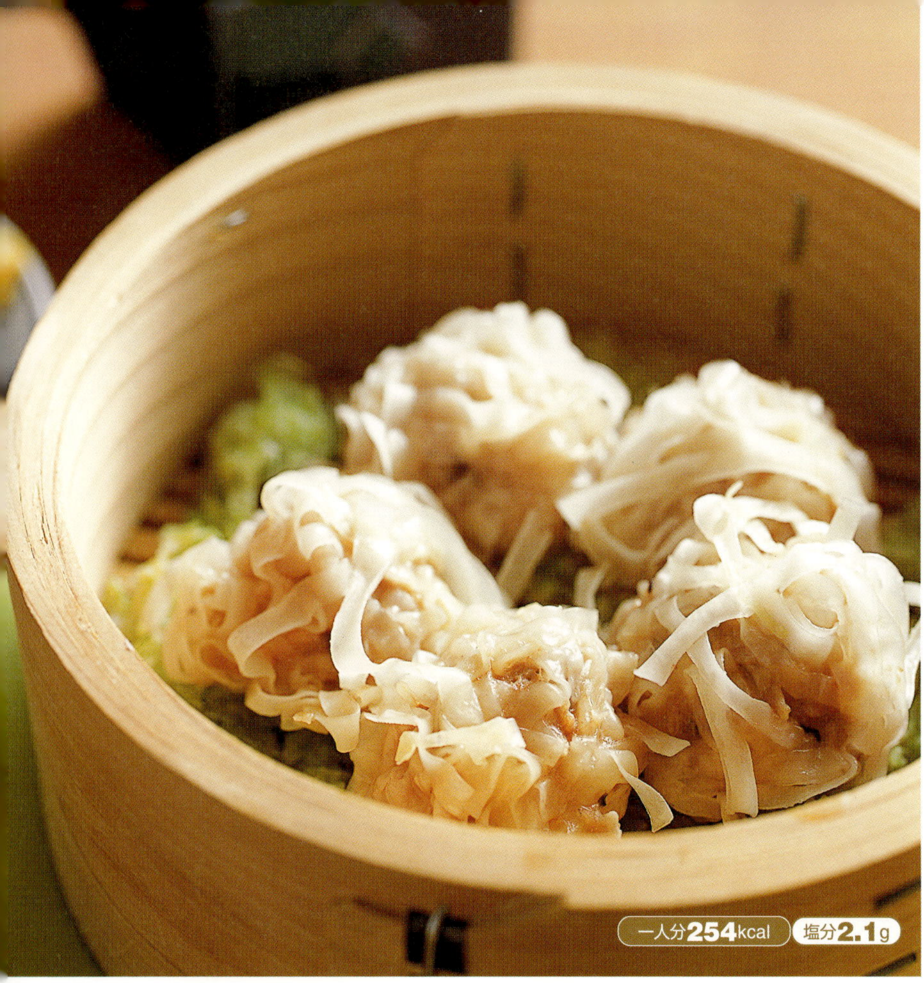

一人分254kcal　塩分2.1g

NO.15

花しゅうまい

食べやすく切った皮でお化粧して、見た目もはなやかに

免疫力アップ

血液サラサラ

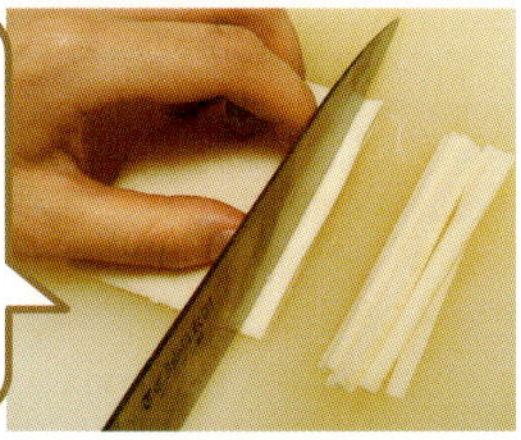

Point
しゅうまいの皮は、細く切る

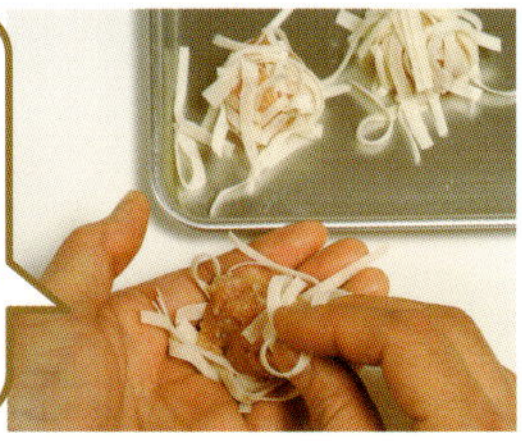

Point
ひき肉に、しゅうまいの皮をつけてまとめる

作り方

1. しゅうまいの皮は3～4㎜くらいに細く切る。
2. Ⓑの玉ねぎはみじん切りにして耐熱容器に入れ、電子レンジで2分加熱して冷ます。生しいたけはみじん切りにする。
3. ⒶとⒷ、Ⓒをよく混ぜる。
4. 3を一口に形づくり、1を全体にまぶしつける。
5. キャベツは細く切る。
6. 蒸し器にキャベツと4を入れ、霧吹きをかけて、強火で10分蒸す。
7. 器に盛りつけて、からしじょうゆを添える。

Cooking Advice

しゅうまいの皮は、そのままで包むよりも、細く切ってひき肉にまぶしつけると食べやすくなります。見た目も少し変わっていてかわいらしい雰囲気です。しゅうまいを蒸すときに、キャベツを刻んで下にしくと、衛生的で一石二鳥です。

＊＊材料（2人分）

	しゅうまいの皮	10～12枚
Ⓐ	鶏ひき肉	60g
Ⓐ	豚ひき肉	40g
Ⓑ	玉ねぎ	100g
Ⓑ	サラダ油	小さじ1
Ⓑ	生しいたけ	2枚
Ⓒ	卵の素＊	小さじ2
Ⓒ	しょうゆ	小さじ1
Ⓒ	砂糖	小さじ½
Ⓒ	塩	少々
Ⓒ	片栗粉	小さじ2
Ⓒ	ごま油	少々
	新キャベツ	2枚
	からしじょうゆ	適量

＊卵の素の作り方は、50ページ参照。

NO.16

鶏ささみの葛《くず》たたき

片栗粉をまぶしてのどごしするり、冷やしてもおいしい

低カロリー
免疫力アップ
骨をじょうぶに

材料（2人分）

ささみ	100g
塩	少々
酒	大さじ½
片栗粉	適量
レタス	80g
ミニトマト（湯むきしたもの）	4個
万能ねぎ	1〜2本
ポン酢じょうゆ、または梅じょうゆ	適量

作り方

❶ささみは観音開きにして、塩と酒をふりかける。
❷まな板の上にラップをしき、❶をおいてさらにラップをかぶせたら、すりこぎでたたき、薄く延ばし、食べやすい大きさに切る。
❸❷に片栗粉をつけてゆで、冷水にとる。
❹レタスは繊維に直角に、細く切る。
❺器にレタスをしき、❸とミニトマトを盛りつける。
❻小口に切ったねぎをちらす。好みで、梅じょうゆなどのたれを添える。

Cooking Advice 注意！

鶏のささみは、低カロリーで消化がよく、お年寄りにぴったりのたんぱく源。たたいて薄く延ばし、さらにとろみをつける片栗粉をたっぷりつけてゆでることで、つるっとしたのどごしが楽しめます。ただし、ゆで過ぎると硬くなるので注意しましょう。

Point
ささみをラップで包んで、たたいて薄く延ばす

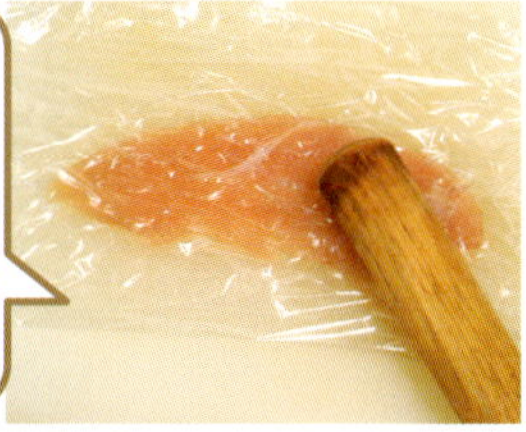

Point
ささみに、片栗粉をまぶしてとろみをつける

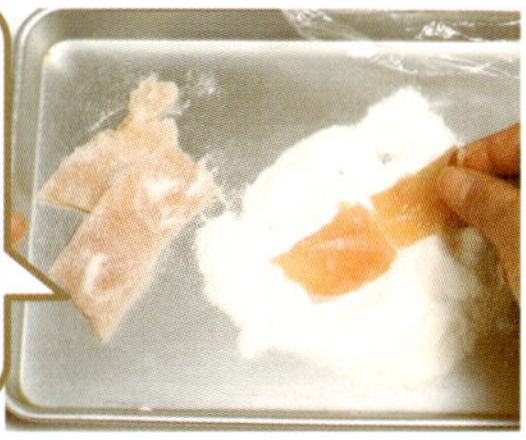

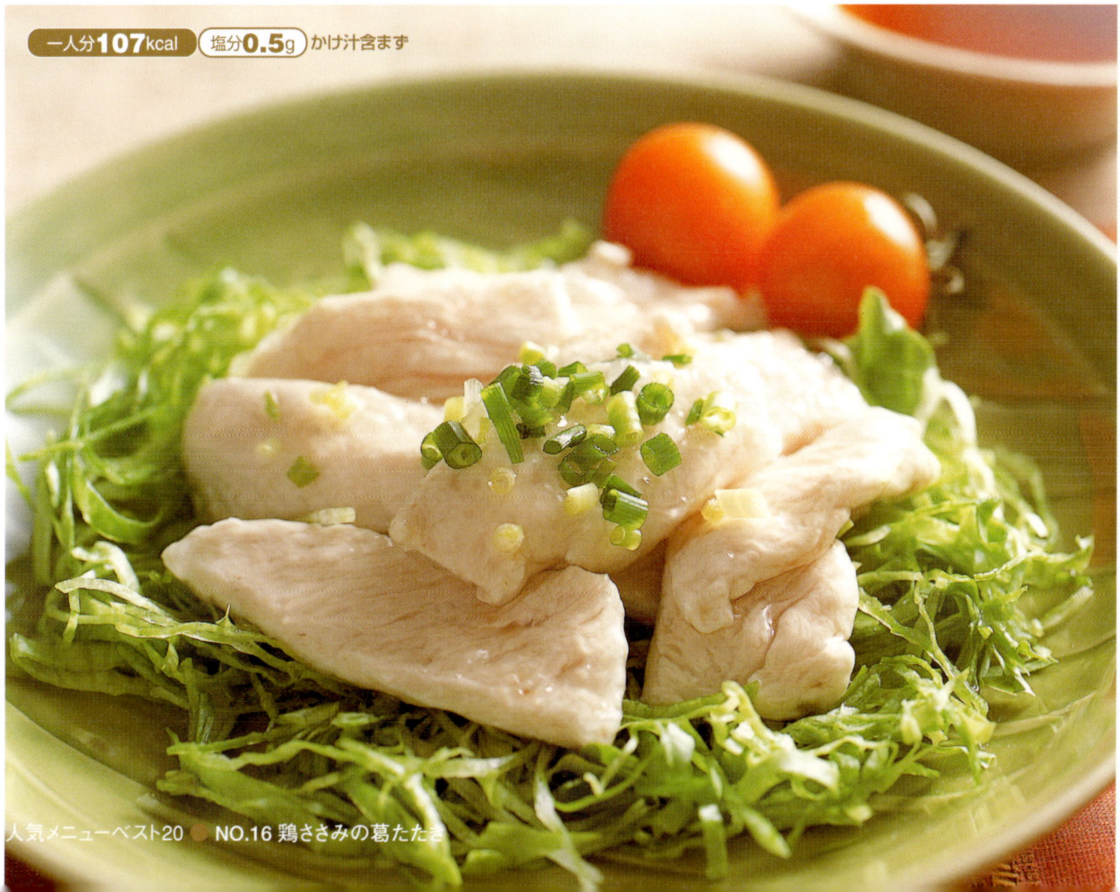

一人分107kcal　塩分0.5g　かけ汁含まず

NO.17

お雑煮

やまいも入りのおもちで、「はれの日」を家族でお祝い

嚥下しやすい

血圧を適正に

免疫力アップ

一人分212kcal　塩分1.7g
(もちは4人分できるとして)

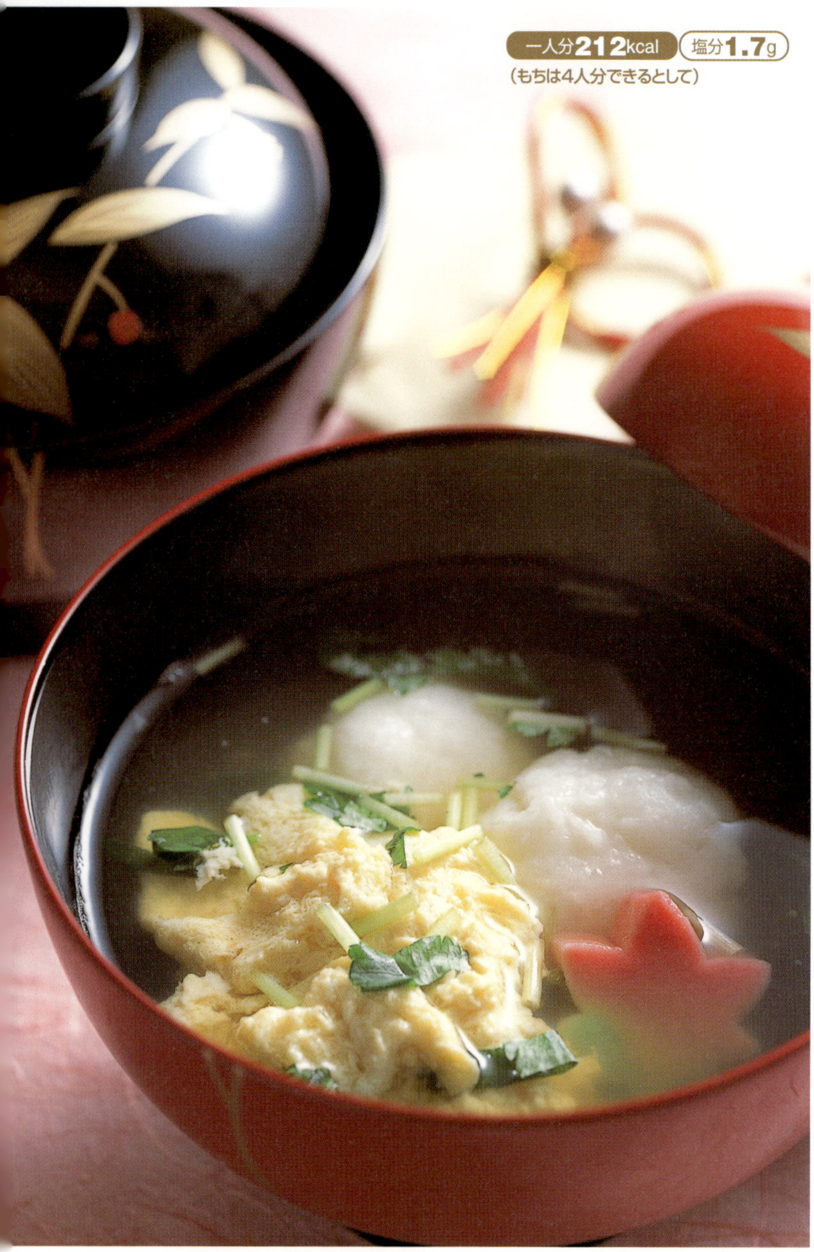

＊＊材料(2人分)

うるち米		1合(150g)
水		360cc
やまいも		100g
塩		小さじ1/3
Ⓐ	だし汁	1 1/2カップ
	塩	小さじ1/2
	しょうゆ	少々
もみじ麩《ふ》		2切れ
卵		1個
みつば		少々

作り方

1. やまいもは7～8㎜厚さの薄切りにして、分量の水加減の米と一緒に、炊飯器で炊く。
2. ①に塩を入れ、すりこぎでよくつぶして、一口に丸く形づくる。
3. Ⓐを温め、調味し、とき卵を入れる。
4. ③に②ともみじ麩《ふ》を入れ、煮たたないように温める。
5. おわんに④を盛りつけ、みつばと汁を入れる。

Point　炊きあがったご飯を、すりこぎでつく

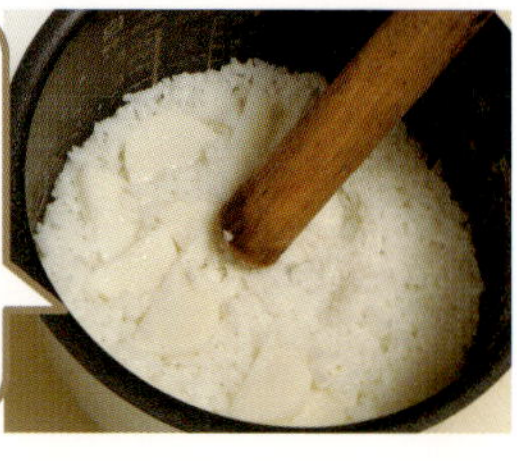

Point　切ったやまいもを、炊飯器に入れて一緒に炊く

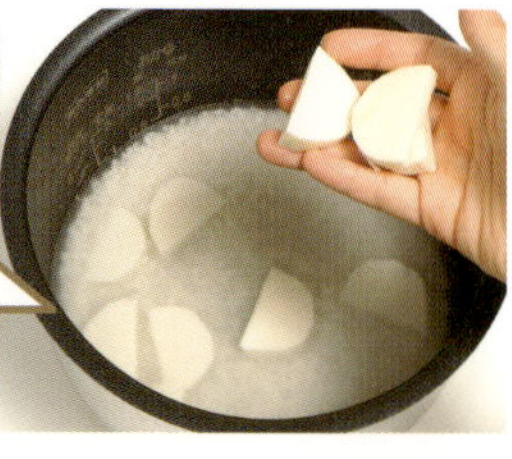

Cooking Advice ！注意

おもちはのどに詰まる心配があり、お年寄りには敬遠されがちです。でも、やまいもを入れて炊いたご飯をつぶして作ったおもちなら、噛《か》み切りやすいのに、もちっとした食感を楽しめます。

咀嚼しやすい

Cooking Advice

注意

ビタミンCや消化酵素の豊富なかぶの旬は、冬。霜が降りる頃、甘みが増しておいしくなるので、ぜひ旬の時期に作りたいものです。すりおろしてより食べやすくし、片栗粉のあんで飲み込みやすくしました。かぶを蒸しすぎないように注意しましょう。

Point

おろしたかぶは、ざるで水きりする

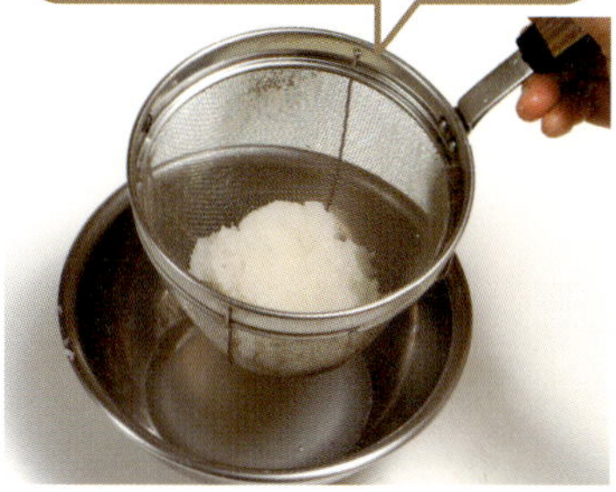

NO.18

かぶら蒸し

ほっくり蒸し上げたおろしかぶは、心も体もあったかく

咀嚼しやすい

低カロリー

免疫力アップ

一人分72kcal　塩分2.1g

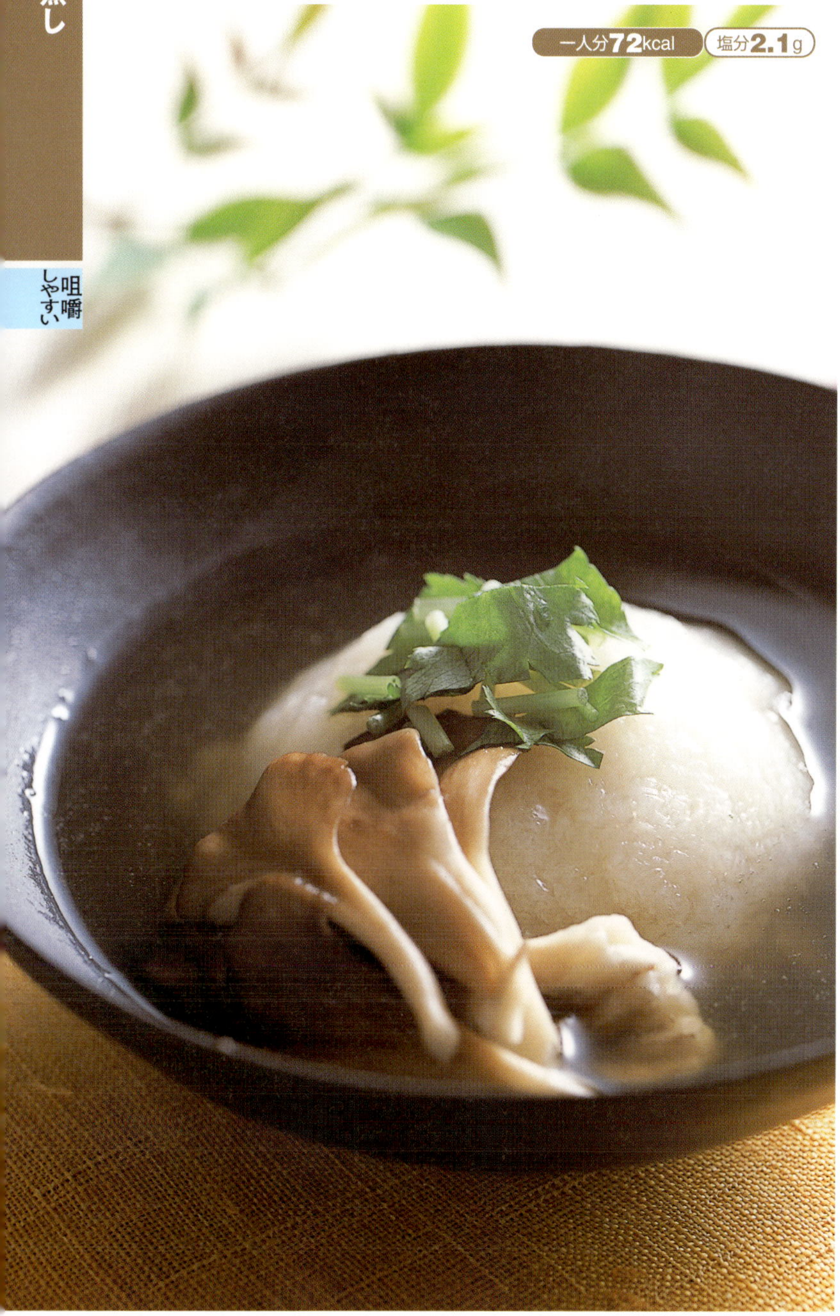

材料(2人分)

かぶ		大2個
Ⓐ	片栗粉	大さじ1½
	塩	小さじ⅓
鶏ひき肉		30g
Ⓑ	生しいたけ(みじん切り)	1枚分
	にんじん(みじん切り)	10g
Ⓒ	しょうゆ	小さじ½
	みりん	小さじ½
だし汁		1½カップ
塩		小さじ⅓
しょうゆ		少々
片栗粉		小さじ1
まいたけ		20g
みつば		少々

作り方

❶かぶはすりおろしてざるに入れ、水分をきってⒶを混ぜる。

❷鶏ひき肉にⒷとⒸを入れてよく混ぜ、2等分にして丸める。

❸ラップの上に❶の半量を入れ、❷をあんにしてまんじゅうの要領で包む。

❹ぬれぶきん、またはキッチンペーパーをしいた蒸し器で、7〜8分蒸す。

❺だし汁を温め、まいたけを入れて、塩、しょうゆで調味したら、水とき片栗粉でとろみをつける。

❻❹とみつばを盛りつけ、❺を注ぐ。

一口サイズの具材をカラリと揚げて、つゆをつければ飲みこみも楽

NO.19

天ぷら

嚥下しやすい　免疫力アップ　血液サラサラ

Point

ししとうは、竹串などで空気穴を開ける

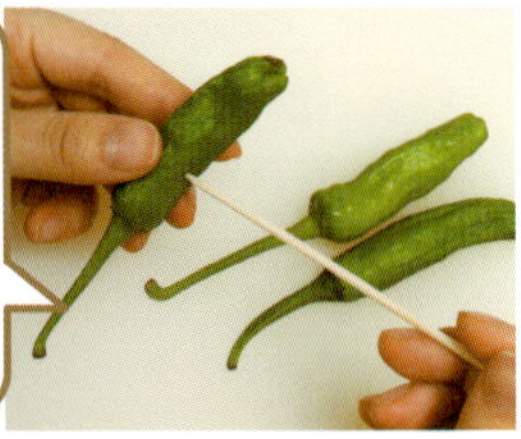

……▶作り方

❶野菜から順に天ぷら粉をつけて、160度の油で揚げる。

❷魚は170度に温度を上げて、同様に揚げる。

❸器に盛りつけ、大根おろしと天つゆを添える。

材料(2人分) ○

きす	2尾
あなご	60g
にんじん	20g
さつまいも	2切れ
まいたけ	20g
ししとう	2本
なす	2切れ
天ぷら粉	適量
揚げ油	適量
大根おろし	100g
天つゆ	適量

Cooking Advice ！注意

きす、あなご、にんじん、さつまいも、まいたけ、大葉など……。好みの素材を揚げてみましょう。魚は骨を取り除いて開き、野菜は食べやすいサイズに切って。天つゆをつければ、飲み込みもスムーズです。余ったら、翌日は天丼にでもしてみては?

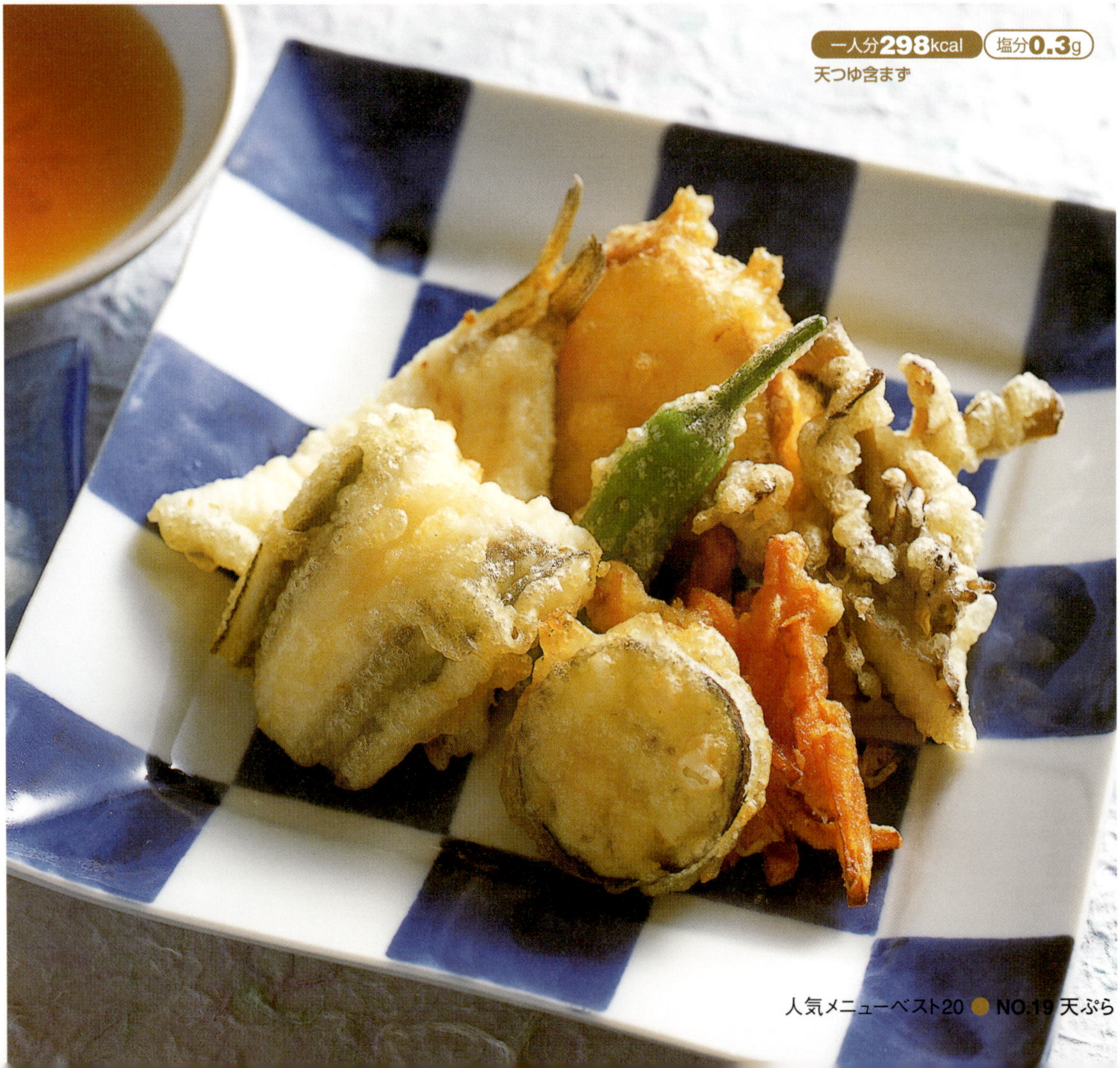

一人分298kcal　塩分0.3g

天つゆ含まず

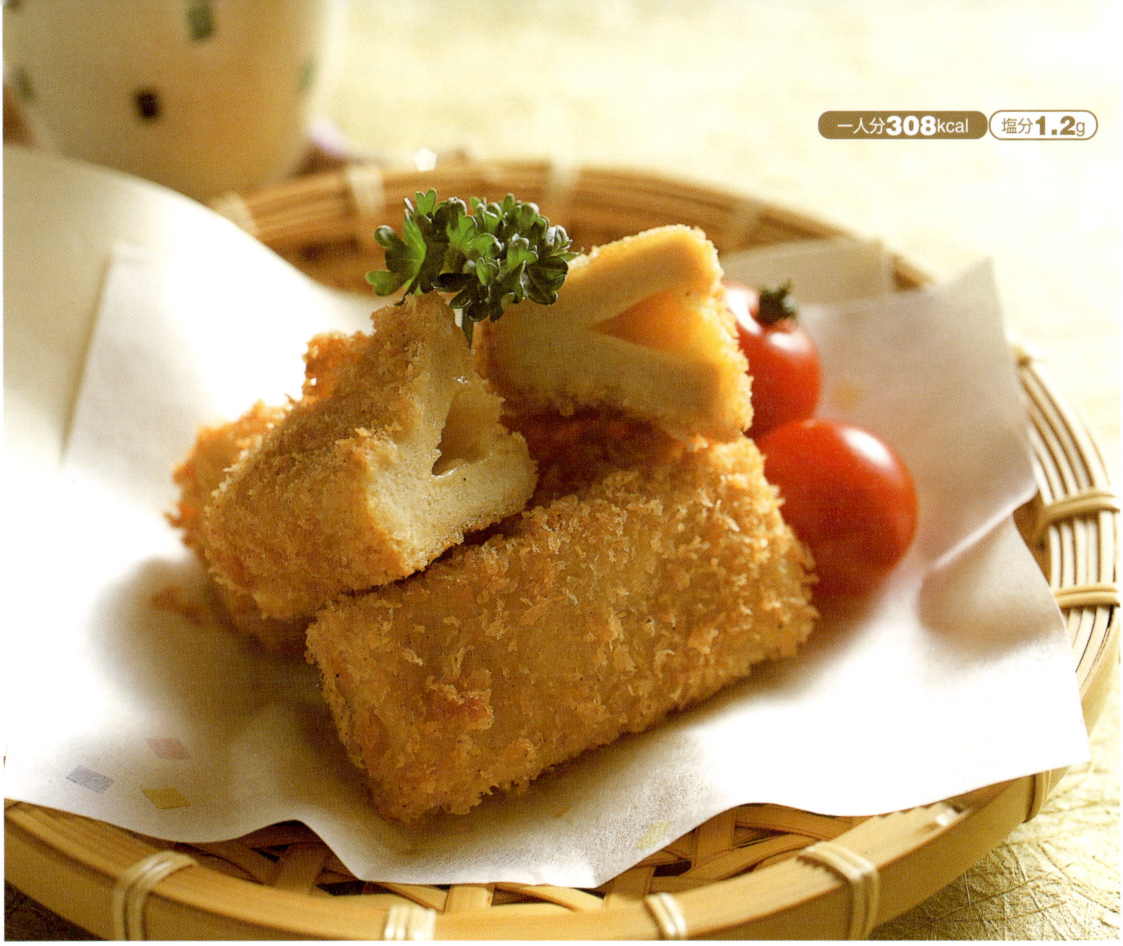

一人分308kcal　塩分1.2g

だしを含んだふんわり高野豆腐をアレンジして、あらたなおいしさ発見

NO.20

高野豆腐の一口カツ

咀嚼しやすい　骨をじょうぶに

Point

高野豆腐はだしで煮て、味をふくませる

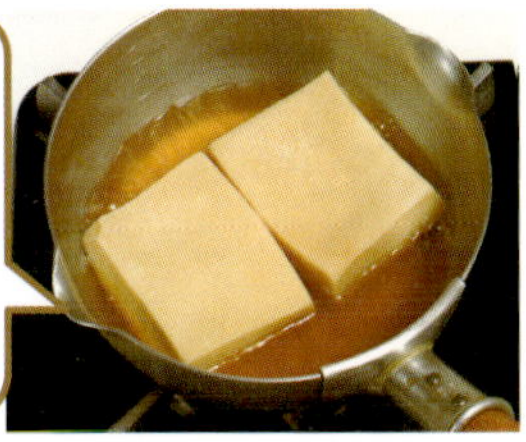

Cooking Advice

やわらかくて食べやすく、栄養価の高い高野豆腐。やはり煮物が定番ですが、たまには目先を変えてみましょう。揚げ物にするとコクが出て、思いがけない味の発見があるでしょう。立派なおかずの一品に変身です。

作り方

❶高野豆腐は湯でもどし、Ⓐでやわらかく煮て、冷ます。
❷煮汁をかるくしぼって1枚を半分に切り、さらに袋状になるように真ん中に包丁を入れる。
❸切れ目の中にプロセスチーズを挟む。
❹小麦粉、卵、パン粉の順に衣をつける。
❺170度の油で、きつね色に揚げる。
❻食べやすく切って盛りつけ、トマト、パセリを添える。

＊＊材料（2人分）

高野豆腐 …………………… 2枚
Ⓐ
　だし汁…………… 1カップ
　砂糖 …………… 大さじ1
　しょうゆ………… 大さじ½
プロセスチーズ ………… 20g
小麦粉・卵・パン粉 …… 各適量
揚げ油 …………………… 適量
ミニトマト（湯むきしたもの）… 4個
パセリ …………………… 少々

魚のメニュー 11

食べやすく口当たりのよい、おなじみの味

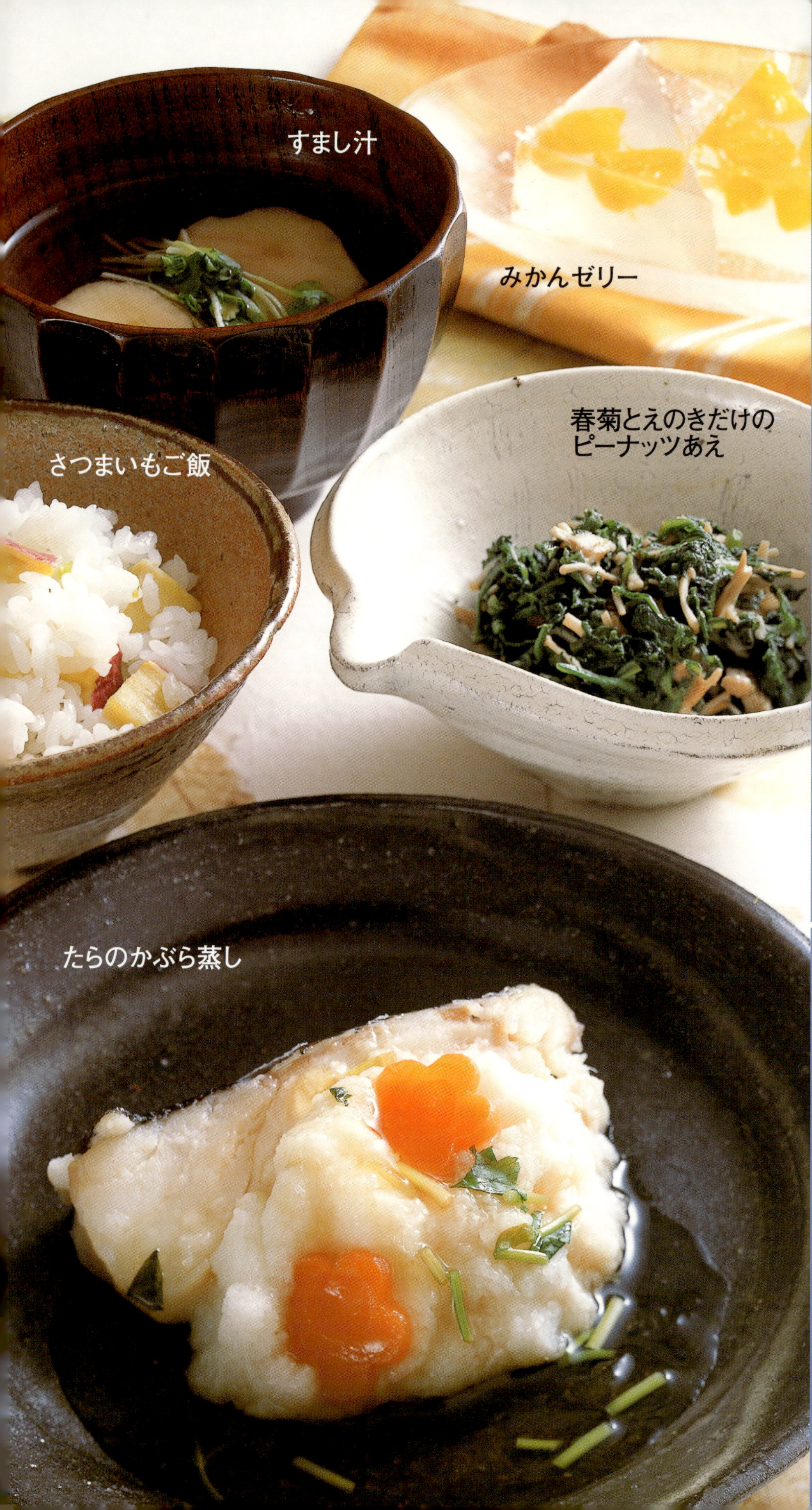
すまし汁
みかんゼリー
春菊とえのきだけの
ピーナッツあえ
さつまいもご飯
たらのかぶら蒸し

魚料理を主菜にして献立を立てるときには、和食中心になることが多いので、塩分のとり過ぎに注意しましょう。しょうゆやみそに含まれる塩分も考え、1日の摂取量は、10g未満に抑えるようにします。副菜には、野菜やきのこ類の小鉢を添えて、バランスよく。

NO.1 たらのかぶら蒸しの献立

●たらのかぶら蒸し ●春菊とえのきだけのピーナッツあえ ●すまし汁
●みかんゼリー ●さつまいもご飯

みかんゼリー

材料(2人分)

11×11×4.5cmの流し缶
介護食用ソフト寒天* ½袋(2g)
みかん(缶詰)…… 100g
水 ……1カップ
みかん缶汁 …… ½カップ
砂糖 ……40g
*くわしくは、13ページ参照。

作り方

1 介護食用ソフト寒天を分量の水に入れてとかし、沸騰させる。
2 砂糖を加え、とけたら火を止めて、缶汁を加えて混ぜる。
3 2を流し缶に入れ、みかんを入れて混ぜ、室温において固まったら、冷蔵庫で冷やす。
4 6等分に切る。

さつまいもご飯

材料(2人分)

米 …… 1合(150g)
水 …… 2合(300g)
Ⓐ 酒 …… 大さじ1
Ⓐ 塩 …… 小さじ⅓
さつまいも ……70g

作り方

1 米は分量の水に浸しておく。
2 さつまいもは1cm角に切る。
3 米にⒶを入れて混ぜ、2を入れてふつうに炊く。

春菊とえのきだけのピーナッツあえ

材料(2人分)

春菊(葉先) …… 100g
しょうゆ …… 少々
えのきだけ …… 30g
Ⓐ ピーナッツバター 大さじ1
Ⓐ 砂糖 …… 大さじ½
Ⓐ 酒 …… 小さじ1
Ⓐ しょうゆ …… 小さじ1

作り方

1 春菊の葉先はゆでてかるくしぼり、しょうゆをふりかけて、2cm長さに切る。
2 えのきだけは電子レンジで約30秒加熱して、1cm長さに切る。
3 2にⒶを合わせ、よく混ぜる。最後に、1をあえる。

すまし汁

材料(2人分)

麩《ふ》 ……適量
かいわれ菜 …… 10g
だし汁 ……1½カップ
塩 …… 小さじ⅓
しょうゆ …… 少々

作り方

1 麩《ふ》は水でもどす。かいわれ菜は根を切る。
2 だし汁を温めて、塩、しょうゆで調味する。
3 2に麩《ふ》を入れ、火が通ったらかいわれ菜を入れる。

たらのかぶら蒸し

材料(2人分)

たら ……2切れ
Ⓐ 塩 ……少々
Ⓐ 酒 …… 大さじ1
かぶ ……2個
Ⓑ 卵白 …… ½個分
Ⓑ 塩 …… 少々
にんじん …… 20g
みつば …… 2本
Ⓒ だし汁 …… ½カップ
Ⓒ みりん ……大さじ½
Ⓒ しょうゆ …… 小さじ1
Ⓒ 塩 …… 少々
片栗粉 …… 大さじ½

作り方

1 たらはⒶをかけておく。
2 かぶはおろして水分をきり、Ⓑを混ぜる。
3 にんじんは型で抜き、ゆでる。みつばは1cm長さに切る。
4 1を器に入れ、たらの上に2をかけて、にんじんを添える。
5 蒸し器で7~8分蒸す。
6 Ⓒのだし汁を調味し、片栗粉でとろみをつけて、みつばを入れる。最後に、5にかける。

一人分563kcal 塩分3.6g
セットメニューで

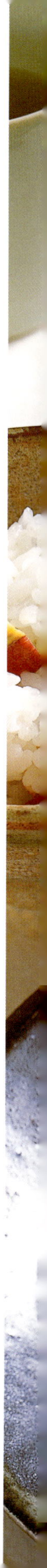

NO.2

ししゃものピカタ

やわらかい骨ごと食べて、しっかりカルシウム補給

骨をじょうぶに

免疫力アップ

血液サラサラ

＊＊材料（2人分）

ししゃも	4尾
上新粉	適量
卵	適量
サラダ油	大さじ½
キャベツ	100g
にんじん	20g
サラダ油	大さじ½
塩	小さじ¼
こしょう	少々
ミニトマト（湯むきしたもの）	2個
ケチャップ・ウスターソース・赤ワイン	各小さじ1

作り方

1. キャベツとにんじんは、それぞれ千切りにする。
2. フライパンに油を熱して1を炒め、塩・こしょうで調味して、皿に盛りつける。
3. 水分をふき取ったししゃもに、上新粉、卵をつける。
4. 油を熱したフライパンで、3を返しながら両面焼く。
5. 2に4を盛りつける。ミニトマトを添える。
6. ケチャップとソース、赤ワインでソースを作り、ししゃもにかける。

Cooking Advice 注意 !

ししゃもは、骨まで食べられるうれしい素材。衣をつけて焼くピカタや、揚げものにすれば、お年寄りでも食べやすくなります。ぜひ不足しがちなカルシウムの補給に役立てて、骨粗しょう症を予防・改善したいものです。ただし、咀《そ》嚼《しゃく》機能障害の程度によっては、取り除くようにしましょう。

Point

上新粉をまぶしたししゃもを、卵液に漬ける

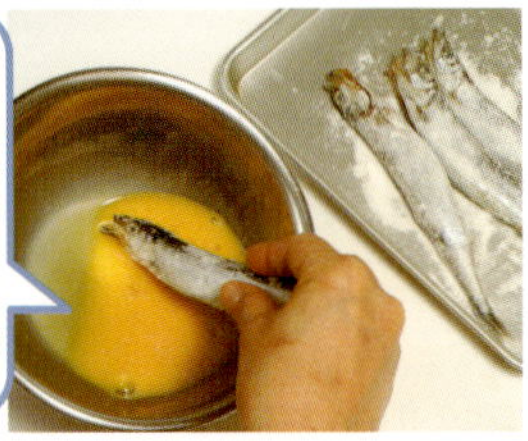

一人分209kcal　塩分1.7g

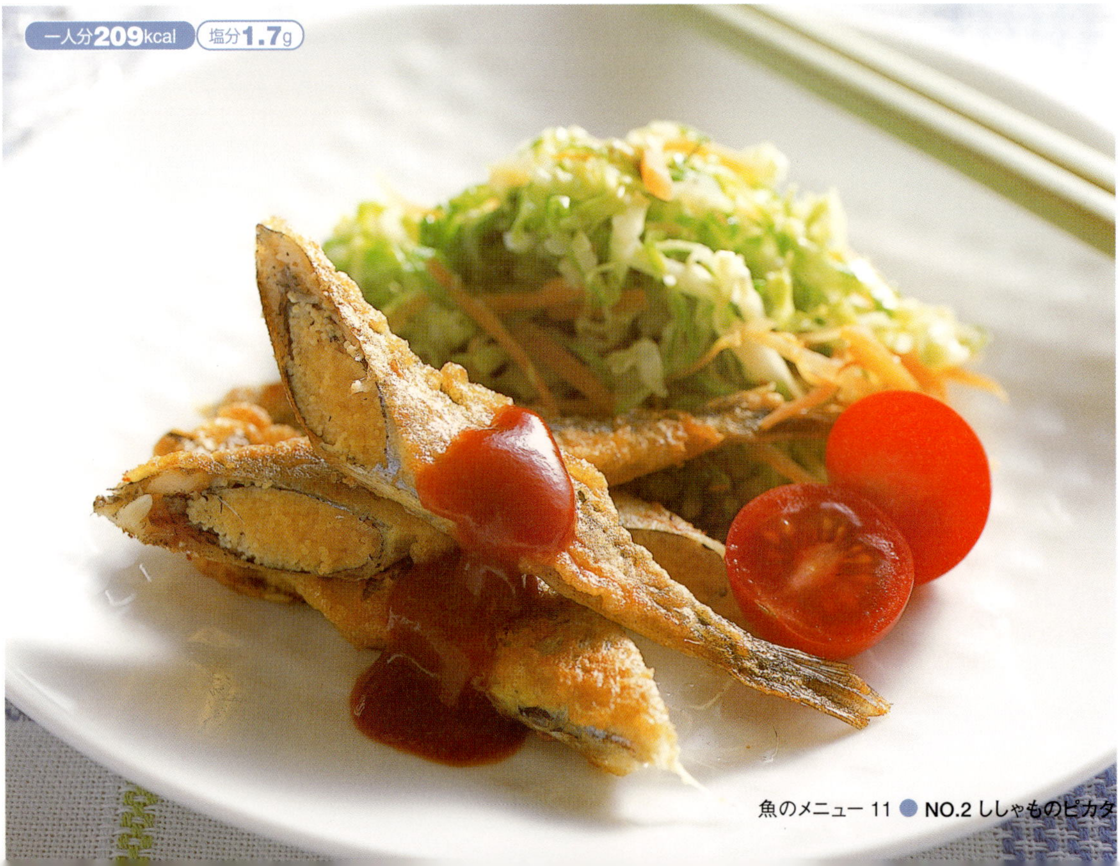

一人分124kcal　塩分1.6g

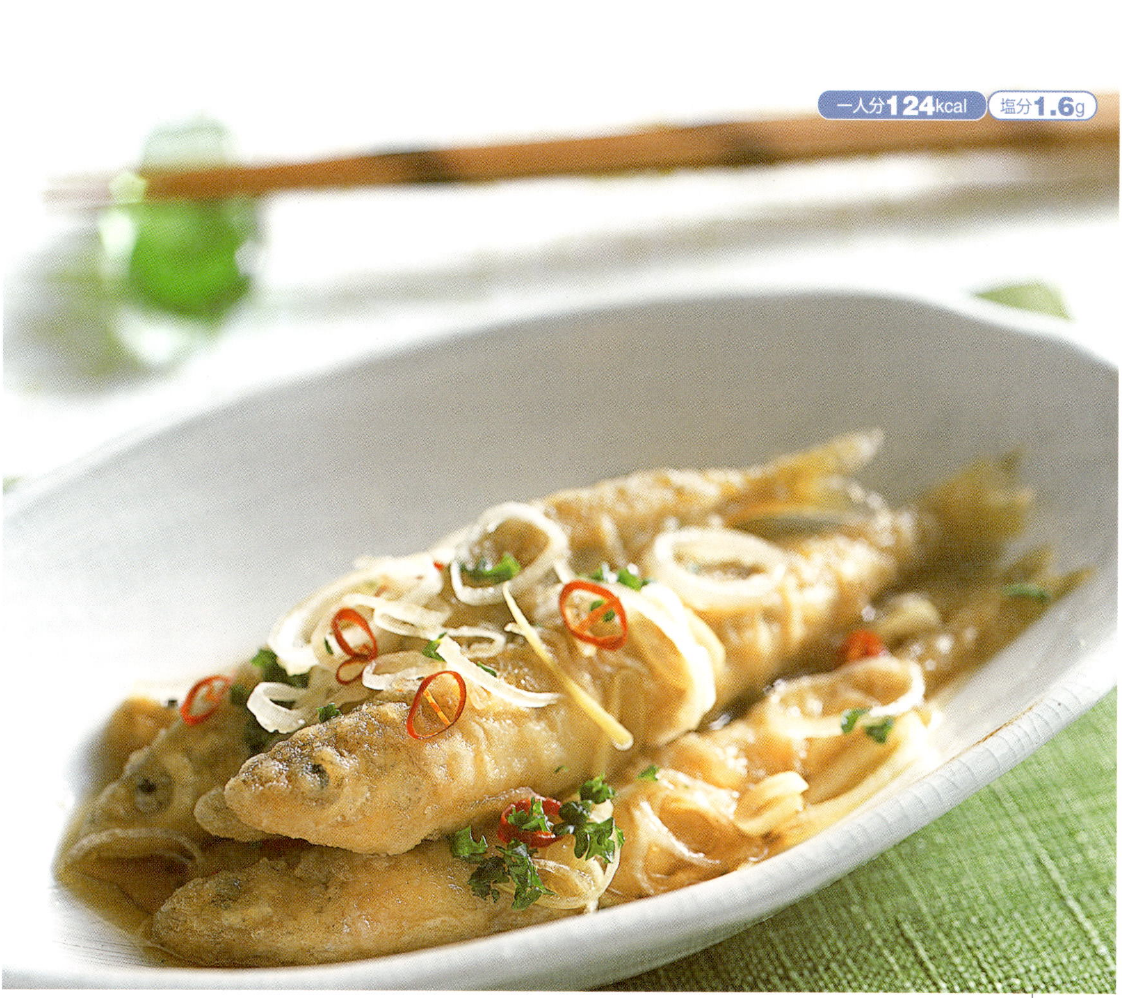

NO.3

わかさぎの南蛮煮

「揚げる」「煮こむ」の二度調理で、骨までやわらか

骨をじょうぶに

免疫力アップ

＊＊材料（2人分）

わかさぎ		120g
塩水		適量
上新粉		適量
揚げ油		適量
Ⓐ	しょうゆ	大さじ1
Ⓐ	酒	大さじ1
Ⓐ	砂糖	大さじ1
Ⓐ	酢	大さじ1
Ⓐ	水	1/4カップ
Ⓐ	赤唐辛子（小口切り）	少々
長ねぎ		1/3本
パセリ		少々

作り方

❶わかさぎは塩水で洗い、ざるにあげて水分をきる。
❷ねぎは小口に切る。
❸Ⓐを合わせて、煮たてる。
❹キッチンペーパーで❶の水分をふき取り、上新粉をつける。
❺170度の油で、❹を揚げる。
❻揚げたてのわかさぎをⒶに入れてやわらかく煮る。器に盛りつけて、パセリをちらす。

Cooking Advice

春先が旬のわかさぎは、ししゃもと同様、骨まで食べられる魚です。油で揚げて、たれに漬け込む南蛮漬けなら、骨までよりやわらく食べやすく。カルシウムは酢と一緒に食べると吸収がよくなるので、一石二鳥です。歯が悪い人や摂食障害のある人は気をつけましょう。

NO.4

たたきあじ

夏はさっぱりと酢でしめる……、のどごしもさわやかに

嚥下しやすい
低カロリー
血液サラサラ

一人分91kcal　塩分1.3g

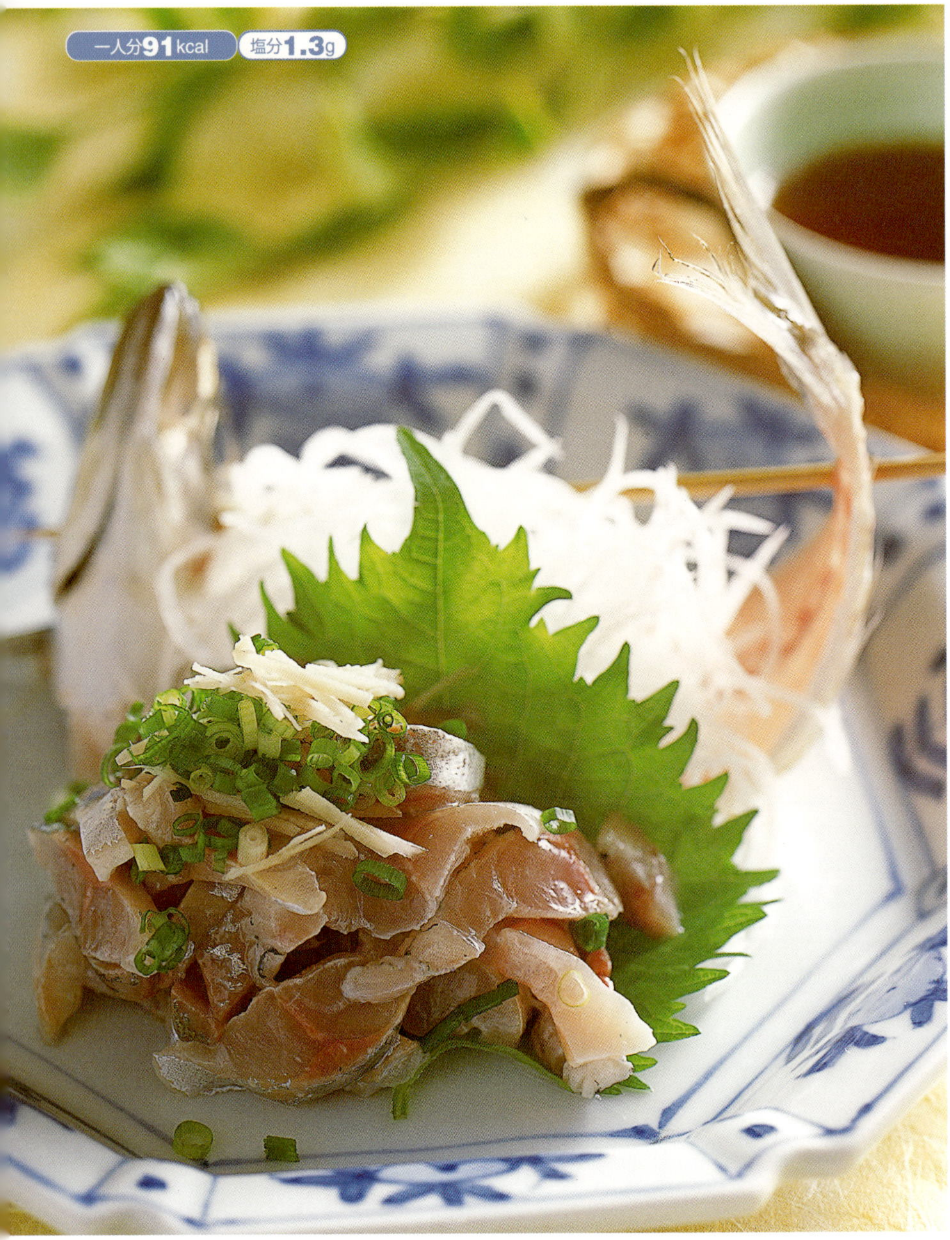

Cooking Advice 注意

新鮮な魚は、刺し身で食べるのが一番。夏が旬のあじも、3枚におろし、塩でしめて酢洗いすれば、中毒の心配はありません。**中骨がある場合には、のどに詰まらせる危険があるので、毛抜きでていねいに抜いて**から切りましょう。あじのほか、新鮮ないわしのたたきもおいしいものです。しょうがをわさびに代えるなど、好みで楽しみましょう。

作り方

1. あじは3枚におろし、塩をふりかけて10分ほどおく。
2. 大根はかつらむきにして細く切る。ねぎは小口切りにする。
3. 1を酢で洗い、皮をむいて5mm幅くらいに切る。
4. 大根と青じそ、あじを盛りつけ、ねぎとしょうがを飾る。

材料（2人分）

あじ	2尾
塩	少々
酢	適量
青じそ	2枚
大根	60g
万能ねぎ	2本
しょうが（千切り）	少々

NO.5

まぐろのおろし巻き

大根おろしであっさりと、見た目もユニークな変わり巻き

咀嚼しやすい
血液サラサラ
免疫力アップ

材料（2人分）

- まぐろ……80g
- 大根おろし……150g
- 青じそ……2〜3枚
- きゅうり（塩もみしたもの）……1/2本分
- 酢しょうが……少々

作り方

1. まぐろは1cm角の棒状に切る。
2. 青じそは千切りにする。
3. 大根おろしはざるに入れて、水分をきる。
4. 巻きすにラップを広げ、3をのり巻きの要領で広げて2をちらし、まぐろを芯にして巻く。
5. 4を2cm幅ぐらいに切り、きゅうりの塩もみと酢しょうがを盛りつける。

Point ラップをしいた巻きすで巻く

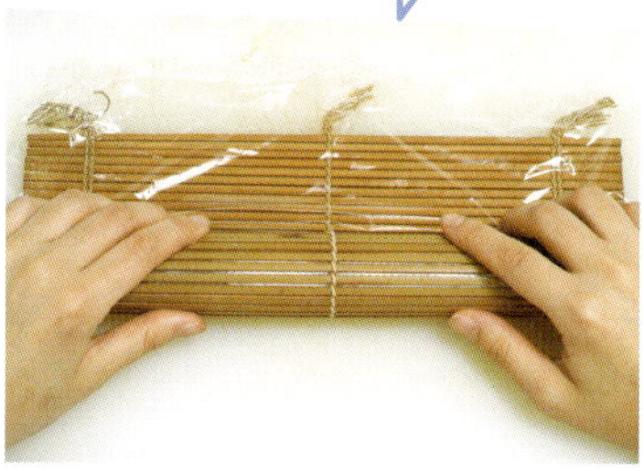

Cooking Advice

刺し身も、たまには気分を変えて、大根おろしで巻いてさっぱりといただきましょう。ポン酢の風味がよく合います。まぐろは赤身の方が食べやすいでしょう。

一人分62kcal　塩分0.3g（かけるしょうゆ含まず）

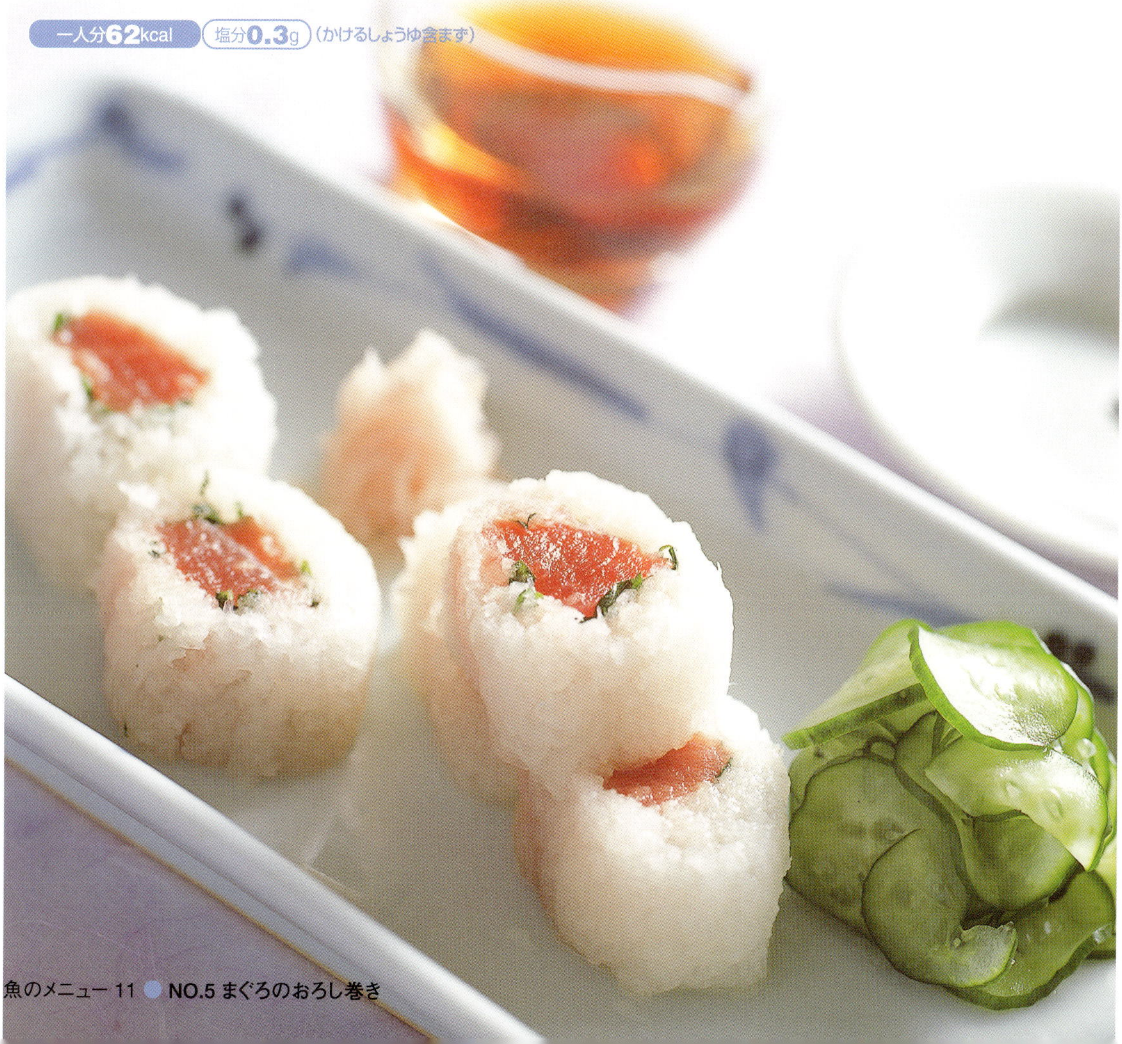

NO.6

ほたてとかぶのみそグラタン

なめらかなポタージュに
白みそのコクをプラス、ちょっと和風に

骨をじょうぶに
血圧を適正に

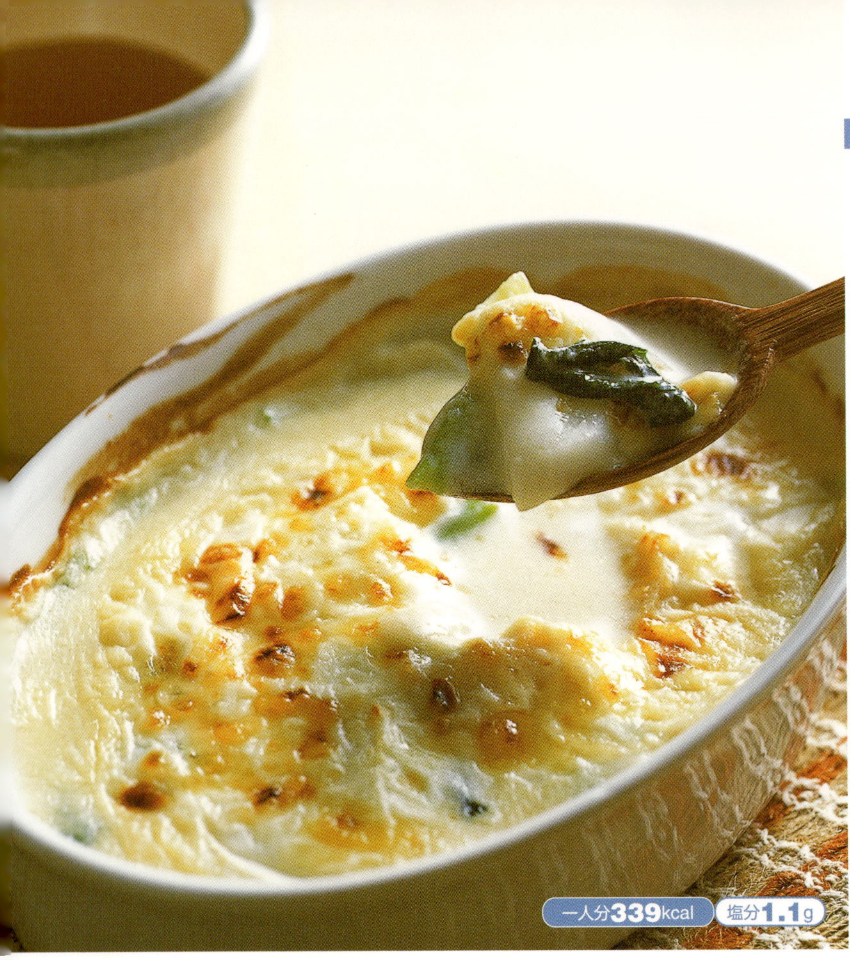

一人分339kcal　塩分1.1g

Point
ホワイトソースに
白みそを加える

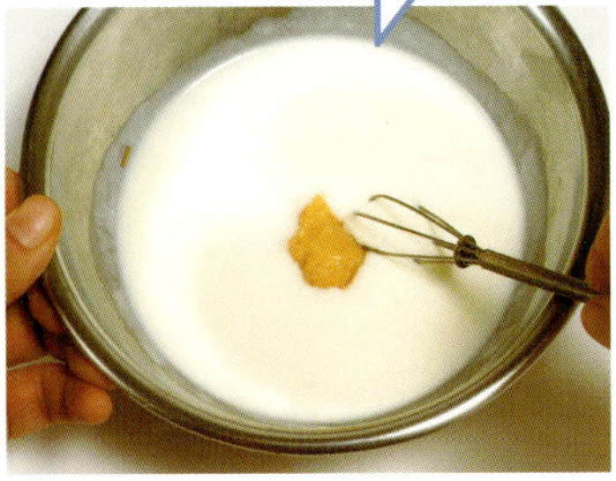

……▶作り方

1. かぶは縦半分に切り、さらに3～4㎜幅に薄く切る。かぶの葉はさっとゆでて1㎝長さに切る。玉ねぎは繊維に直角に薄く切る。ほたて貝柱は横に薄く切る。
2. 鍋にバターをとかして小麦粉を入れ、焦がさないようによく炒める。牛乳を少しずつ入れながら混ぜ、ホワイトソースを作る。さらに白みそを加えて、混ぜる。
3. フライパンにサラダ油を入れ、玉ねぎをしんなりするまで炒め、スープを加える。煮たったらかぶの葉とかぶ、ほたてを入れ、火が通るまで煮る。
4. 3にホワイトソースの半量を加えて混ぜ、塩、こしょうで味を調える。
5. 4を耐熱容器に入れ、残りのホワイトソースと粉チーズをかけて、オーブントースターで4～5分焼く。

＊＊材料（2人分）

かぶ	2個
玉ねぎ	100g
ほたて貝柱	4個
バター	10g
小麦粉	大さじ2
牛乳	2カップ
白みそ	小さじ2
サラダ油	小さじ2
スープ	½カップ
塩・こしょう	各少々
粉チーズ、またはピザ用チーズ	適量

Cooking Advice 注意 !

牛乳を使ったポタージュなどは、高齢者に意外に好まれます。みそ味にしてもコクと甘みが出て、なかなかいけます。**牛乳やチーズに含まれるカルシウムは吸収率がよいので、苦手でない人は積極的にとりましょう。**

NO.7

まぐろ納豆

舌の上でとろけるコンビ、ご飯がすすむ一品です

咀嚼しやすい

血液サラサラ

一人分137kcal　塩分0.0g（かけるしょうゆ含まず）

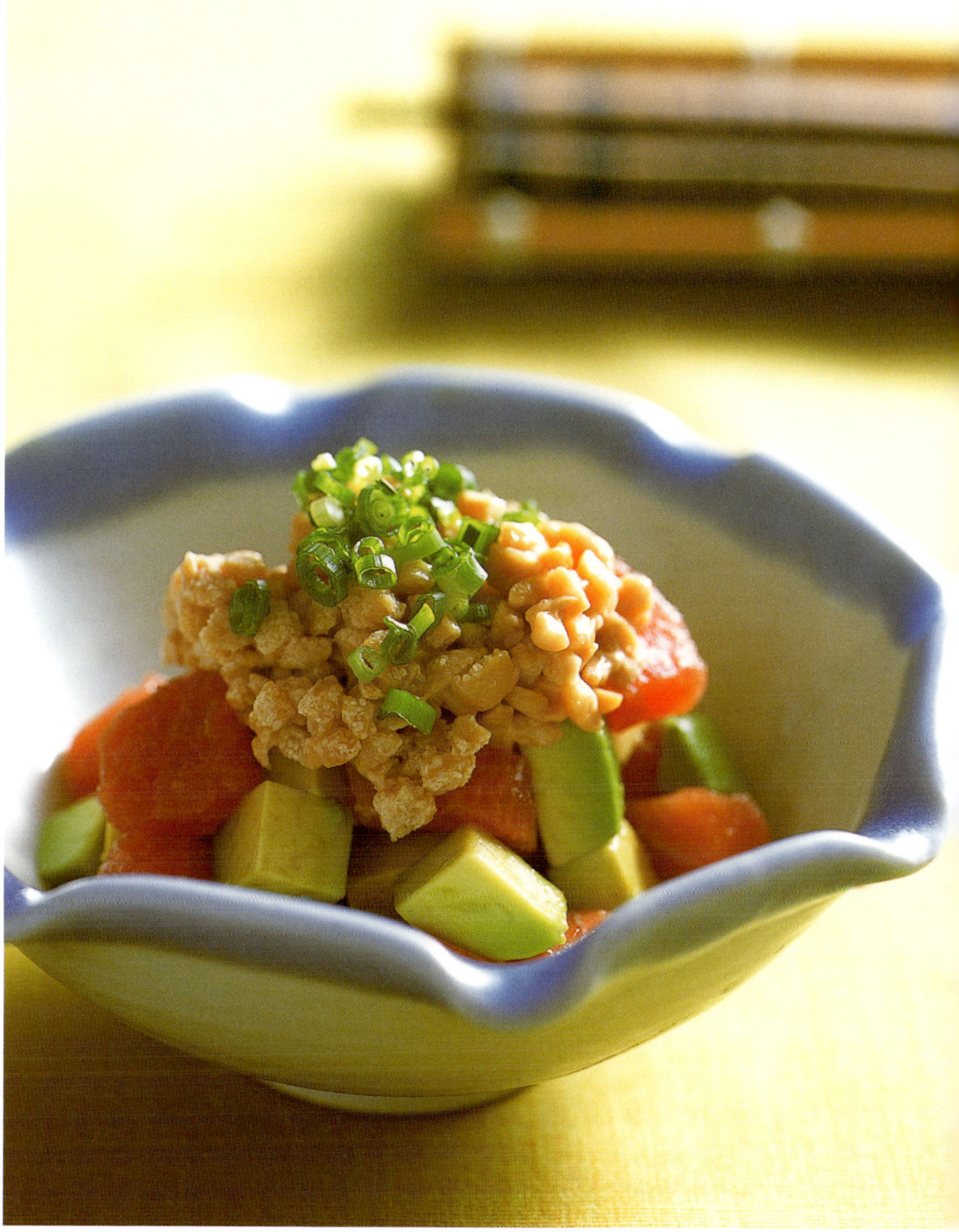

Cooking Advice 注意 !

納豆もアボカドも、血液をサラサラにする食材。アボカドは、とくに抗酸化作用のあるビタミンEやビタミンB_6が豊富。納豆は鉄分やビタミンKなどが豊富ですが、ねぎなどの薬味を加えることで、より栄養バランスがよくなります。ともに高たんぱくです。納豆は嚥《えん》下《げ》障害のある人には注意が必要です。

＊＊材料（2人分）

まぐろ	80g
アボカド	½個
ひきわり納豆	1パック
万能ねぎ	1本

作り方

1. まぐろは食べやすい大きさに切る。
2. アボカドは種を取り、食べやすい大きさに切る。
3. 1と2を器に入れ、上に納豆を盛りつける。
4. 小口に切ったねぎをちらす。

NO.8

半熟卵でふんわりとじて、疲れもふき飛ぶ栄養満点メニュー

うな卵煮

免疫力アップ　血液サラサラ

Cooking Advice 注意 !

古来から滋養強壮食品として食べられてきたうなぎは、もちろん栄養価の面では横綱級。とはいえ、よりバランスをよくするには野菜が必要です。ビタミンCや葉酸の豊富な青菜類などと一緒に煮ればもう完璧。疲れ、夏バテも飛んでいってしまいます。蒲《かば》焼《や》き用のうなぎなら、小骨も気になりません。

作り方

1. うなぎは一口に切る。
2. ほうれん草はゆでて水けをしぼり、2cm長さに切る。ねぎは斜めに薄く切る。
3. だし汁を煮たてて、しょうゆ、砂糖、酒で調味する。
4. ほうれん草とねぎを鍋全体に広げ、うなぎをところどころにちらして、3を入れる。
5. 煮たったら、割りほぐした卵を回しかけ､半熟状で火を止める。

＊＊材料（2人分）

うなぎ	½切れ
ほうれん草	120g
長ねぎ	20g
だし汁	½カップ
しょうゆ	大さじ½
砂糖	小さじ1
酒	小さじ2
卵	1個

一人分243kcal　塩分1.5g

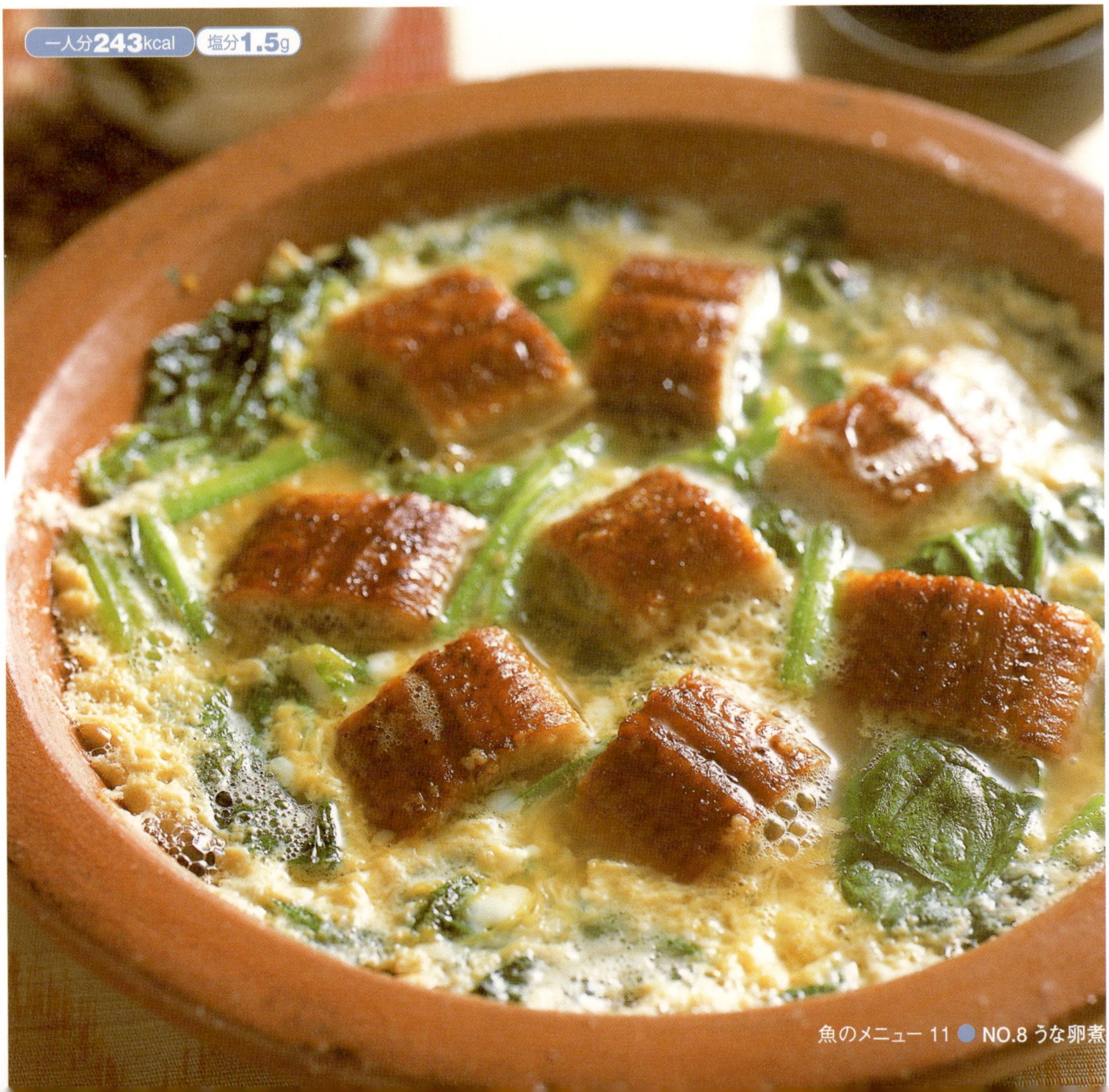

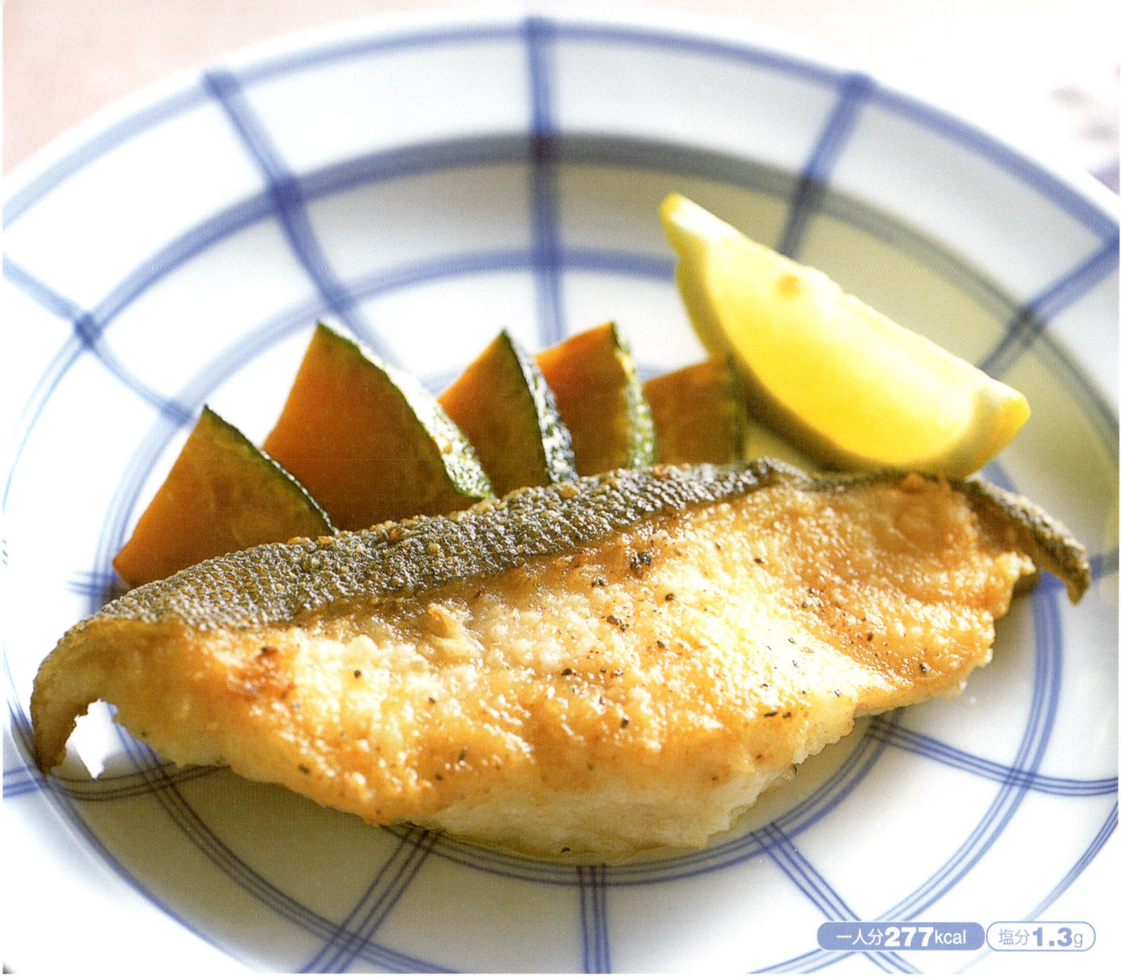

一人分277kcal 塩分1.3g

脂ののったぎんだらをソテーして、素材本来のシンプルなおいしさ

NO.9

ぎんだらのソテー

咀嚼しやすい　免疫力アップ

Point

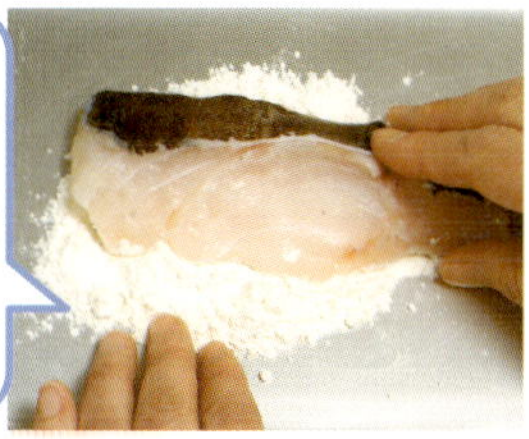

ぎんだらに、小麦粉をまぶす

Cooking Advice

ぎんだらなど脂分の多い魚は、やわらかくてお年寄りにも食べやすいのが利点です。シンプルに小麦粉をつけて焼き、レモンをかけて食べてみましょう。香ばしさが堪能できます。

作り方

①ぎんだらは塩・こしょうをして酒をふりかけ、10分くらいおく。
②かぼちゃは薄く切り、電子レンジで約1分、硬めに加熱する。
③①の水分をふき取り、卵、小麦粉の順にまぶす。
④フライパンに油大さじ1を熱し、②を焼いて、皿にとる。
⑤残りの油を足し、③の両面をこんがり焼く。
⑥器に盛りつけ、レモンを添える。

＊＊材料（2人分）

ぎんだら	2切れ
塩・こしょう	各少々
酒	大さじ½
小麦粉	適量
卵	⅕個（10g）
サラダ油	大さじ1½
レモン	2切れ
かぼちゃ	100g

NO.10

はんぺんのチーズピカタ

ふんわりと弾力感が楽しめる一品、焼きたてを召しあがれ

咀嚼しやすい

骨をじょうぶに

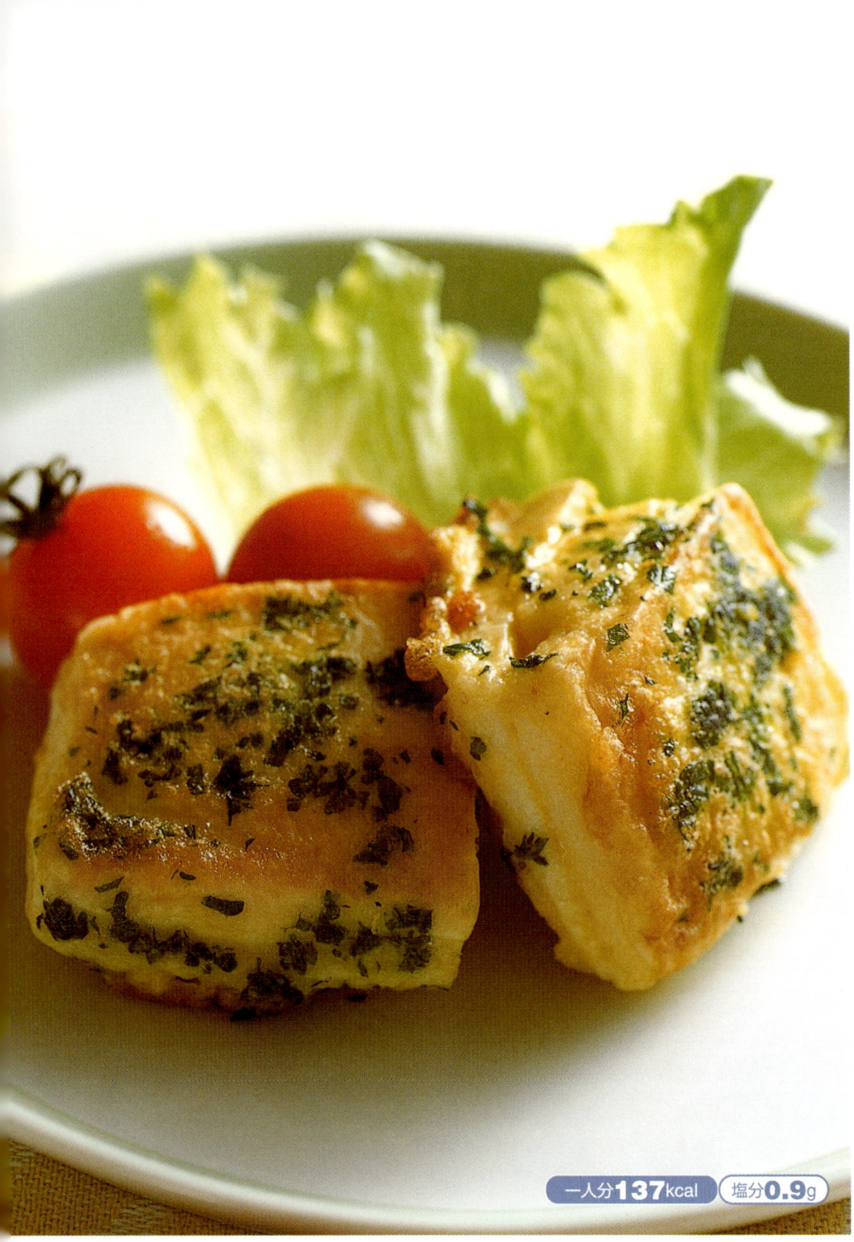

一人分137kcal　塩分0.9g

Point

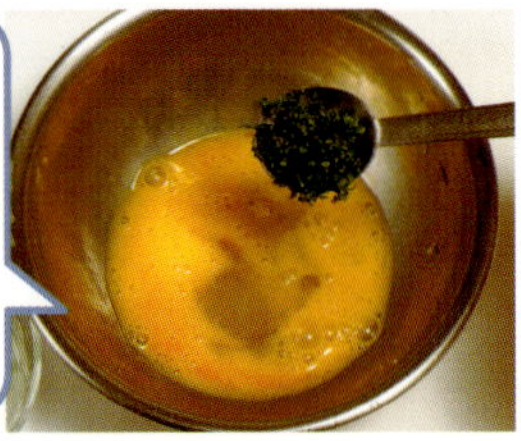

卵にパセリのみじん切りを加えて、混ぜる

注意

Cooking Advice

卵をつけて焼いたピカタは、食べやすいので咀嚼《そしゃく》困難な人にも喜ばれます。一口サイズに切ったやわらかいはんぺんに、チーズをはさんで焼きました。焼きたての温かいうちに食べましょう。

作り方

1. はんぺんは4つに切り、中央に包丁目を入れて袋状にする。
2. 1にチーズをはさみ、小麦粉をつける。
3. とき卵にパセリを入れ、混ぜる。
4. 2に3をつけ、油を熱したフライパンで両面焼く。
5. レタスとトマトを盛りつける。

材料（2人分）

はんぺん	1枚
プロセスチーズ	15g
小麦粉	少々
卵	½個
パセリ（みじん切り）	少々
サラダ油	小さじ2
レタス	60g
ミニトマト（湯むきしたもの）	4個

NO.11

さばのみそ煮

みそでやわらかく煮込んで、郷愁を誘う家庭料理の王道

血圧を適正に

血液サラサラ

材料（2人分）

さば		2切れ
だし汁		2/3カップ
Ⓐ	砂糖	小さじ2
Ⓐ	酒	小さじ2
Ⓐ	しょうゆ	小さじ2
しょうが（薄切り）		3枚
みそ		大さじ1
針しょうが		少々

作り方

1. 鍋にだし汁とⒶ、しょうがを入れ、煮たったらさばを入れて紙の落としぶたをし、弱火で7〜8分煮る。
2. みそをとき入れ、2〜3分煮る。
3. 器に盛りつけ、煮汁が煮つまったらさばの上にかけ、針しょうがを飾る。

Cooking Advice 注意

脂がのったさばは焼き魚にしてもシンプルでおいしいものですが、みそ煮もやはり家庭お総菜の代表で、なつかしさを感じます。とはいえ、なかなか作らないのが現状ではないでしょうか。寒くなる季節、脂肪分が増しておいしくなるさばは、とくに利用価値大。コレステロール低下、痴ほう症予防などに役立てましょう。

一人分200kcal　塩分1.6g

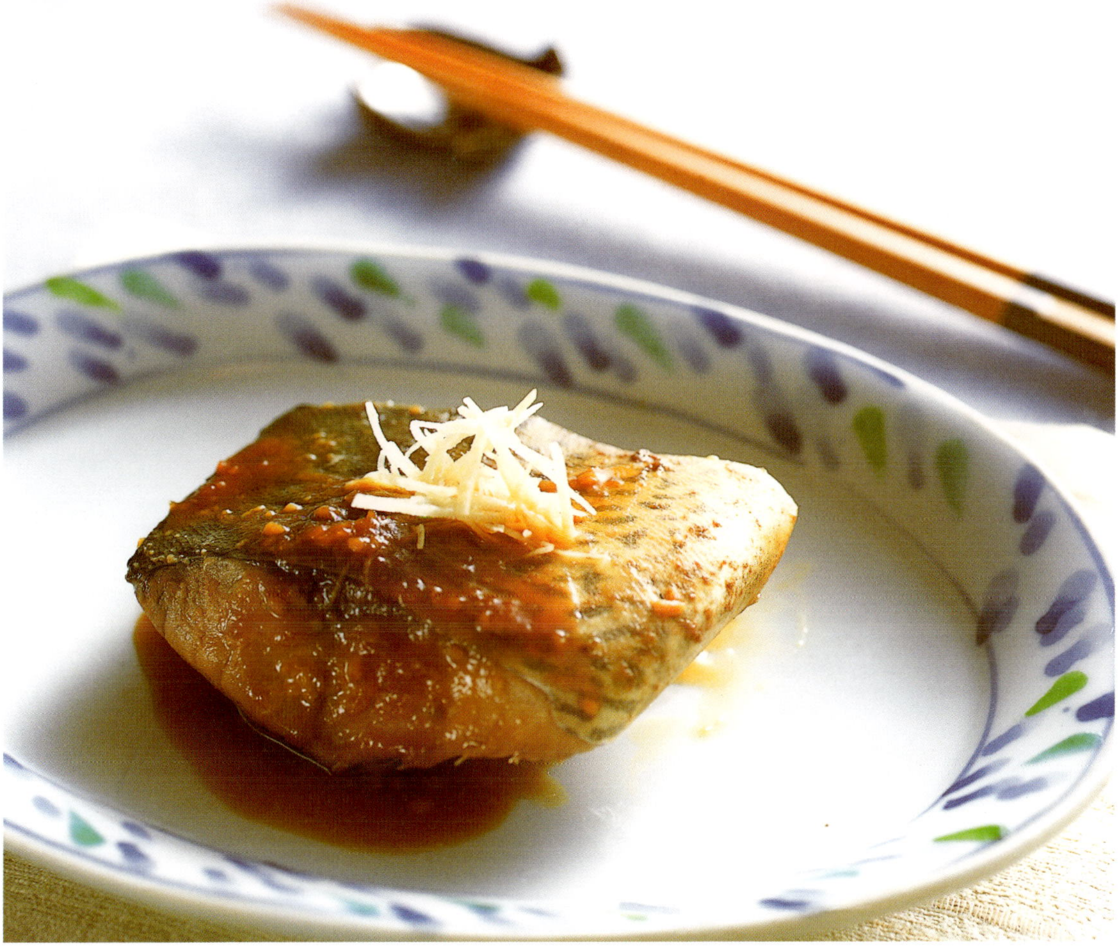

野菜のメニュー 12

消化がよく、食物繊維もたっぷり

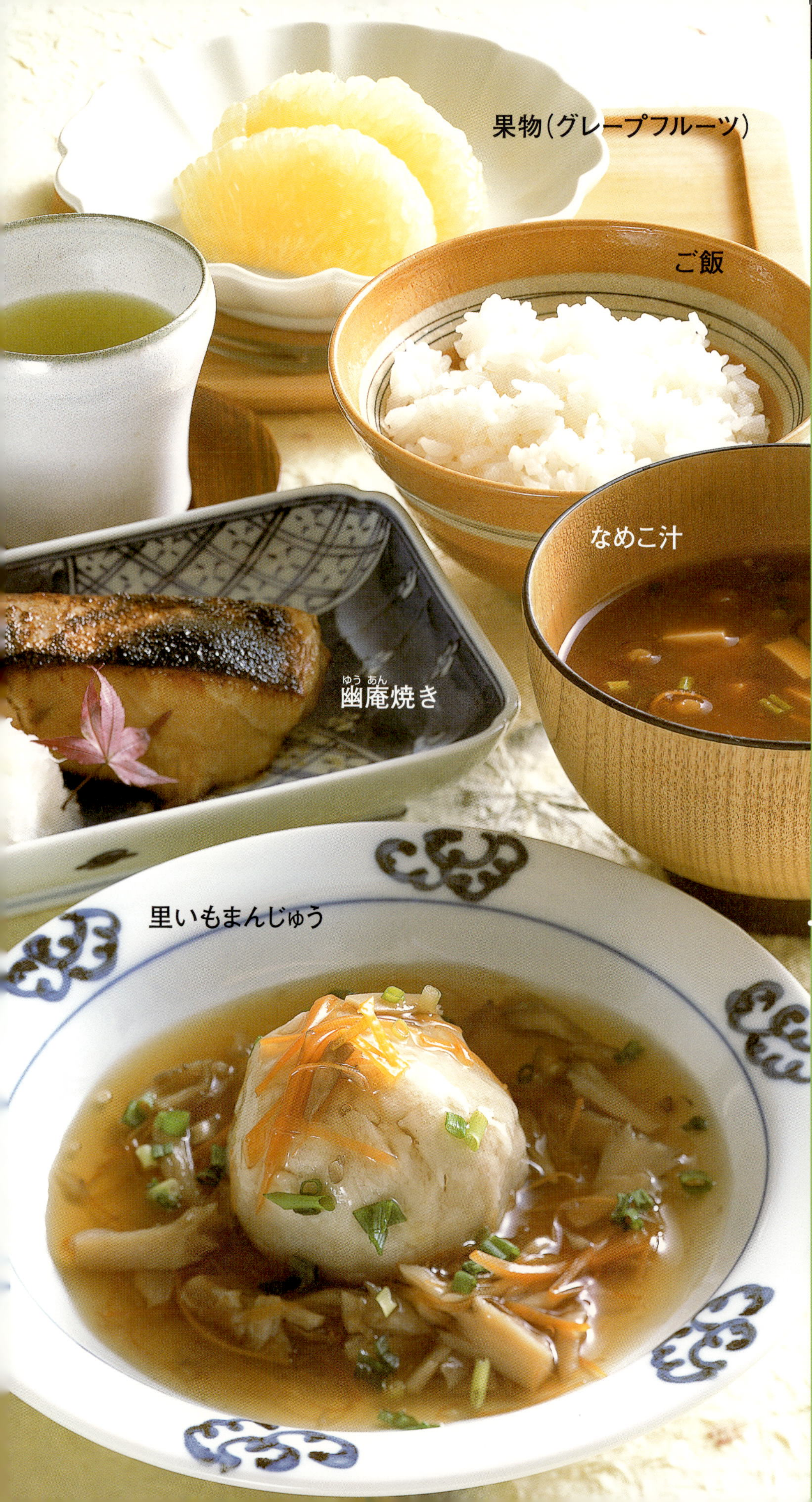
果物（グレープフルーツ）
ご飯
なめこ汁
幽《ゆう》庵《あん》焼き
里いもまんじゅう

野菜料理を主菜にすれば、カロリーをセーブしやすくなります。1日の野菜摂取量にとらわれるよりも、緑黄色野菜、淡色野菜、いも類を毎日とったり、彩りよくすれば、自然とビタミン、ミネラル、食物繊維がとれるものです。副菜は、魚や肉などのたんぱく源でもよいでしょう。

NO.1 里いもまんじゅうの献立

●里いもまんじゅう　●幽庵《ゆうあん》焼き　●なめこ汁
●果物（グレープフルーツ）　●ご飯

なめこ汁

＊＊材料（2人分）

- なめこ …… 30g
- もめん豆腐 …… 60g
- みそ …… 20g
- だし汁 …… 1½カップ

▶作り方

①豆腐はさいの目に切る。
②だし汁を温め、豆腐、みそ、なめこの順に入れる。

果物（グレープフルーツ）

▶作り方

①袋から出し、食べやすく切って皿に盛りつける。

ご飯

＊＊材料（2人分）

- ご飯 …… 適量

Cooking Advice

主菜の里いもまんじゅうは、里いもをつぶしたものにたたいたむきえびを入れて蒸し、やわらかく仕上げました。細かく切った野菜は、片栗粉でやさしいとろみをつけてあんにし、たっぷりかけました。

幽庵《ゆうあん》焼き

＊＊材料（2人分）

- ぶり …… 2切れ
- Ⓐ
  - しょうゆ …… 大さじ1
  - 酒 …… 大さじ½
  - みりん …… 小さじ1
  - ゆず（輪切り） …… 1枚
- 大根おろし …… 80g

▶作り方

①ぶりはⒶに30分浸けておく。
②①を両面こんがり焼く。
③大根おろしとともに、盛りつける。

栄養コラム

野菜料理をメインのおかずにするときには、魚か肉料理を副菜にして、たんぱく質を補いましょう。幽庵《ゆうあん》焼きは、江戸時代の茶人、北村祐庵が考案したといわれる料理。ゆずのさわやかな香りが、食欲をそそります。

一人分607kcal　塩分3.5g
ごはん150gとして計算

里いもまんじゅう

＊＊材料（2人分）

- 里いも …… 150g
- 塩 …… 少々
- 生クリーム …… 小さじ2
- むきえび …… 40g
- Ⓐ
  - 生しいたけ（みじん切り） …… 1個分
  - ねぎ（みじん切り） …… 少々
- Ⓑ
  - 塩 …… 少々
  - 酒 …… 小さじ1
- Ⓒ
  - だし汁 …… ⅔カップ
  - 塩 …… 小さじ⅕
  - 砂糖・酒 …… 各小さじ1
  - しょうゆ …… 少々
- 片栗粉 …… 小さじ1
- にんじん …… 10g
- まいたけ …… 20g
- みつば …… 2〜3本

▶作り方

①里いもはやわらかくゆで、すりこぎまたはスプーンの背でなめらかになるようにつぶし、塩、生クリームを混ぜる。
②むきえびはたたいて細かくする。Ⓐ、Ⓑを混ぜ、半量にして丸く形づくる。
③①の半量をラップにとり、②をあんにしてまんじゅうのように包む。
④蒸し器に入れ、7〜8分蒸す。
⑤にんじんは千切り、まいたけは手で裂く。みつばは1cm長さに切る。
⑥Ⓒを鍋に入れ、煮たったら⑤を入れて水とき片栗粉を回しかけ、とろみをつける。
⑦④にあんをかける。

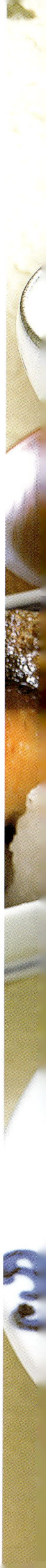

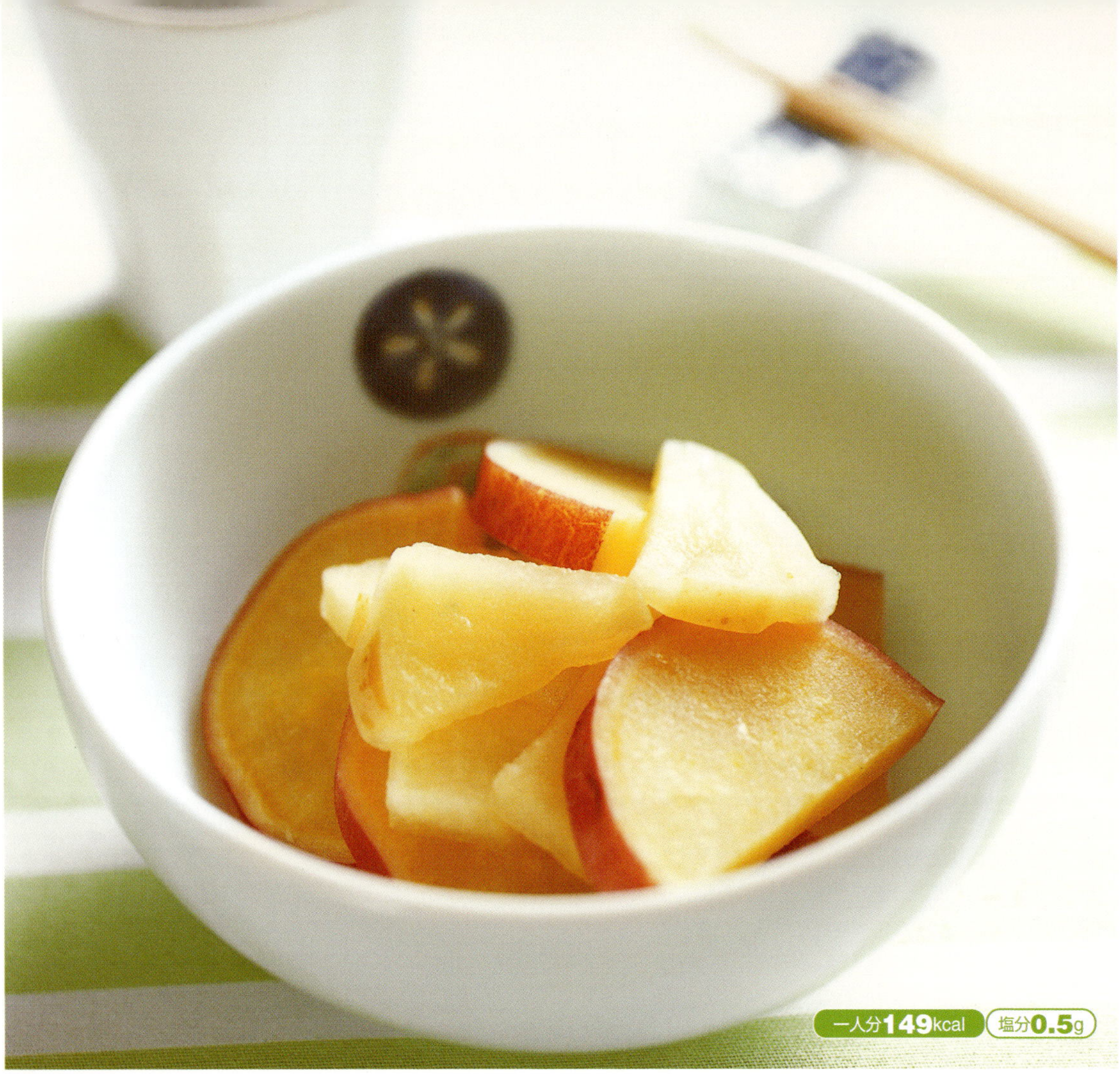

NO.2

皮までやわらかな甘煮はおやつにも最適

さつまいもとりんごのバター煮

免疫力アップ
血圧を適正に

Cooking Advice

食物繊維たっぷりのさつまいもとりんごは、食べやすく煮るのがおすすめ。バターでコクを出し、のどごしもよくしました。りんごは、甘みと酸味のバランスがよい紅玉を使うと美味です。紅玉は10月頃に出回りますが、あっという間になくなってしまいます。

作り方

❶さつまいもは食べやすい大きさに、薄めに切る。

❷りんごは皮を少し残し、いちょうに切る。

❸❶、❷を鍋に入れ、水をひたひたに入れて火にかけ、煮たったら砂糖と塩を入れて、煮汁が少なくなるまで煮る。最後に、バターを入れる。

＊＊材料（2人分）

さつまいも	150g
りんご	¼個
砂糖	大さじ1
塩	少々
バター	5g

NO.3

しっとりクリーミー仕立てで、野菜をたっぷり補給

ポテトサラダ

嚥下しやすい　血圧を適正に　免疫力アップ

＊＊材料（2人分）

じゃがいも	小2個
にんじん	20g
ゆで卵	1個
きゅうり	½本
玉ねぎ	少々
塩	少々
Ⓐ マヨネーズ	大さじ2
Ⓐ サワークリーム	大さじ1
塩・こしょう	各少々

作り方

❶じゃがいも、にんじんは小さめのいちょうに切る。

❷きゅうりと玉ねぎは薄切りにして塩少々をし、しんなりしたら水分をしぼる。

❸水を入れた鍋に❶と塩を少し入れ火にかけ、沸騰したら弱火で約10分ゆでる。鍋の湯をきって、じゃがいもとにんじんの水分をとばす。

❹すりこぎで、❸をつぶす。

❺❹と粗みじんに切った卵、❷にⒶを入れて和え、塩、こしょうで味を調える。

Point
じゃがいもとにんじんを、すりこぎでつぶす

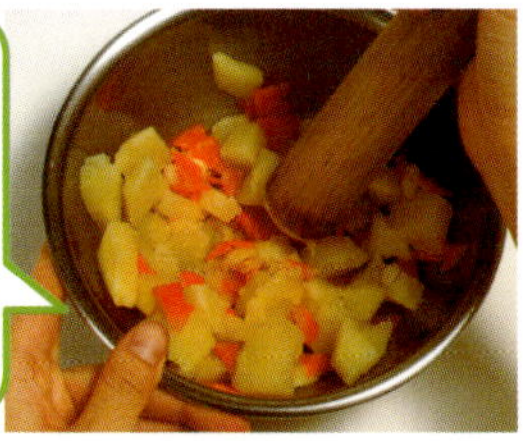

Point
サワークリームを入れて混ぜる

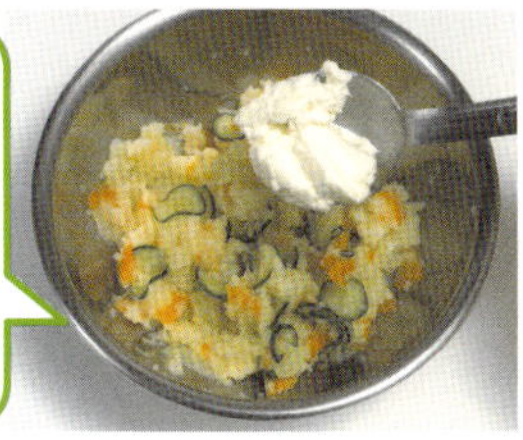

Cooking Advice

注意

いつ食べても飽きないのがポテトサラダ。「サラダの王様」と言ってよいかもしれません。そのままだとパサパサしがちなじゃがいももも、マヨネーズでしっとりと。サワークリームをかくし味に入れるとより飲み込みやすく、おいしさも倍増します。代わりに、生クリームやホワイトソースを加えてもいいでしょう。

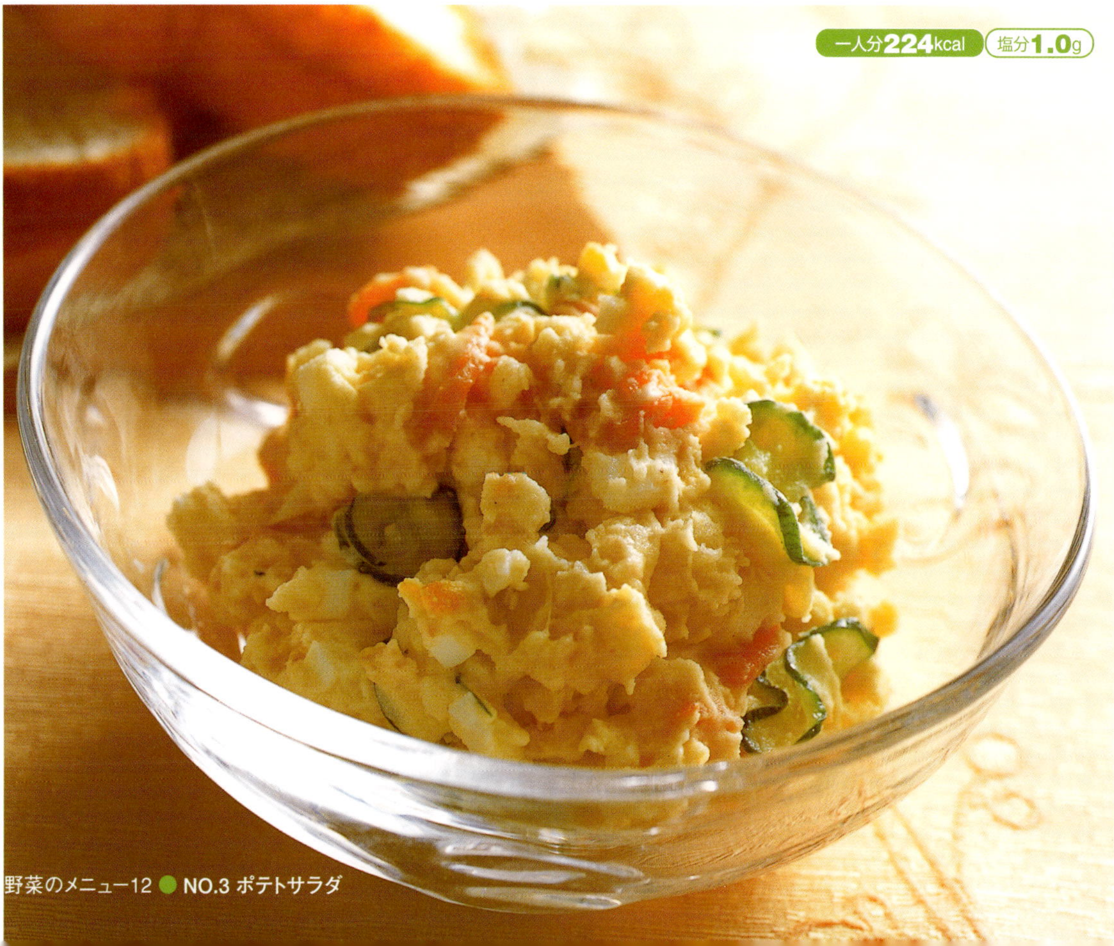

一人分224kcal　塩分1.0g

NO.4

スライスにんじんを口あたりのいいチーズであえて、さわやかに

にんじんとカッテージチーズのサラダ

免疫力アップ　骨をじょうぶに　血圧を適正に

材料(2人分)

にんじん		100g
カッテージチーズ		大さじ2
Ⓐ	酢	大さじ½
	サラダ油	小さじ2
	砂糖	少々
	塩・こしょう	各少々
レーズン		大さじ1

Cooking Advice 注意

にんじんをピーラーで薄くスライスすれば食べやすくて、しかもおしゃれ。カッテージチーズが口あたりをよくします。にんじんに含まれるカロテンは、油といっしょに食べると吸収率がアップ。カッテージチーズは、食卓に出す前に混ぜましょう。彩りがきれいです。

作り方

1. にんじんは、皮むき器で、皮をむく要領で薄く切る。
2. 1をラップに包み、電子レンジで約2分30秒加熱する。
3. レーズンはぬるま湯でもどし、水けをきって細かく切る。
4. 2と3にⒶを混ぜ、カッテージチーズであえる。

Point

にんじんは、ピーラーを使って薄くむく

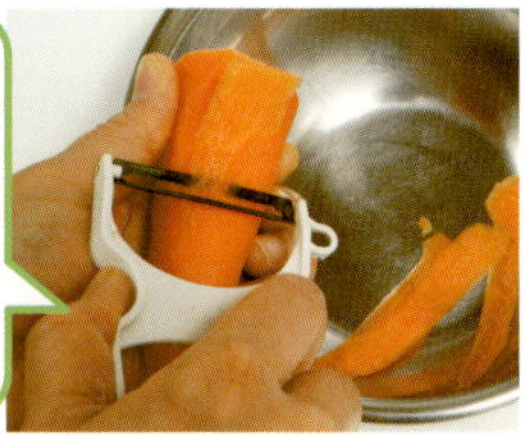

一人分84kcal　塩分0.6g

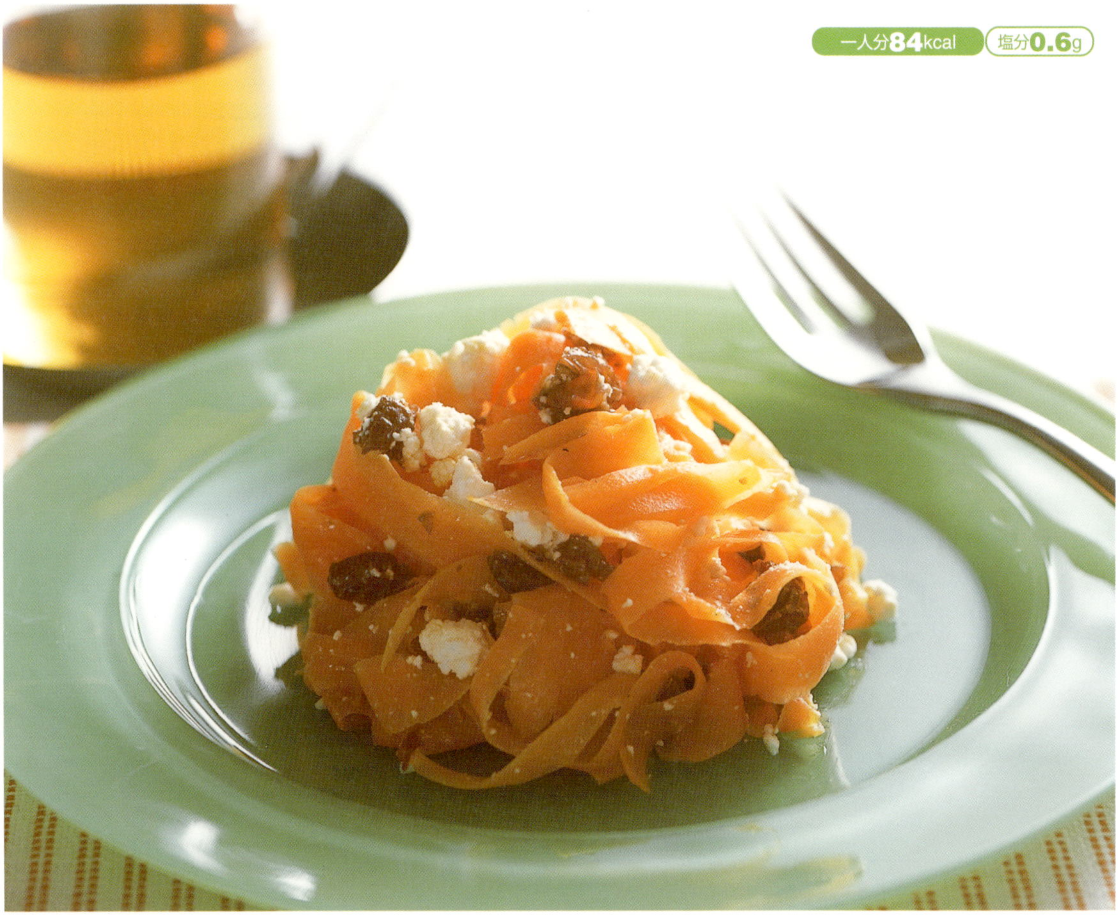

咀嚼しやすい

一人分132kcal　塩分0.3g

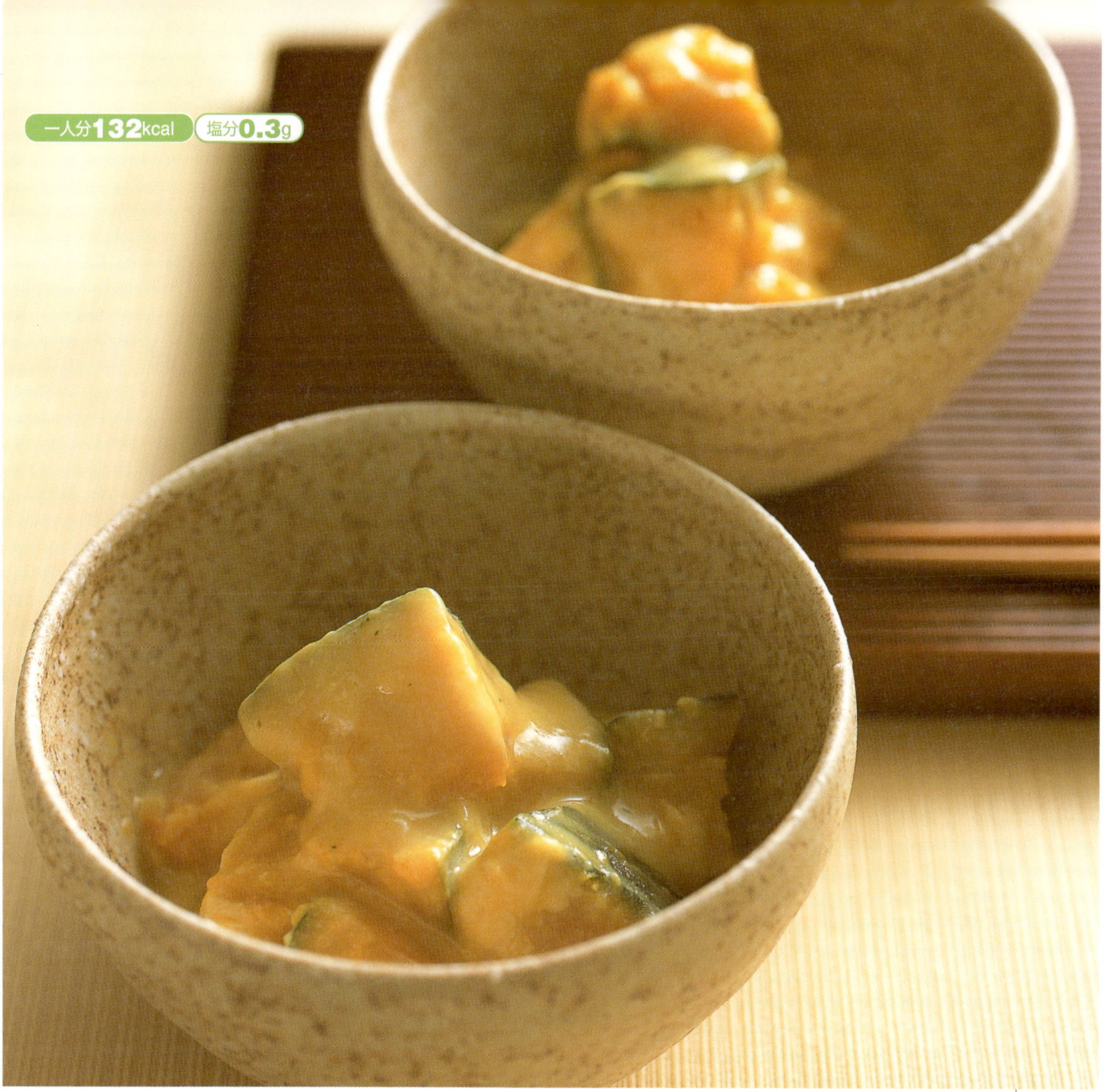

NO.5

デザート感覚で楽しみたい、とろける食感とほんのりとした甘み

かぼちゃのミルク煮

咀嚼しやすい

免疫力アップ

骨をじょうぶに

＊＊材料(2人分)

かぼちゃ		150g
牛乳		½カップ
水		½カップ
Ⓐ	砂糖	小さじ2
	塩	少々
バター		5g

作り方

❶かぼちゃは一口に薄く切る。

❷鍋に❶と分量の水、牛乳を入れ、一煮たちしたらⒶを入れて、焦がさないように10〜15分煮る。

❸火を止め、バターを入れる。

Cooking Advice

注意

緑黄食野菜は毎日とりたいもの。かぼちゃは、抗酸化ビタミンのA・C・Eが一緒にとれる、優秀野菜です。口あたりをよくする牛乳で煮れば、皮までやわらかくそして、咀嚼《そしゃく》・嚥下《えんげ》もスムーズになります。牛乳はもちろん、カルシウムたっぷり。組み合わせることで、骨折予防にもなります。

NO.6

みぞれあえ

食欲のない日には、さっぱりジューシーな酢の物を

一人分53kcal　塩分0.8g

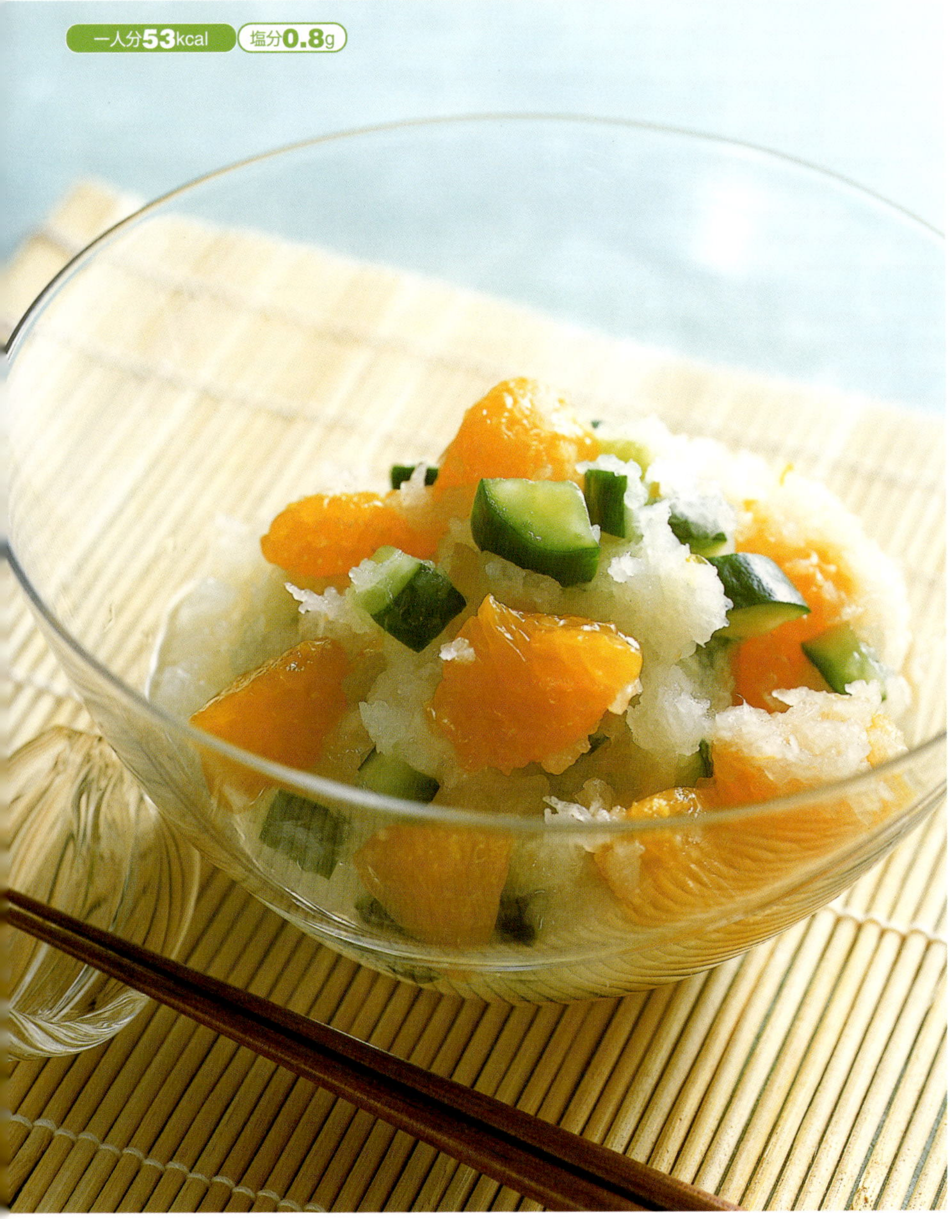

低カロリー

免疫力アップ

血圧を適正に

Cooking Advice 注意

暑い夏場や食欲が落ちているときには、さっぱりとした酢の物がおいしく感じられます。酢はクエン酸やアミノ酸などが疲労回復に役立ち、免疫力を高めるため、積極的にとりたい調味料ですが、あまり利かせすぎるとむせることも。だし汁で薄めて、食べやすくしましょう。嚥下《えんげ》しにくい人には、きゅうりをおろしたり、薄切りにしてあげましょう。

作り方

1. きゅうりは5㎜厚さくらいに切り、塩を混ぜてしんなりさせて、しぼる。
2. みかんは汁をきり、半分に切る。
3. 大根おろしは、ざるに入れて水けをきる。
4. Ⓑを合わせ、1、2、3をあえる。

＊＊材料（2人分）

	きゅうり	1/3本
	塩	少々
	みかん（缶詰）	60g
	大根おろし	120g
Ⓑ	酢	大さじ1
Ⓑ	だし汁	大さじ1
Ⓑ	砂糖	小さじ2
Ⓑ	塩	小さじ1/5
Ⓑ	しょうゆ	少々

Cooking Advice

煮ても、焼いても、漬け物にしても、おいしいなす。豊富なカリウムが、余分な塩分を体外に排出して、血圧を下げるはたらきをしてくれます。揚げびたしは、素揚げして、めんつゆにつけておくだけの簡単料理です。ねぎは小口に切ると食べやすくなります。

Point なすに切り目を入れると噛《か》み切りやすくなる

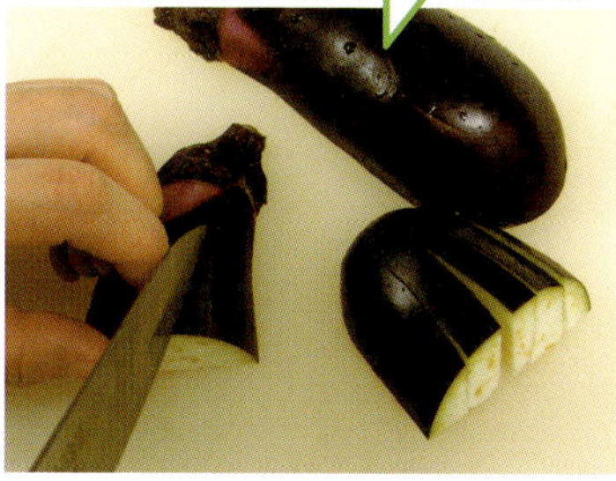

＊＊材料（2人分）

なす	2個
揚げ油	適量
めんつゆ（2倍に薄めた市販のもの）	大さじ2
水	大さじ2
ねぎ	30g

作り方

1. なすは縦横半分に切り、食べやすいように包丁目を入れる。
2. ねぎは小口に切る。
3. 油を170度に熱し、1を揚げて、めんつゆと水を合わせたものに入れる。
4. ねぎを入れ、冷めるまでおく。

NO.7

一人分53kcal　塩分0.4g

なすの揚げびたし

口の中にじゅわっと広がる、油のコクとだし

低カロリー

血圧を適正に

免疫力アップ

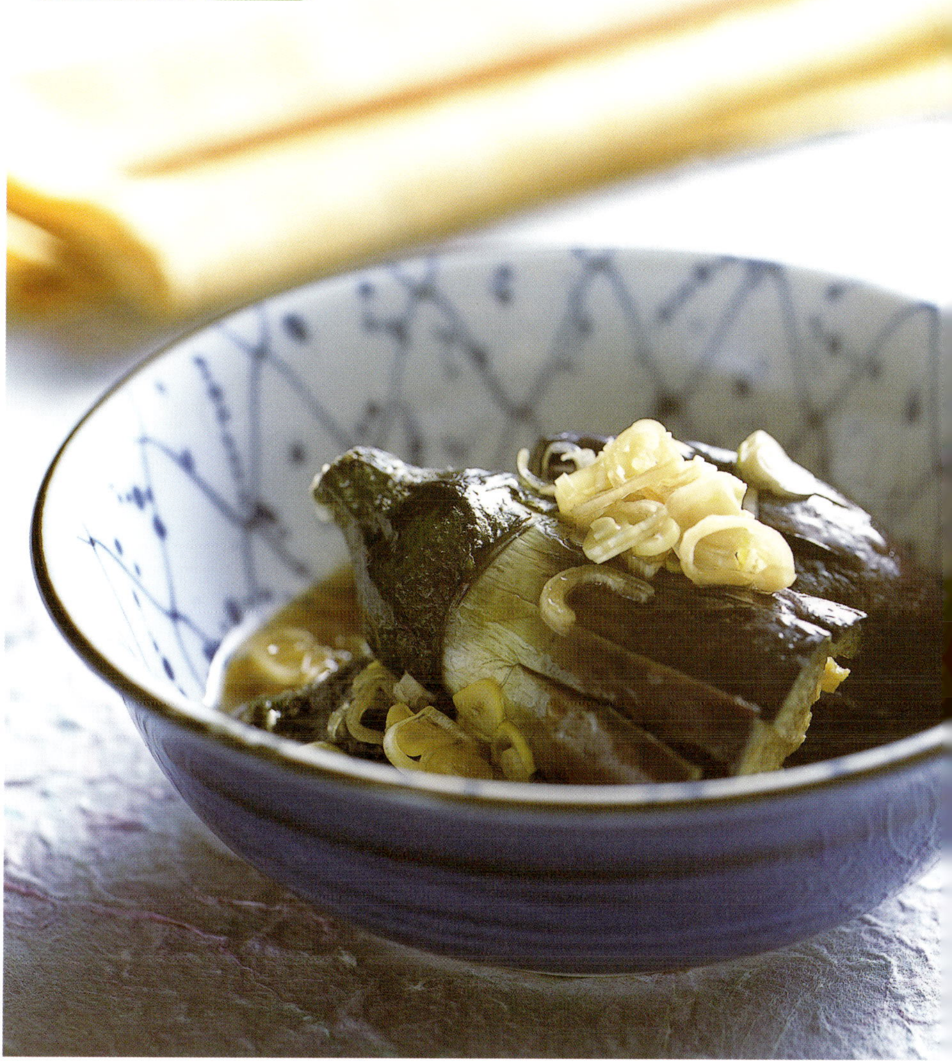

NO.8

一人分82kcal　塩分1.1g

ふろふき大根

ほろっとくずれる大根に、みそのコクがたまらない

咀嚼しやすい
低カロリー
免疫力アップ
血圧を適正に

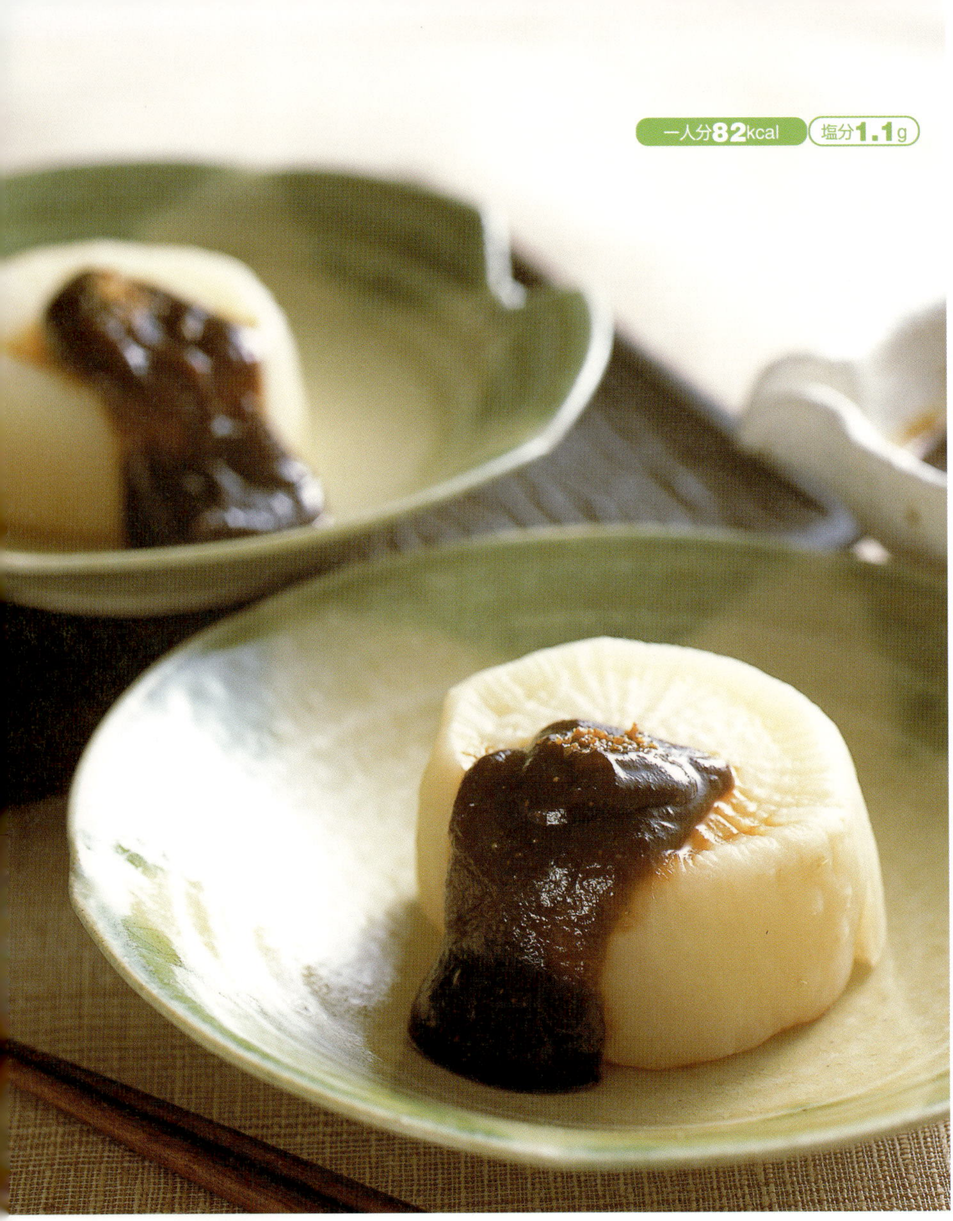

Point

大根は、かくし包丁を十字に入れる

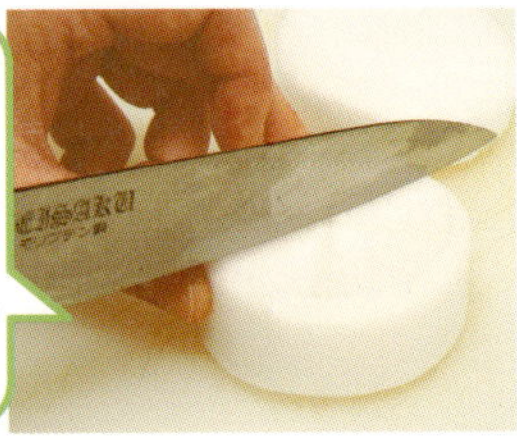

Cooking Advice

練りみそに「卵の素」を入れ、トロッとのどに入りやすくしました。好みのみそを作りおきすれば、味と色のバリエーションが楽しめます。大根にはかくし包丁を入れ、だしのしみ込みをよくし、食べやすくしましょう。

作り方

1. 大根は3㎝厚さに切り、皮をむいて面取りをし、裏側に包丁目を入れる。
2. 鍋に昆布をしき、1を入れてかぶるくらいの水を入れたら、大根がやわらかくなるまで煮る。
3. Ⓐを合わせて練りみそを作り、途中混ぜながら電子レンジで2分加熱する。冷まして、卵の素を入れる。
4. 2を器に入れ、3をかけて、ごまを指でひねってかける。

＊＊材料（2人分）

	大根	200g
	だし昆布	5cm角1枚
Ⓐ	みそ	大さじ1
	砂糖	大さじ1
	みりん	小さじ1
	だし汁	大さじ1
	卵の素＊	大さじ½
	白いりごま	少々

＊卵の素の作り方は、50ページ参照。

NO.9

旬《しゅん》のやわらかいかぶに、上品な葛《くず》あんをからめて

かぶと小えびの薄《うす》葛《くず》煮《に》

嚥下しやすい

低カロリー

免疫力アップ

材料（2人分）

かぶ		160g
小えび（むいたもの）		40g
だし汁		½カップ
Ⓐ	酒	小さじ1
	しょうゆ	小さじ1
	みりん	小さじ1
	塩	少々
片栗粉		小さじ1
グリーンピース（冷凍）		少々

作り方

1. かぶは葉を切り落とし、皮をむいて小さめのくし形に切る。
2. 小えびは背わたを取る。
3. だし汁にⒶを入れ、煮立ったら1を入れて、2〜3分煮る。
4. 2を加え、えびに火が通ったらグリーンピースを加えて、水とき片栗粉を回しかける。

Cooking Advice 注意

冬のかぶは、やわらかくて甘みがあるので、ぜひ旬の時期に味わいたいもの。片栗粉でとろみをつけて、嚥下《えんげ》をスムーズにしました。えびは、煮すぎると硬くなるので注意しましょう。

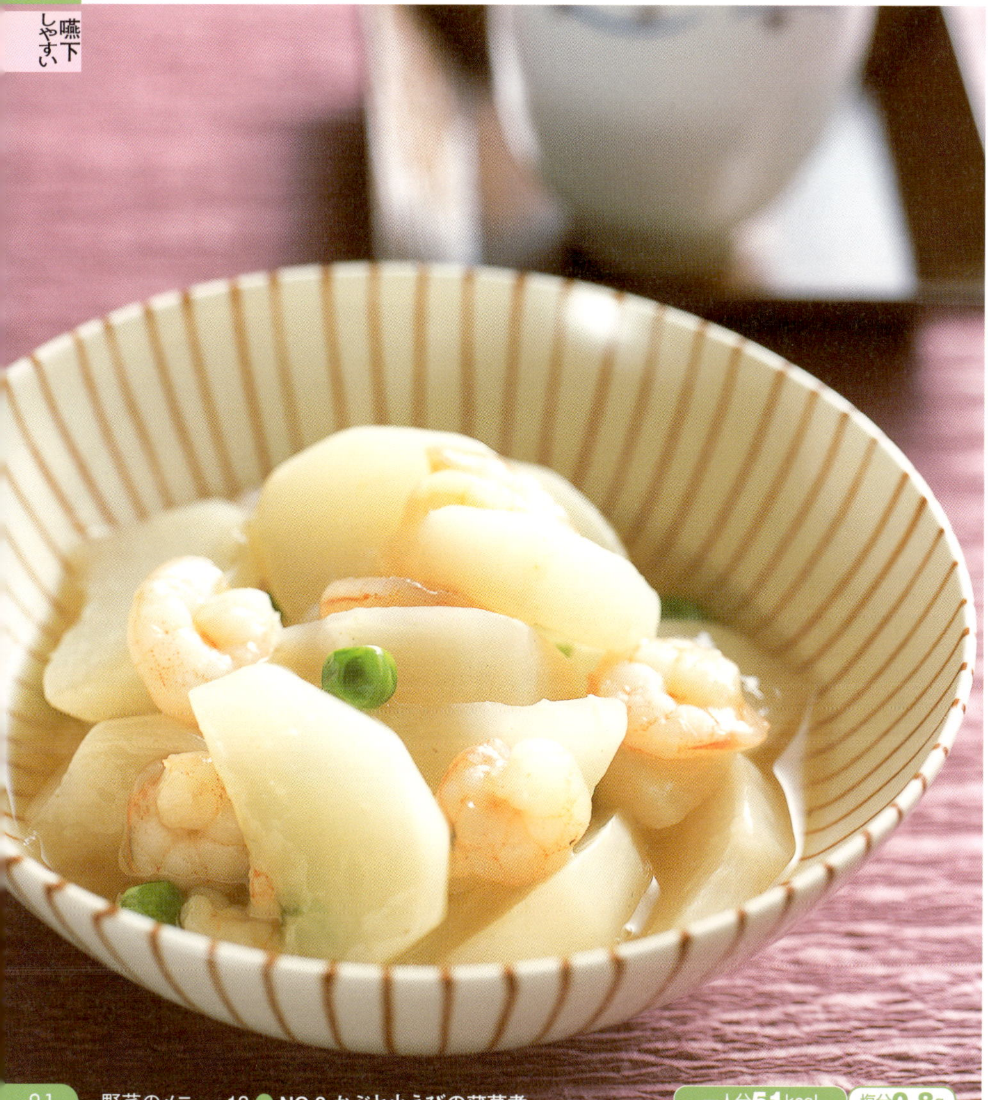

一人分51kcal　塩分0.8g

嚥下しやすい

NO.10

じゃがいもと玉ねぎの重ね煮

ほっくりポテトに、とろけたトマト……、どこか「ほっ」とする味

免疫力アップ

血圧を適正に

材料（2人分）

じゃがいも	小2個
玉ねぎ	60g
トマト	½個
塩	小さじ¼
こしょう	少々
バター	10g
パセリ（みじん切り）	少々

作り方

1. じゃがいもは薄切りにする。玉ねぎは繊維に直角に、薄切りにする。トマトは皮をむき、粗みじん切りにする。
2. 鍋に玉ねぎの半量を並べ、その上にじゃがいも、トマトを半量ずつところどころに入れる。同様に、残りの玉ねぎ、じゃがいも、トマトを入れて2段にする。
3. 塩、こしょう、手でちぎったバターをところどころに置き、水をひたひたまで入れる。
4. 煮たったら、弱火で約10分、とろっとするまで煮る。
5. 盛りつけて、パセリをちらす。

Point

じゃがいもと玉ねぎ、トマトを鍋に重ねて入れる

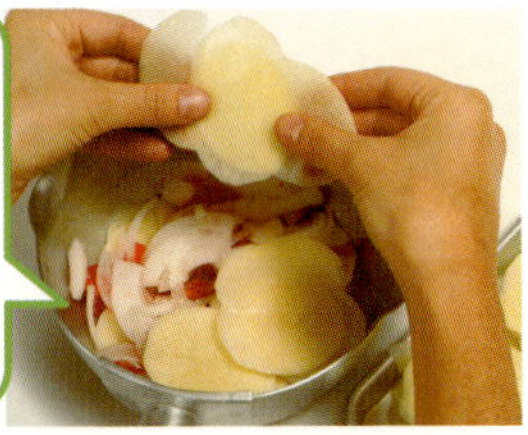

Cooking Advice

塩とこしょうだけのシンプルな味つけ。バターを落としてコクを出しました。切ったじゃがいもは、水にさらさないでそのまま使うことで、でんぷん質でとろみがついて食べやすくなります。

一人分118kcal　塩分0.7g

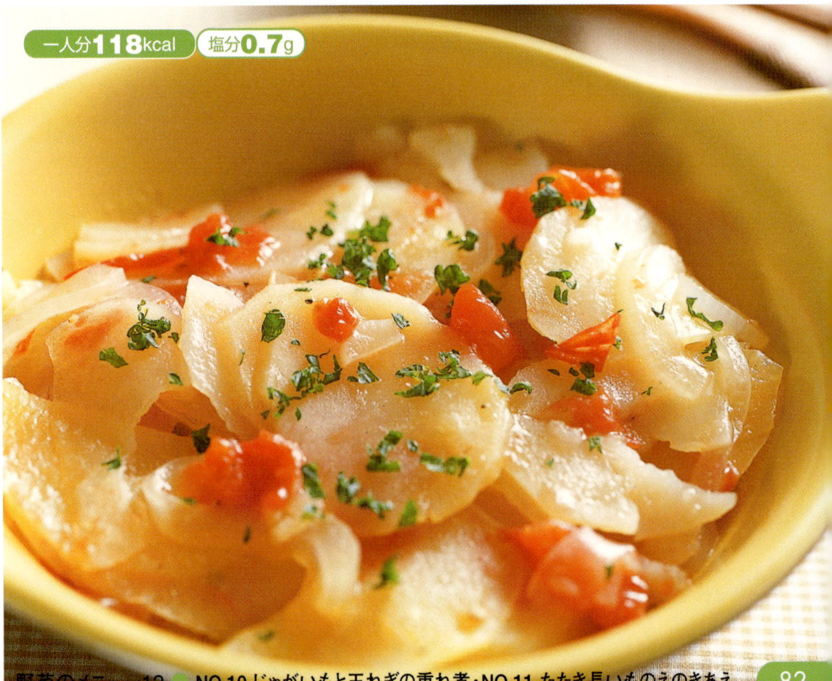

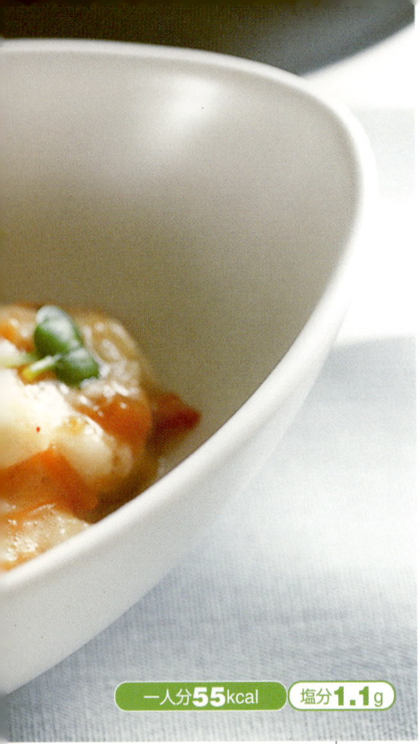

一人分55kcal　塩分1.1g

NO.11

たたき長いものえのきあえ

長いもの「ねばり」は元気の素、飲みこみもスムーズに

嚥下しやすい

低カロリー

免疫力アップ

血圧を適正に

材料（2人分）

長いも	120g
酢水	適量
えのきだけ（びん詰）	50g
梅干し	1個
しょうゆ・酢	各少々
かいわれ菜	少々

NO.12

れんこんのつくね揚げ

れんこんをすりおろして、ふんわり＆やわらかに変身

咀嚼しやすい　免疫力アップ

＊＊材料（2人分）

れんこん	100g
やまいも	20g
赤パプリカ	20g
卵白	大さじ1
上新粉	大さじ2
塩	小さじ1/4
揚げ油	適量
ししとう	4本
そばつゆ（適量に薄めた市販のもの）	1/2カップ
片栗粉	小さじ1

作り方

1. ししとうは竹串で、空気穴をあける。
2. れんこん、やまいもはすりおろす。
3. 赤パプリカはみじん切りにする。
4. 2、3に卵白と上新粉、塩を入れて混ぜる
5. 揚げ油を160度に熱し、ししとうを素揚げする。
6. 4をスプーンですくって落とし入れ、きつね色に揚げる。
7. そばつゆに水とき片栗粉でとろみをつけ、6をさっと煮る。
8. 器に盛りつけ、ししとうを添える。

Point

れんこんは、おろし器ですりおろす

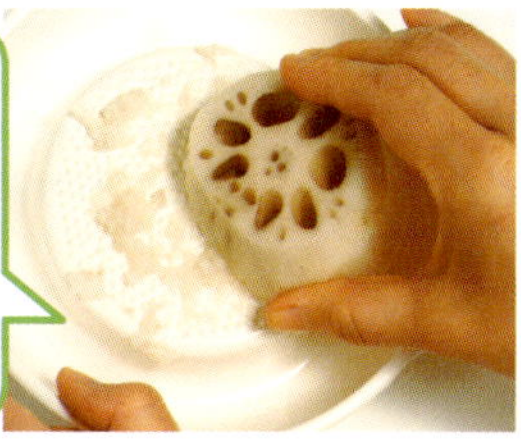

Cooking Advice

歯ごたえのあるれんこんも、すりおろしてやまいもを加えることで、ふんわりとやわらかく揚がりました。そばつゆでさっと煮ても、おいしくいただけるでしょう。ビタミンCとムチンの豊富なれんこんは血管を丈夫にしてくれ、皮膚の新陳代謝、免疫力を高めます。いつまでも、若々しい細胞とお肌をキープしましょう。

一人分124kcal　塩分1.0g

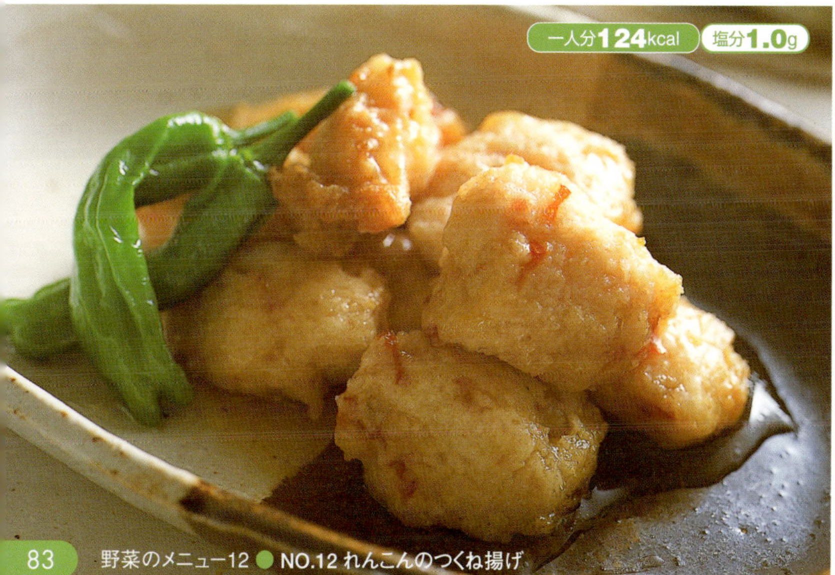

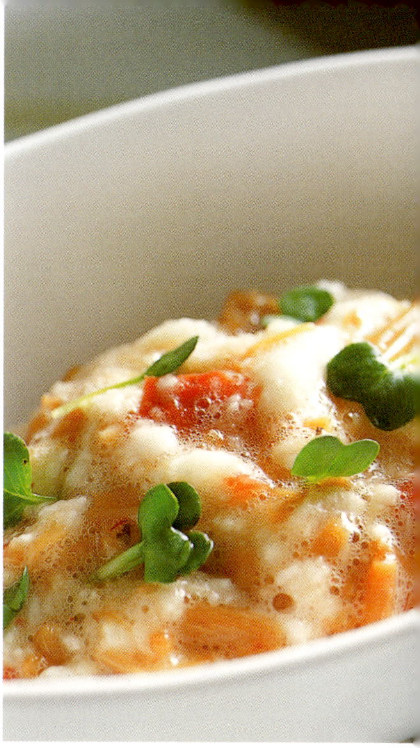

作り方

1. 長いもは皮をむいて酢水に通し、ビニール袋に入れて、すりこぎでたたき、とろっとさせる。
2. 梅干しは種を取り、包丁で細かくたたき、しょうゆ・酢を入れて混ぜる。
3. 1をえのきだけと2であえ、かいわれ菜を飾る。

Point

長いもは、ビニール袋に入れてたたく

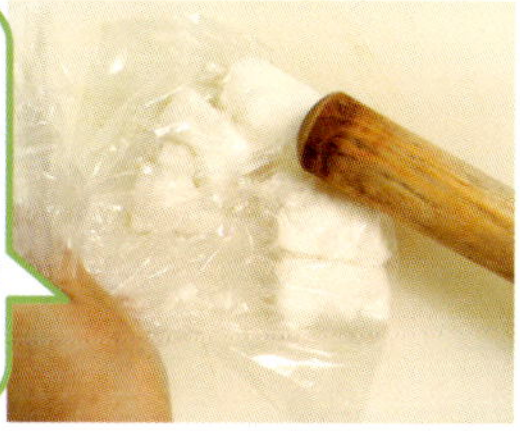

Cooking Advice

注意

ビニール袋に入れ、すりこぎでたたくだけの簡単メニュー。長いもの「ねばり」のもとはムチン。体力を強化して老化を防ぎます。えのきだけには、がん抑制効果のあるβグルカンが豊富。嚥下《えんげ》しにくい人には、長いもに火を通してからつぶして使うとよいでしょう。

PART.4

肉のメニュー 11

噛《か》みやすく調理、動物性たんぱく質たっぷり

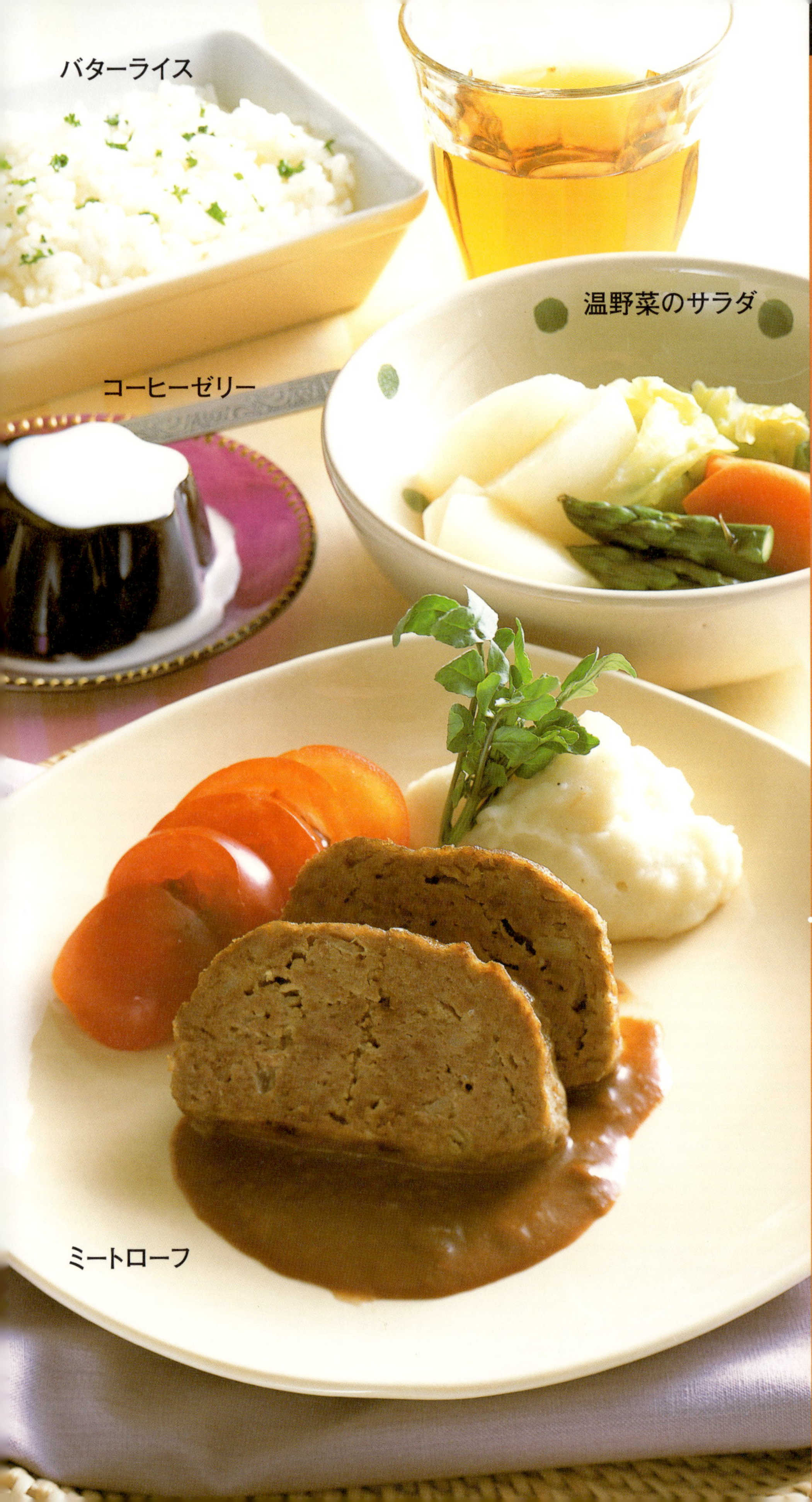
バターライス
温野菜のサラダ
コーヒーゼリー
ミートローフ

肉料理を主菜にするときには、油分のとりすぎに注意しましょう。ただ、ある程度油分がある方がおいしく飲み込みやすいので、体調に合わせて調整します。野菜不足にならないよう、主菜に野菜やきのこ類をつけ合わせたり、副菜の小鉢をつけましょう。

NO.1 ミートローフの献立

●ミートローフ ●温野菜のサラダ ●コーヒーゼリー ●バターライス

コーヒーゼリー

＊＊材料（2人分）

インスタントコーヒー	小さじ1
湯	1カップ
ゼラチン	小さじ2
水	大さじ2
砂糖	大さじ2
ミルク	適宜

作り方

1. ゼラチンは3倍の水をふりかける。
2. 分量の湯でインスタントコーヒーをいれ、砂糖を入れて混ぜる。
3. 2に1を入れて混ぜ、型に入れて冷やす。好みでミルクをかける。

バターライス

作り方

1. 炊き立てのご飯に、バターと塩、パセリのみじん切りを混ぜる。

Cooking Advice

主菜のミートローフは、ひき肉に玉ねぎとじゃがいもをつなぎにして、やわらかく仕上げました。カロリーが多めになりがちな肉料理も、ヘルシーかつ食べやすく。じゃがいもは、市販のマッシュポテトの素を使うと便利です。

温野菜のサラダ

＊＊材料（2人分）

キャベツ	2枚
にんじん	30g
グリーンアスパラ	2本
かぶ	小2個
ブイヨン	1カップ

作り方

1. キャベツは食べやすい大きさに切る。にんじんも食べやすい大きさに切り、面取りをする。グリーンアスパラは根元の方の皮を皮むき器でむき、3cm長さに切る。かぶは葉を切り落とし、皮をむいてくし形に切る。
2. ブイヨンに1を入れ、やわらかく煮る。

栄養コラム

肉料理がメインの献立の場合には、つけ合わせや副菜で野菜をとるようにし、ビタミン、ミネラル分をたっぷりと補うようにします。温野菜のサラダは、体を温め、食べにくい葉野菜などのかさを減らして、効率よくとれるのでおすすめです。

一人分664kcal 塩分3.2g
バターライス150gとして計算

ミートローフ

＊＊材料（2人分）

牛ひき肉	120g
玉ねぎ	120g
サラダ油	小さじ1
粉末マッシュポテト	大さじ2
牛乳	大さじ2
卵の素＊	大さじ1
ナツメグ・こしょう	各少々
塩	小さじ½
じゃがいも	1個
牛乳	¼カップ
バター	5g
塩・こしょう	各少々
ドミグラスソース（市販）	適宜
トマト	30g
クレソン	2本

＊卵の素の作り方は、50ページ参照。

作り方

1. 玉ねぎはみじん切りにして炒め、冷ます。
2. 粉末マッシュポテトに、温めた牛乳を入れて混ぜる。
3. ひき肉と1、2、卵の素、ナツメグ・こしょう、塩をよく混ぜる。
4. かまぼこ形に形づくり、オーブントースターで15分加熱する。途中、肉の上にアルミホイルをかける。
5. じゃがいもは小さく切ってゆで、裏ごしする。牛乳とバター、塩・こしょうを加えて混ぜ、マッシュポテトを作る。
6. 4を薄く切り、ドミグラスソースをしいて、5と薄く切ったトマト、クレソンを添える。

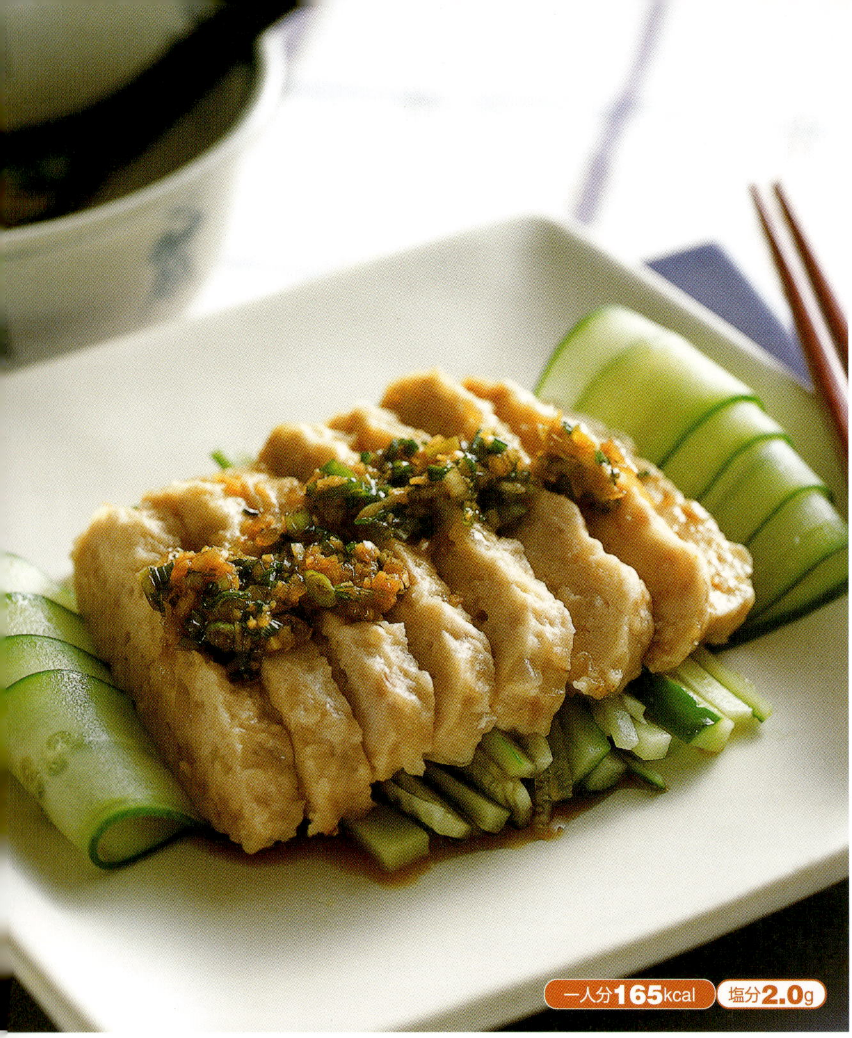

一人分165kcal　塩分2.0g

NO.2

鶏ひき肉のバンバンジー風

やわらかいけれど単調になりがちなひき肉料理、たまにはさっぱりと

咀嚼しやすい

免疫力アップ

Point ゆでたやまいもは裏ごしする

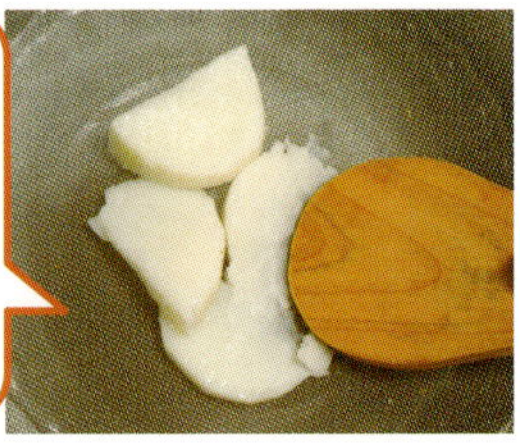

Point ひき肉を、薄く形づくる

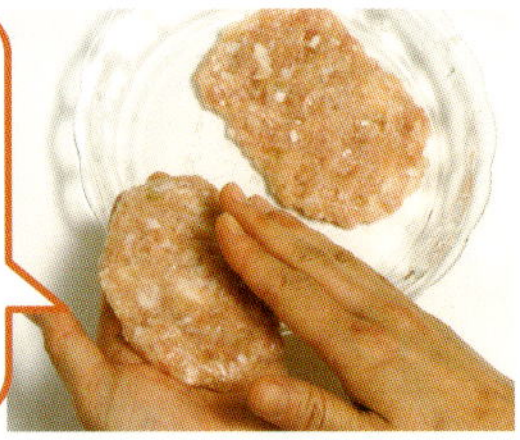

作り方

1. 玉ねぎはみじん切りにして、炒める。
2. やまいもはゆでて裏ごしする。
3. 鶏ひき肉と①、②、卵白を合わせ、塩、こしょうをしてよく混ぜる。
4. ③を半分にして平たく延ばし、耐熱容器に入れたら、かるくラップをする。
5. 電子レンジで約3分半加熱して、ラップをしたまま冷まし、薄く切る。
6. きゅうりは塩をして転がし、細く切る。
7. Ⓐを混ぜ、たれを作る。
8. きゅうりの上に⑤を盛りつけ、⑦をかける。

Cooking Advice 注意

バンバンジーは鶏のもも肉をゆでた料理ですが、ここではひき肉を使ってやわらかく。歯の弱い方にも食べられるようにアレンジしました。電子レンジで作れる手軽さが自慢です。きゅうりはスライサーで薄くし、しゃきしゃき感を残しながらも、のどごしよく。市販のごまソースをかけてもいいでしょう。

材料（2人分）

鶏ひき肉	100g
玉ねぎ	100g
サラダ油	小さじ1
やまいも	20g
卵白	大さじ1
塩	小さじ1/4
こしょう	少々
Ⓐ しょうが・ねぎ（みじん切り）	各少々
Ⓐ 酢	大さじ1/2
Ⓐ しょうゆ	大さじ1
Ⓐ 酒	小さじ1
Ⓐ 砂糖	少々
Ⓐ ごま油	少々
きゅうり	小1本
塩	少々

NO.3

おなじみのハンバーグ、たっぷりのソースで食べやすく

煮込みハンバーグ

咀嚼しやすい

免疫力アップ

＊＊材料（2人分）

牛ひき肉	100g
玉ねぎ	100g
サラダ油	小さじ1
Ⓐ パン粉	大さじ2
Ⓐ 牛乳	大さじ2
塩	小さじ1/3
こしょう	少々
サラダ油	大さじ1
にんじん	50g
オクラ	2本
Ⓑ ドミグラスソース（市販）	1/2カップ
Ⓑ 水	1カップ
Ⓑ 赤ワイン	大さじ2
塩・こしょう	各少々
生クリーム	大さじ2

作り方

1. 玉ねぎはみじん切りにして、炒める。
2. 牛ひき肉と1、Ⓐをよく混ぜ、塩・こしょうで調味する。
3. にんじんは食べやすい大きさに切る。オクラは2～3等分に切る。
4. 2を小さいハンバーグにして、表面に焦げ目がつく程度に焼く。
5. 鍋に4とにんじんを入れ、Ⓑを入れて弱火で10分煮こむ。
6. オクラを加え、さらに5分煮て、塩・こしょうで味を調える。
7. 器に盛りつけ、生クリームをかける。

Cooking Advice　注意

ひき肉料理の代表ともいえるハンバーグは、やわらかくて咀嚼《そしゃく》しやすいのが利点ですが、カロリーのとりすぎには注意しましょう。脂分の少ないひき肉を使ったり、つなぎの玉ねぎを多めにしたり、豆腐ハンバーグにするのもおすすめです。たまには形と味を変えてみるのも楽しいですね。

一人分296kcal　塩分1.5g

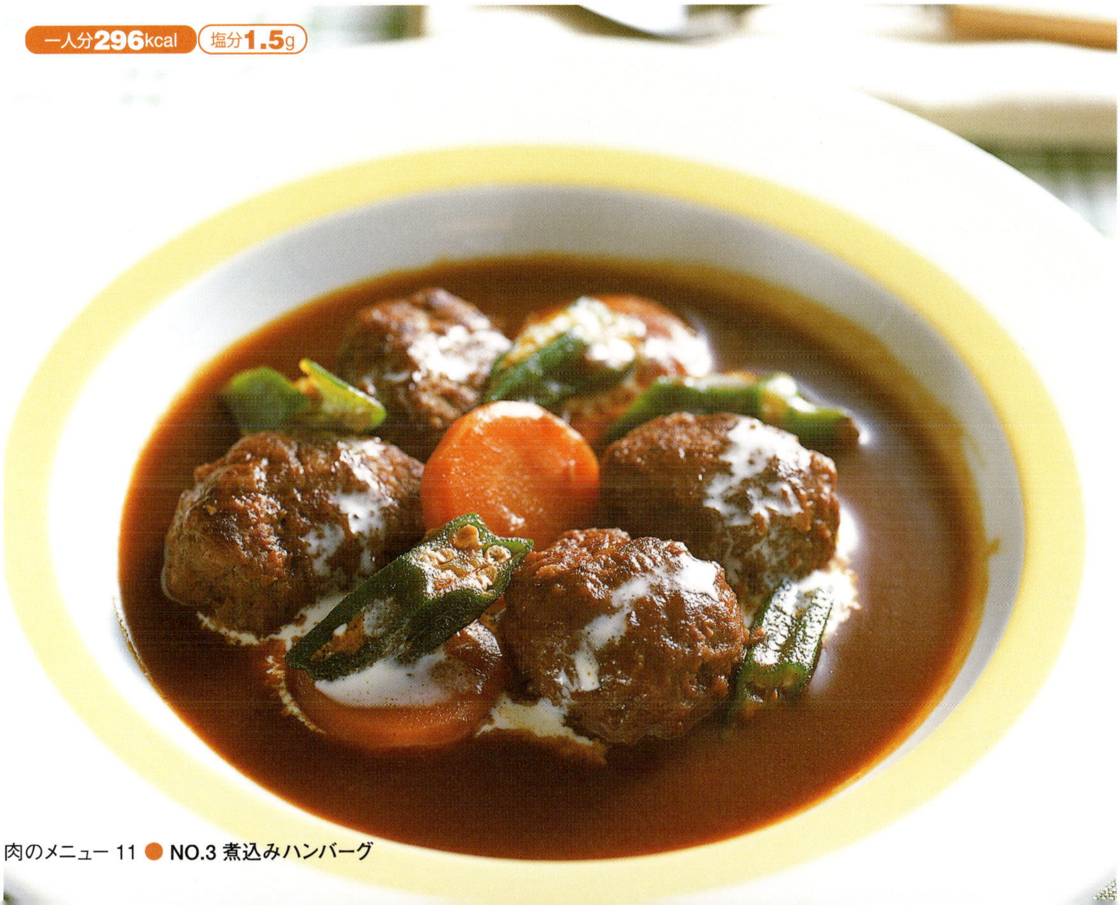

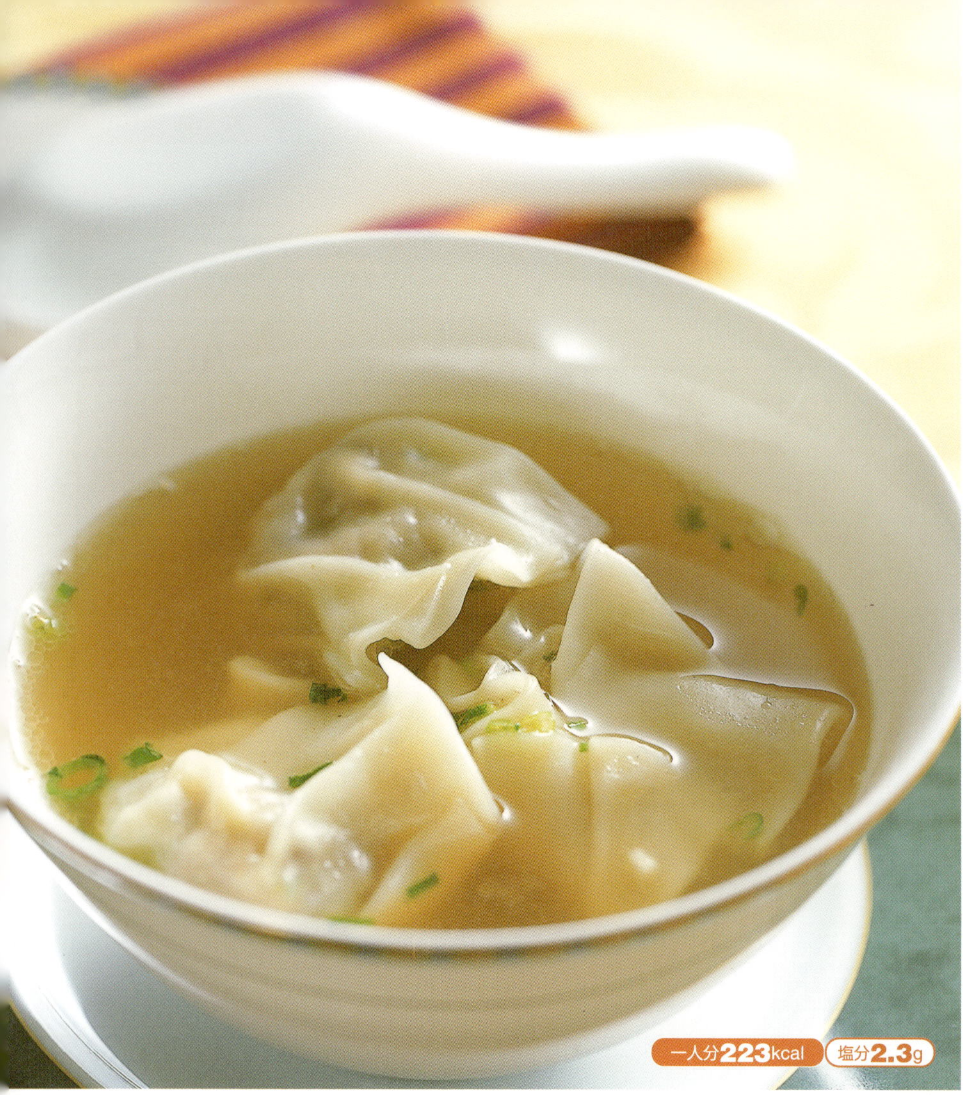

一人分223kcal　塩分2.3g

NO.4

スープ餃《ぎょう》子《ざ》

好きな具をたくさん詰めて、スープで食べればのどごしよく

咀嚼しやすい

嚥下しやすい

免疫力アップ

作り方

❶豆腐は水けをきっておく。白菜はさっとゆでてみじん切りにし、水分をしぼる。生しいたけ、長ねぎはそれぞれみじん切りにする。

❷豚ひき肉と❶をよく混ぜ、Ⓐを入れてさらに混ぜる。

❸❷を16等分し、餃子《ぎょうざ》の皮に包む。

❹万能ねぎは小口に切る。

❺チキンスープを煮たて、塩、しょうゆ、酒、こしょうで味を調える。

❻分量の湯にしょうゆを入れ、沸騰しているところに❸を入れて、3～4分ゆでる。

❼❺のスープを器に入れ、ゆで上がった餃子《ぎょうざ》を網ですくって入れ、ねぎをちらす。

材料（2人分）

豚ひき肉		60g
もめん豆腐		50g
白菜		60g
生しいたけ		1枚
長ねぎ		10g
Ⓐ	しょうゆ	小さじ1
	塩	少々
	ごま油	小さじ½
	片栗粉	小さじ2
チキンスープ		2カップ
塩・しょうゆ		各少々
酒		小さじ1
こしょう		少々
湯		4カップ
しょうゆ		大さじ1
餃子《ぎょうざ》の皮		16枚
万能ねぎ		2本

Cooking Advice

注意

餃子は、日本人に最もなじみの深い中華料理。それぞれの家庭に「わが家の味」があるものです。具をいろいろと工夫すれば、栄養たっぷり。焼き餃子でなく水餃子にしたり、スープで食べれば、嚥下《えんげ》もスムーズです。スープワンタンにしてみたり、しゅうまいの皮に包んでも楽しいですね。

NO.5

バター&生クリームで飲みこみスムーズ、アツアツのうちにどうぞ

ハムとほうれん草のキッシュ

咀嚼しやすい

免疫力アップ

骨をじょうぶに

＊＊材料（2人分）

ほうれん草		100g
玉ねぎ		50g
ハム（薄切り）		3枚
バター		10g
Ⓐ	白ワイン	大さじ1
Ⓐ	塩・こしょう	各少々
卵		1個
Ⓑ	生クリーム	大さじ3
Ⓑ	塩	少々
Ⓑ	こしょう	少々
ピザ用チーズ		30g

作り方

1. ほうれん草はゆでて水けをしぼり、1cm長さに切る。玉ねぎは繊維に直角に、薄切りにする。
2. ハムは1cm幅の短冊に切る。
3. 玉ねぎとほうれん草をバターで炒め、2を加えてⒶをふり入れる。
4. 卵を割りほぐし、Ⓑを混ぜる。
5. ココット皿、または小型のグラタン皿に3を入れる。
6. 5に4をかけてチーズをふり、オーブントースターで5〜6分焼く。

Point

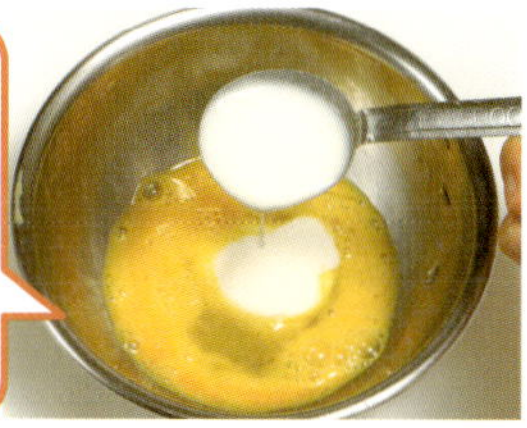

といた卵に、生クリームを加える

注意

Cooking Advice !

パイ生地を使わない、簡単キッシュ。ほうれん草、玉ねぎ、ハム、卵と、1品で栄養バランスもよく、オーブントースターで焼けるので、朝食としてもおすすめです。野菜をバターで炒めて、さらに生クリームを加えるので、咀嚼《そしゃく》困難な人にもいいでしょう。

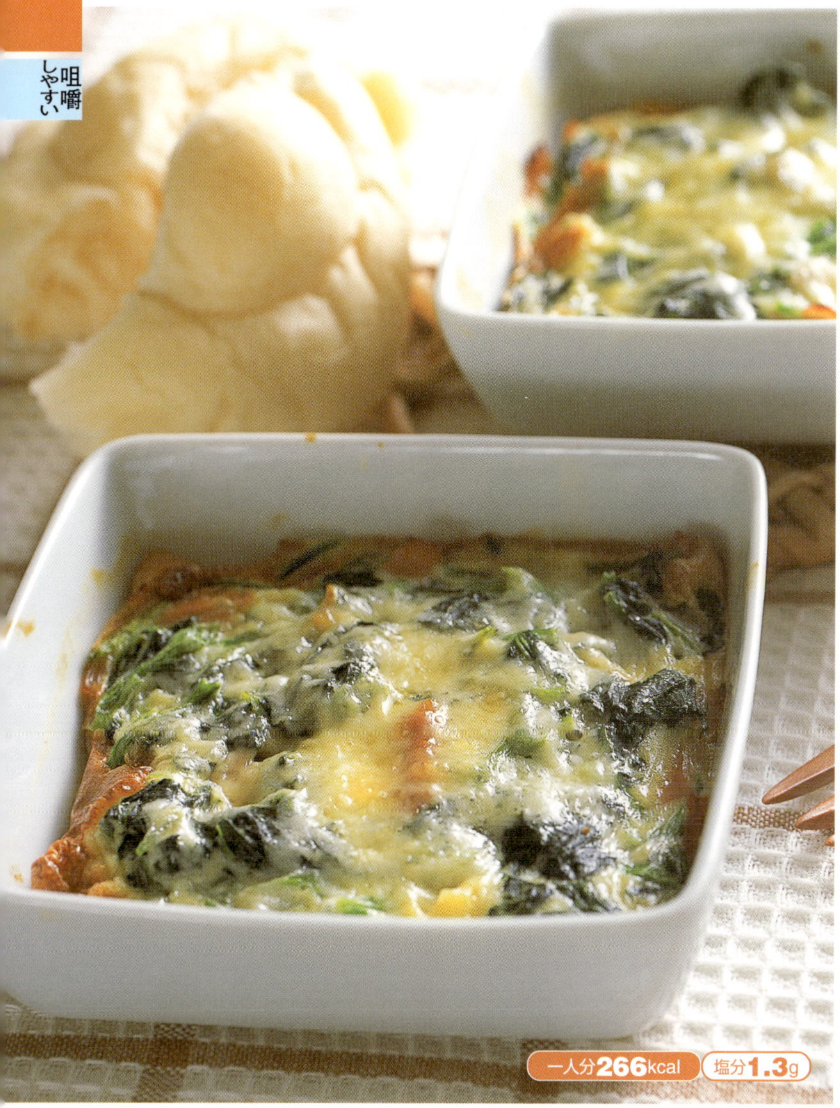

一人分266kcal　塩分1.3g

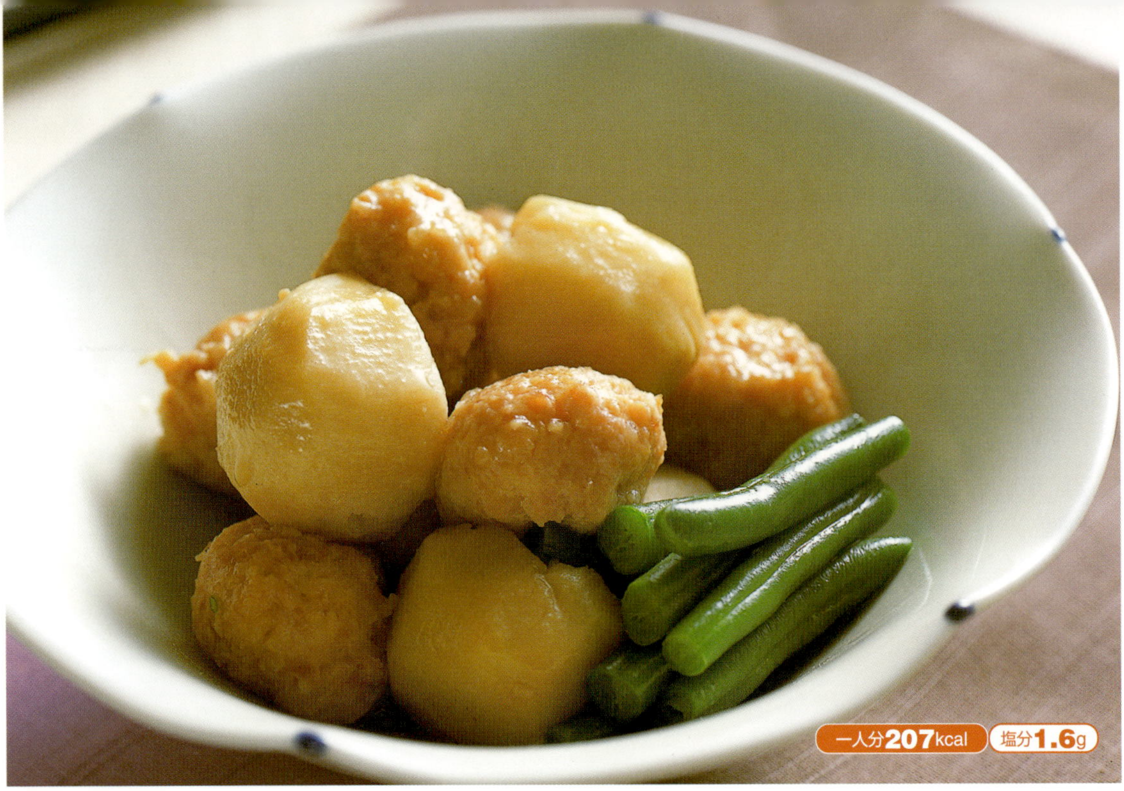

一人分207kcal　塩分1.6g

ふっくら煮上げた煮物は、愛情たっぷり家庭の味

NO.6

つくねだんごと里いもの煮物

咀嚼しやすい　嚥下しやすい　免疫力アップ

……▶作り方

1. 玉ねぎはみじん切りにして、電子レンジで約2分加熱して冷ます。
2. 鶏ひき肉に1と卵の素、Ⓐ、塩を入れてよく混ぜる。
3. 湯をわかして2を小さく丸め、上新粉をまぶしてゆでる。
4. 里いもは一口に切り、ゆでてぬめりを取る。
5. さやいんげんはゆでて3cm長さに切る。
6. 鍋にだし汁と4を入れ、7〜8分煮て砂糖、酒、塩を入れ、さらに3の肉だんごを入れて5〜6分煮る。
7. さらに、しょうゆと5を加えて、2〜3分煮る。

Cooking Advice 注意

つくねだんごは、つなぎに玉ねぎをたっぷり入れて、やわらかくすると食べやすくなります。里いももやわらかくねばりがあるので、食べやすい食材です。青みは、ほうれん草や春菊などのやわらかい葉先に替えてもいいですね。噛《か》みにくい人の場合には、食べやすく切るように工夫しましょう。

＊＊材料（2人分）

鶏ひき肉	80g
玉ねぎ	80g
卵の素＊	大さじ1
Ⓐ パン粉	大さじ1
Ⓐ 牛乳	大さじ1
塩	小さじ¼
上新粉	適量
里いも	150g
さやいんげん	50g
だし汁	1カップ
砂糖	大さじ1
酒	大さじ1
塩	小さじ⅕
しょうゆ	小さじ2

＊卵の素の作り方は、50ページ参照。

NO.7

見た目はハンバーグ、食べるともっとやわらかい

ひき肉とポテトのピカタ

咀嚼しやすい

免疫力アップ

血圧を適正に

材料（2人分）

じゃがいも		1個
玉ねぎ		100g
にんじん		20g
豚ひき肉		80g
サラダ油		小さじ2
塩		小さじ ⅓
こしょう		少々
生クリーム		大さじ2
卵		適量
小麦粉		適量
パセリ（みじん切り）		適量
サラダ油		大さじ1
ピーマン		1個
黄パプリカ		50g
塩・こしょう		各少々
Ⓐ	ケチャップ	小さじ1
	ウスターソース	小さじ1
	赤ワイン	小さじ1

作り方

1. ピーマンと黄パプリカは繊維に直角に、千切りにする。
2. じゃがいもはゆでて、マッシャーでつぶす。
3. 玉ねぎ、にんじんはみじん切りにする。
4. サラダ油を熱し、豚ひき肉と3を炒め、塩、こしょうをする。
5. 2と4を混ぜ、生クリームを加えて、コロッケ状に形づくる。
6. とき卵にパセリのみじん切りを入れる。
7. フライパンに油の半量を熱して1を炒め、塩・こしょうをして皿にとる。
8. 残りの油を足し、5に小麦粉、6をつけて両面を焼く。
9. 7に盛りつけ、好みでⒶを合わせたカクテルソースをかける。

Cooking Advice ！注意

とろみ食材のじゃがいもと、のどのすべりをよくする生クリームを入れ、なめらかにしてから卵で包みました。メンチカツよりもやわらかく、食べやすいのがメリットです。カクテルソースをかければ、より上品で、口あたりもなめらかに。

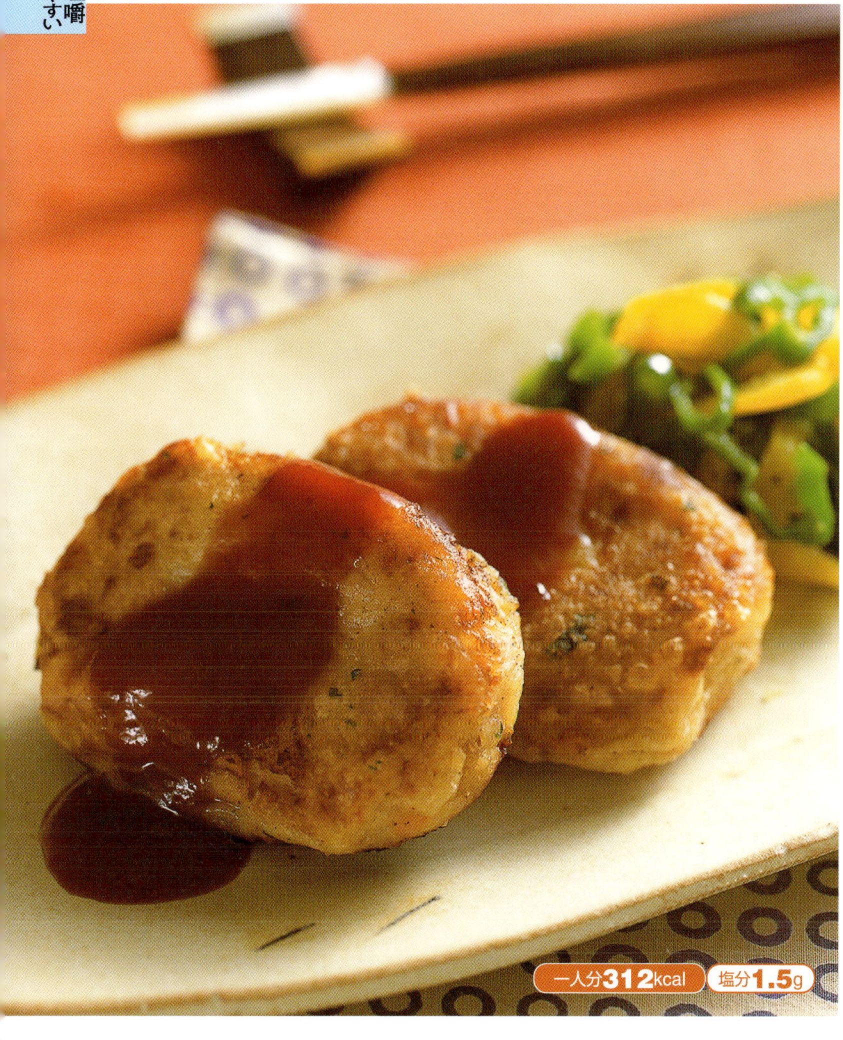

一人分312kcal　塩分1.5g

薄焼き卵できれいにラッピング、のり巻き感覚で食べやすく

ひき肉の卵巻き

咀嚼しやすい　免疫力アップ　血圧を適正に

Point

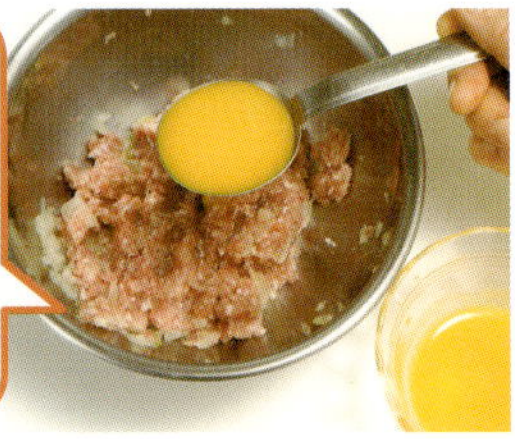

ひき肉に、「卵の素」を加える（作り方は、P50参照）

注意

Cooking Advice !

ひき肉には「卵の素」を加えて蒸し、やわらかく、もっちりとした仕上がりになりました。飲み込みにくい人にはさらに、蒸した卵巻きにとろみをつけてもいいですね。

作り方

1. 玉ねぎはみじん切りにし、電子レンジで約2分加熱して冷ます。
2. 豚ひき肉に1と卵の素、Ⓐ、Ⓑを入れてよく混ぜる。
3. 卵を割りほぐし、塩を入れて混ぜ、薄焼き卵を作る。
4. 巻きすの上にラップをしき、3を広げて2を薄く延ばし、のり巻きの要領で巻く。
5. 蒸し器に入れ、約15分蒸す。
6. 5を薄く切り、盛りつける。好みでパセリ、からしじょうゆを添える。

＊＊材料（2人分）

豚ひき肉		100g
玉ねぎ		100g
卵の素＊		大さじ1
Ⓐ	パン粉	大さじ1
	牛乳	大さじ1
Ⓑ	塩	小さじ1/3
	砂糖	小さじ1/2
卵		1個
塩		少々
サラダ油		少々
からしじょうゆ		適量
パセリ		少々

＊卵の素の作り方は、50ページ参照。

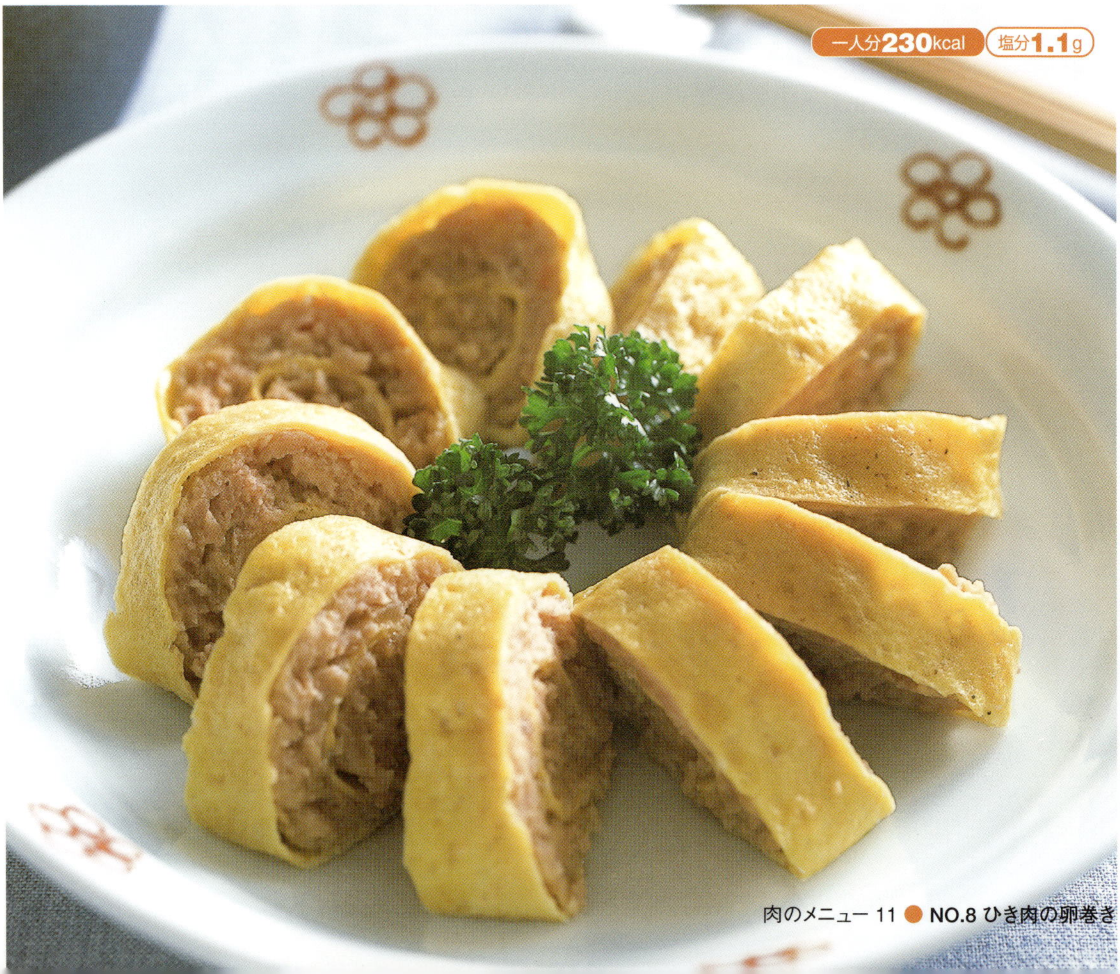

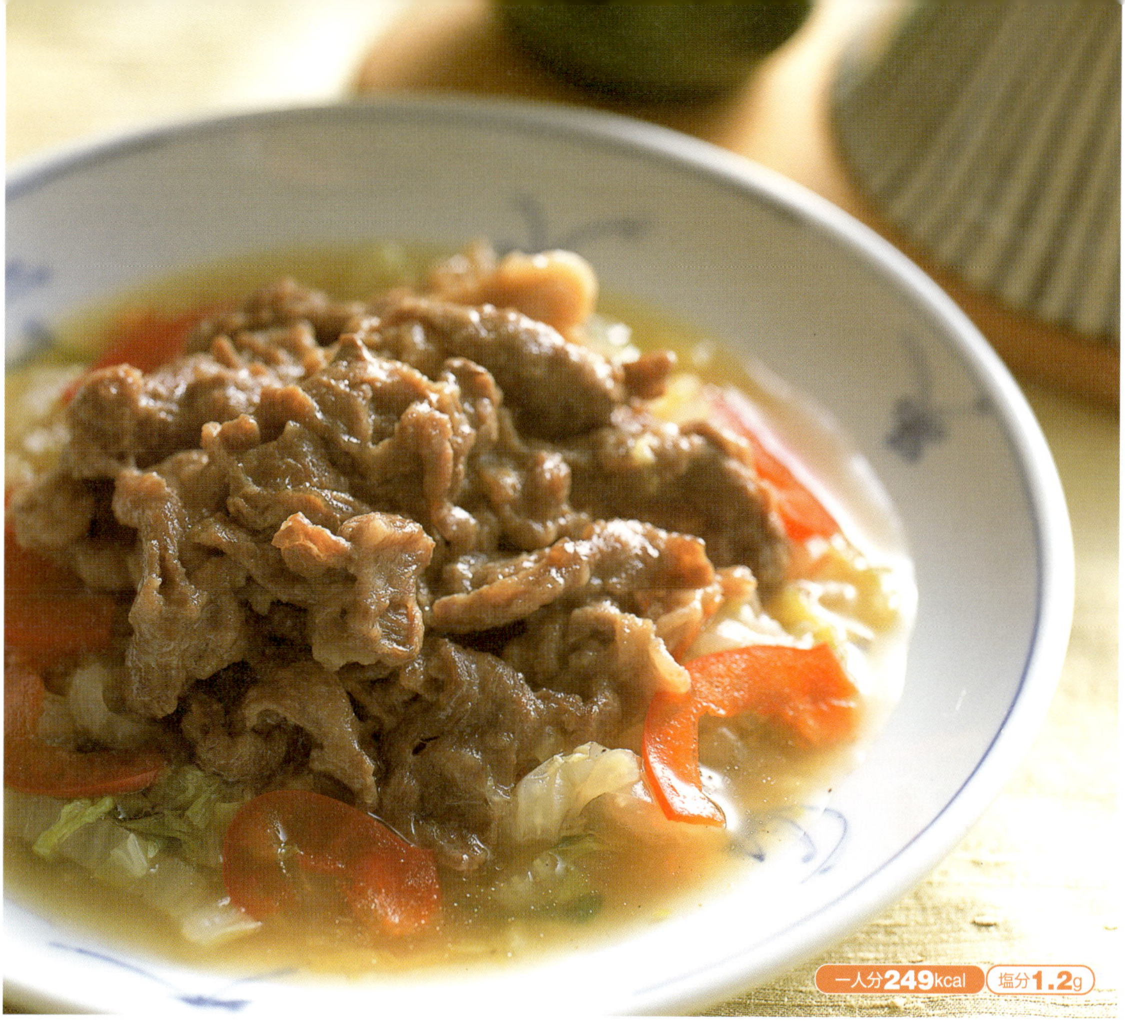

一人分249kcal　塩分1.2g

上新粉のやさしいとろみで、のどごしスムーズ

NO.9 牛肉の上新粉蒸し

嚥下しやすい　免疫力アップ

Point

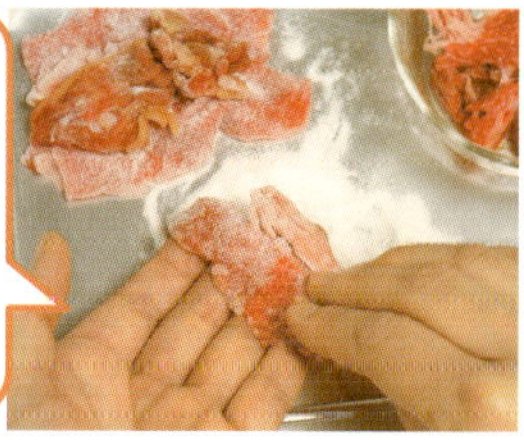

牛肉に、上新粉をまぶす

注意

Cooking Advice !

同じとろみ粉でも、片栗粉より上新粉を使う方が、よりやさしいとろみがつきます。咀嚼《そしゃく》困難な人には、やわらかい牛肉を使うとよいでしょう。

作り方

1. 牛肉は3cm幅に切り、Ⓐを混ぜる。
2. 蒸し器にオーブンペーパーをしき、1に上新粉をまぶして入れ、7～8分蒸す。
3. 白菜はゆでてかるく水分をしぼり、5mm幅に切る。赤パプリカは細く切る。
4. 鍋に3とブイヨンを入れ、4～5分煮て塩・こしょうで味を調え、水とき片栗粉を回しかける。
5. 4を器に移し、牛肉を盛りつける。

材料（2人分）

牛肉（薄切り）		120g
Ⓐ	しょうゆ	小さじ2
	酒	小さじ2
	砂糖	小さじ1
上新粉		大さじ1
白菜		140g
赤パプリカ		30g
ブイヨン		1/4カップ
塩・こしょう		各少々
片栗粉		小さじ1

NO.10

ささみの衣揚げ

ふんわり揚がった衣は、カレーの風味で食欲増進

咀嚼しやすい

免疫力アップ

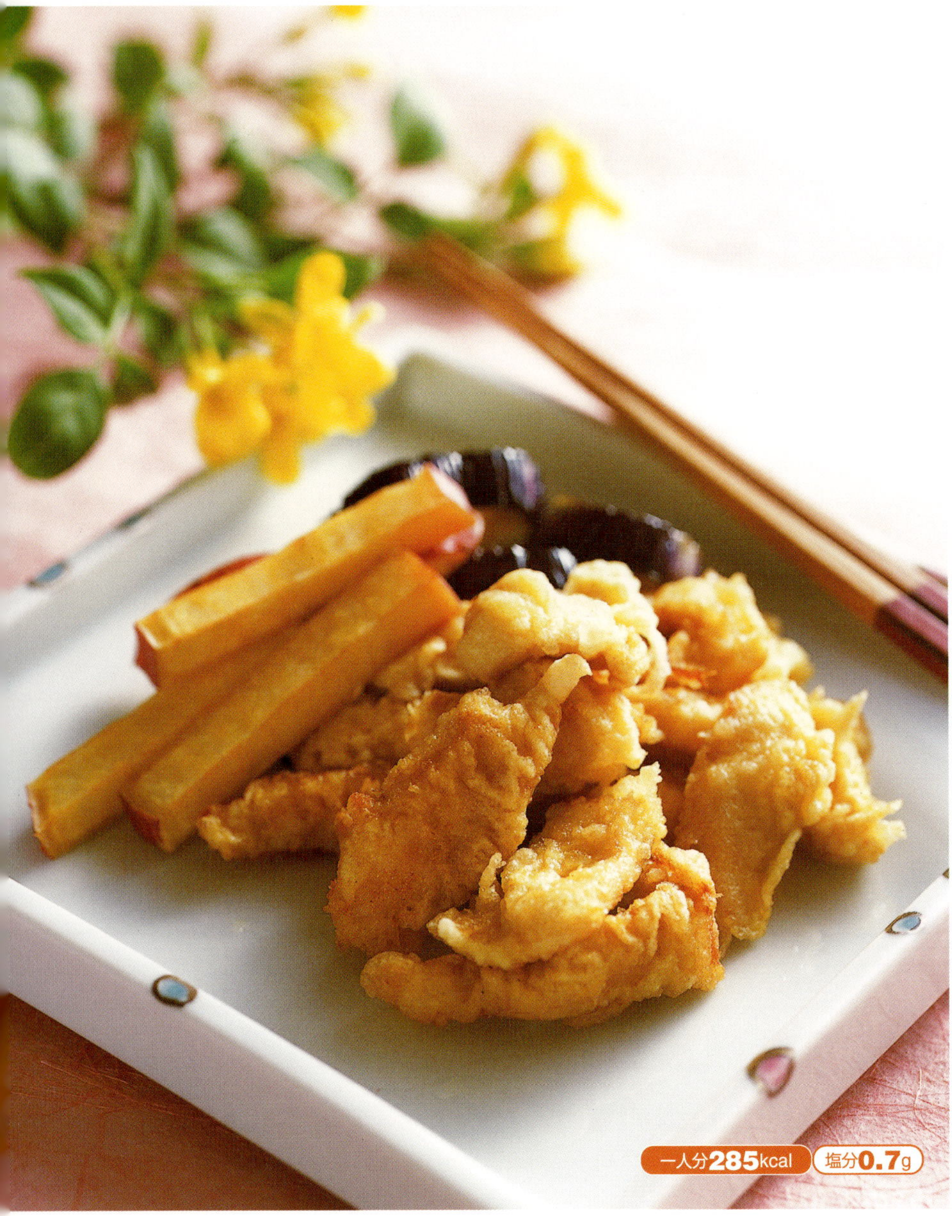

一人分285kcal　塩分0.7g

Cooking Advice

注意

パサつくささみも、細長く切り、卵黄入りの衣をつけて揚げれば、のど元でパサつくことなく食べられます。シンプルに揚げてもおいしいのですが、たまには衣にカレー粉を混ぜて風味づけすれば、香りが食欲をそそります。カレー粉の黄色い色の素は、ターメリックというスパイス。強い抗酸化作用があり、がん予防にも役立ちます。

作り方

1. ささみは細く切り、Ⓐで下味をつける。
2. さつまいもは拍子切り、なすは輪切りにする。
3. 卵黄に分量の水を入れ、小麦粉をふり入れて衣を作る。
4. 油を熱し、2を素揚げする。
5. 1に3をつけて揚げる。
6. 器に盛りつけ、4を添える。

材料（2人分）

ささみ		120g
Ⓐ	しょうゆ	大さじ½
	砂糖	小さじ½
	酒	小さじ1
	カレー粉	小さじ1
卵黄		½個分
水		¼カップ
小麦粉		30g
揚げ油		適量
さつまいも		60g
なす		1個

咀嚼しやすい

NO.11

チキンナゲット

大好きな「唐揚げ」のコクはそのままに、より食べやすく

咀嚼しやすい

免疫力アップ

血圧を適正に

Point
ひき肉、炒めた玉ねぎ、にんにく、しょうがを混ぜる

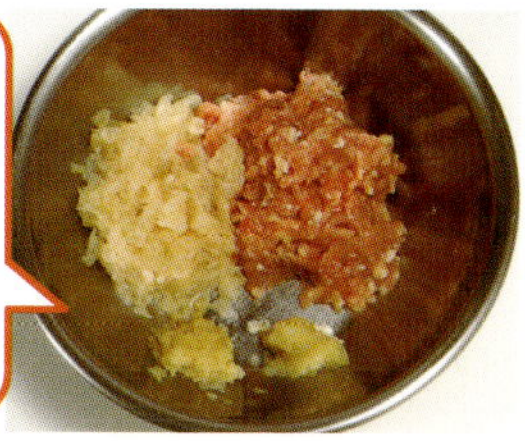

Point
一口サイズに形づくる

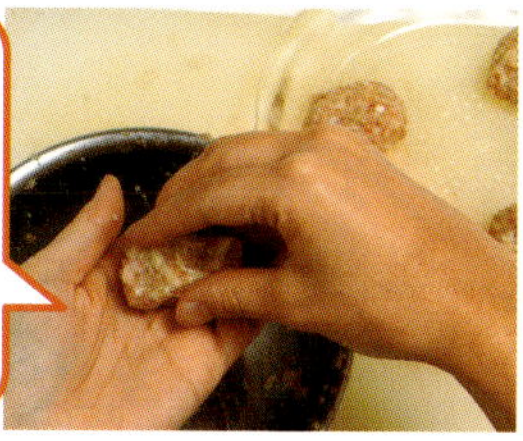

Point
耐熱容器に並べ、レンジで加熱する

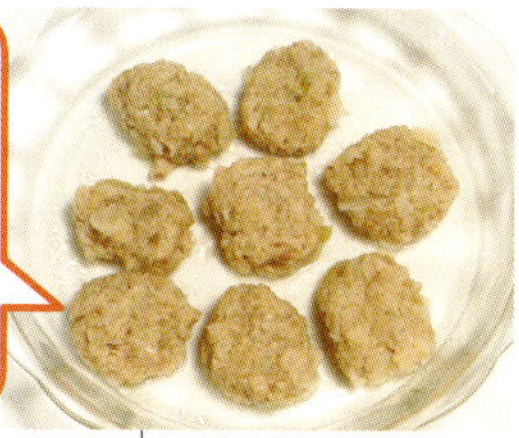

作り方

❶玉ねぎはみじん切りにし、炒めて冷ます。

❷❶にひき肉とⒶ、Ⓑを入れて、よく混ぜる。

❸❷を一口大に形づくり、耐熱容器に並べて電子レンジで約3分半加熱して、冷ます。

❹❸にⒸをまぶす。

❺小麦粉、とき卵を順につけ、きつね色に揚げる。

❻レタスとトマトを添える。

材料(2人分)

鶏ひき肉		100g
玉ねぎ		100g
サラダ油		小さじ1
Ⓐ	パン粉	大さじ1
	牛乳	大さじ1
	おろしにんにく・しょうが	各少々
Ⓑ	しょうゆ	小さじ2
	砂糖	小さじ½
	酒	小さじ1
Ⓒ	しょうゆ	小さじ1
	砂糖	小さじ½
小麦粉・とき卵		各適量
揚げ油		適量
レタス		60g
ミニトマト(湯むきしたもの)		4個

Cooking Advice

たとえ歯が悪くても、鶏の唐揚げが食べられます。どちらかと言えば、味はチキンナゲットに近いかもしれませんが、ひき肉を使って一口サイズに作れば、食べやすく、唐揚げのようなコクも味わえるのです。

一人分242kcal 塩分1.3g

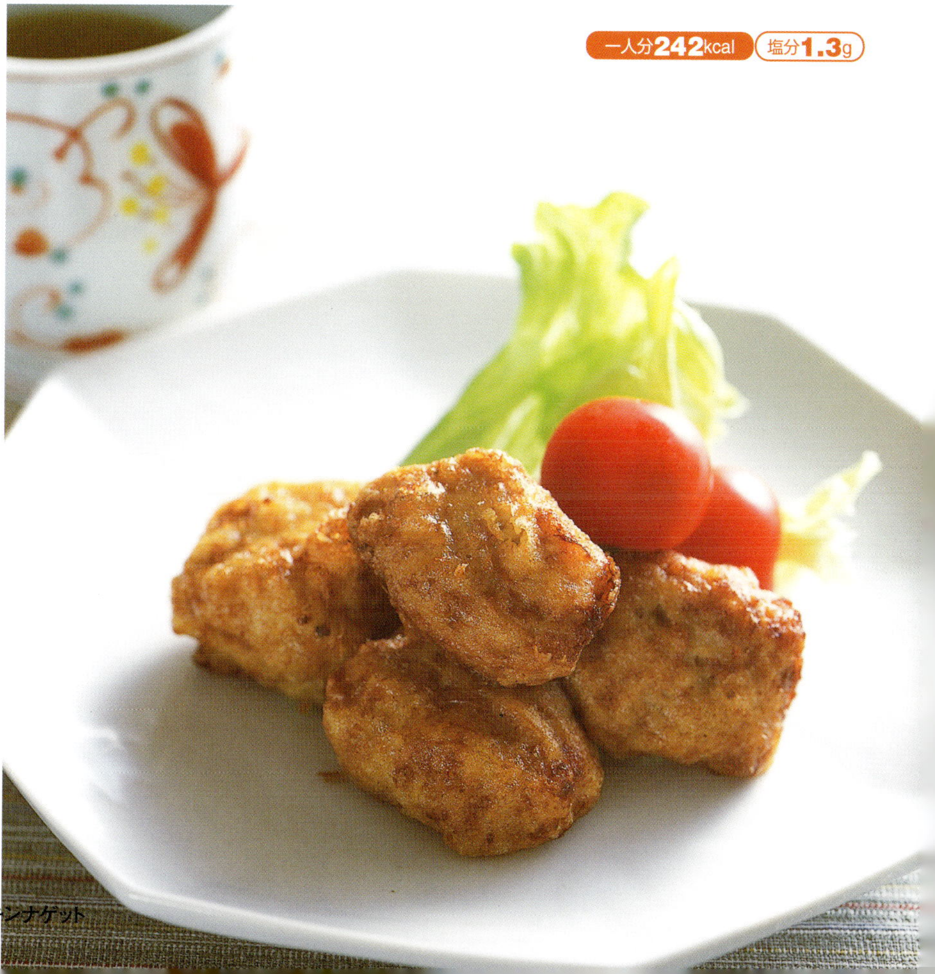

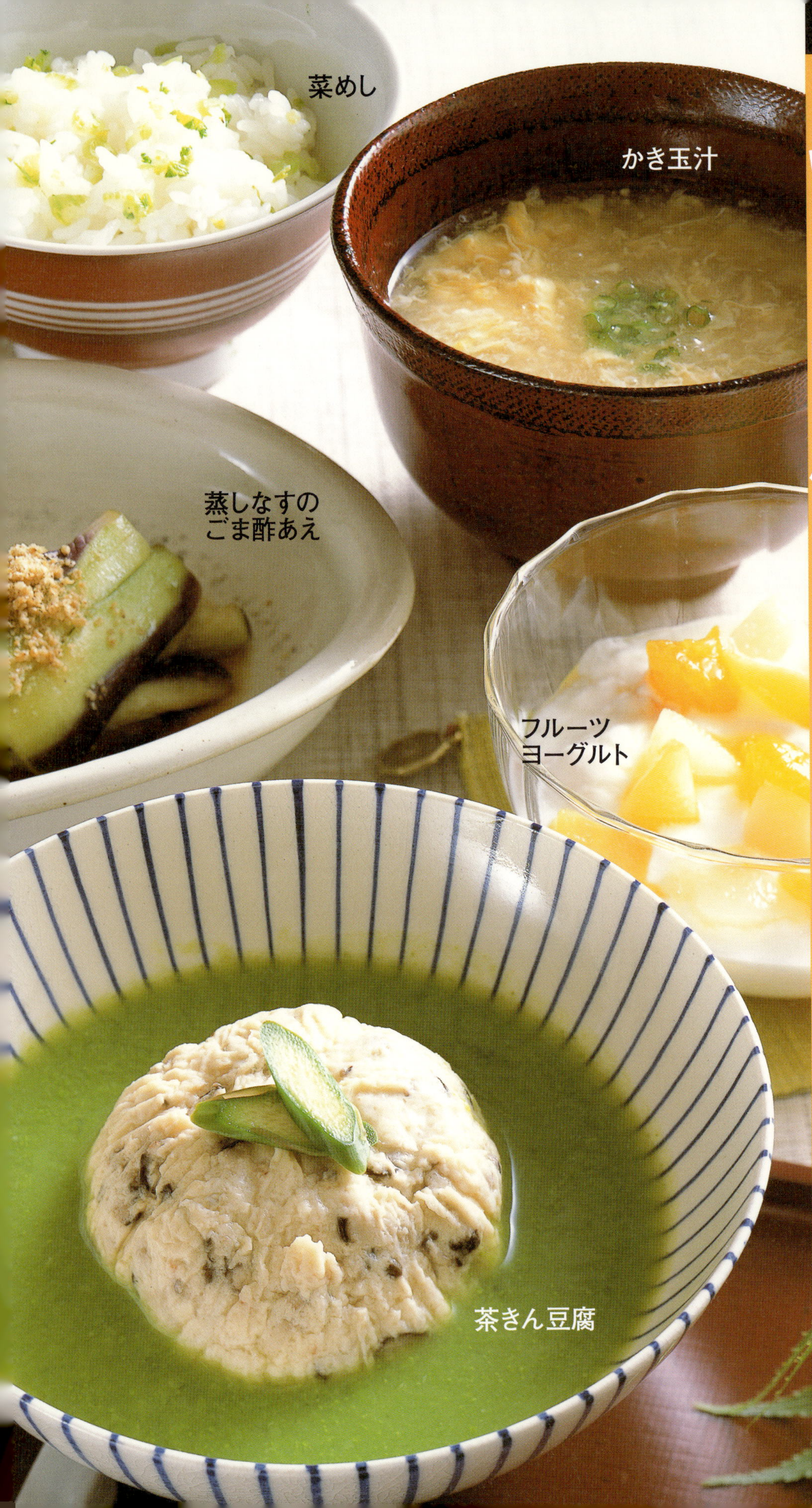
菜めし
かき玉汁
蒸しなすの
ごま酢あえ
フルーツ
ヨーグルト
茶きん豆腐

PART.5

卵・豆腐のメニュー12

調理しやすさ、食べやすさ抜群！
変幻自在のおいしさ

卵と豆腐は、どちらも千両役者。組み合わせる食材を選ばず、調理法によっていろいろなおいしさが楽しめるので、毎日食べても飽きがきません。高たんぱくで、高齢者におすすめの優良食品です。ただし、卵はコレステロールが高いので、とりすぎに注意しましょう。

NO.1 茶きん豆腐の葛《くず》あんかけの献立

●茶きん豆腐（ひろうす）の葛《くず》あんかけ　●蒸しなすのごま酢あえ　●かき玉汁
●フルーツヨーグルト　●菜めし

かき玉汁

＊＊材料（2人分）

卵	½個
だし汁	1½カップ
塩	小さじ¼
しょうゆ	少々
片栗粉	小さじ1
万能ねぎ	1本

▶作り方

①だし汁を塩、しょうゆで調味する。煮立ったら、水とき片栗粉でとろみをつける。
②卵を割りほぐし、①に入れる。
③小口に切ったねぎをちらす。

フルーツヨーグルト

＊＊材料

ミックスフルーツ（缶詰）	適量
ヨーグルト	½カップ

▶作り方

①ミックスフルーツは食べやすい大きさに切る。
①ヨーグルトと①を盛りつける。

＊好みではちみつやジャムをかけるとよいでしょう。

菜めし

▶作り方

①炊きあがったご飯に、塩もみした青菜を混ぜる。

蒸しなすのごま酢あえ

＊＊材料（2人分）

なす		2個
Ⓐ	すりごま	小さじ2
Ⓐ	しょうゆ	小さじ1½
Ⓐ	酢	小さじ1
Ⓐ	砂糖	小さじ½

▶作り方

①なすは皮を少し残してむいて縦半分に切り、電子レンジで約2分加熱して冷ます。
②Ⓐを合わせて、ごま酢を作っておく。
③①を食べやすい大きさに薄く切る。
④③を②であえる。

注意

Cooking Advice

豆腐料理も野菜をたっぷり使えば、りっぱな主菜に。野菜と芝えびをフードプロセッサーにかけて混ぜ、かわいらしい茶きんの形に仕上げました。グリーンピースの色がきれいな葛あんをかけて彩りよく、より嚥下《えんげ》しやすく。

一人分519kcal　塩分3.8g
ご飯150gとして計算

茶きん豆腐

＊＊材料（2人分）

もめん豆腐		½丁
芝えび（殻をむいたもの）		70g
やまいも		20g
生しいたけ		2枚
卵白		大さじ1
Ⓐ	砂糖	小さじ½
Ⓐ	塩	小さじ⅕
Ⓐ	しょうゆ	少々
グリーンピース（冷凍）		50g
Ⓑ	ブイヨン	½カップ
Ⓑ	みりん	小さじ½
Ⓑ	塩	少々
塩・こしょう		適宜
片栗粉		小さじ1
グリーンアスパラ（ゆでたもの）		少々

▶作り方

①もめん豆腐は水けをきる。
②やまいもはゆでる。
③①、②と芝えび、生しいたけ、卵白、Ⓐをフードプロセッサーにかける。
④ラップを広げて③を茶きんのように包み、蒸し器に入れて弱火で約10分蒸す。
⑤Ⓑを温め、グリーンピースを入れてさっと煮る。粗熱をとり、ミキサーにかける。
⑥⑤を鍋に移して塩、こしょうで味を調え、水とき片栗粉でとろみをつける。
⑦⑥のソースをしいて④を盛りつけ、薄切りにしたグリーンアスパラを飾る。

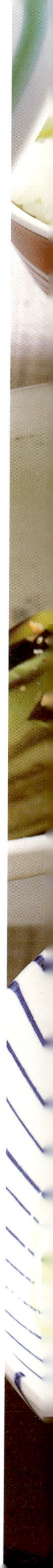

NO.2

ぎせい豆腐

高たんぱくコンビの豆腐と卵、やわらかさも文句なし

咀嚼しやすい

免疫力アップ

骨をじょうぶに

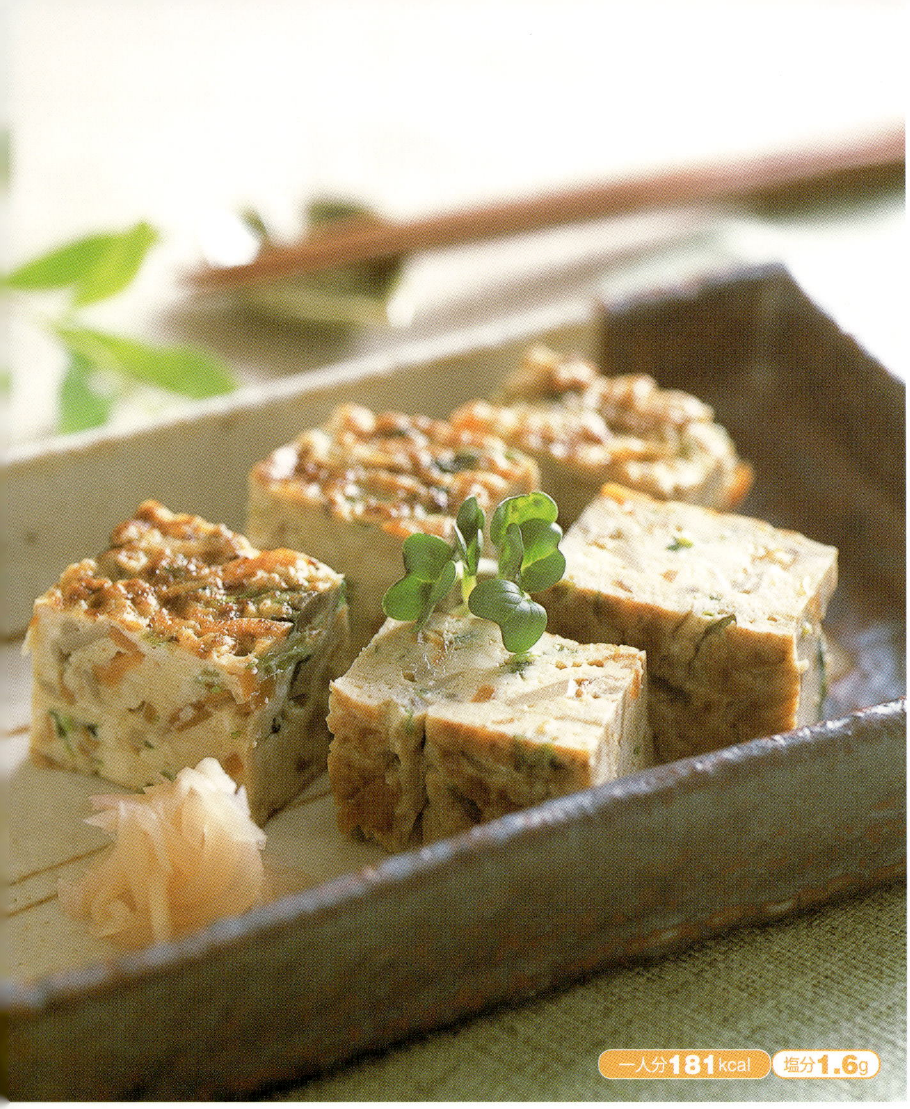

一人分181kcal　塩分1.6g

Point　卵焼きは、半熟状に作る

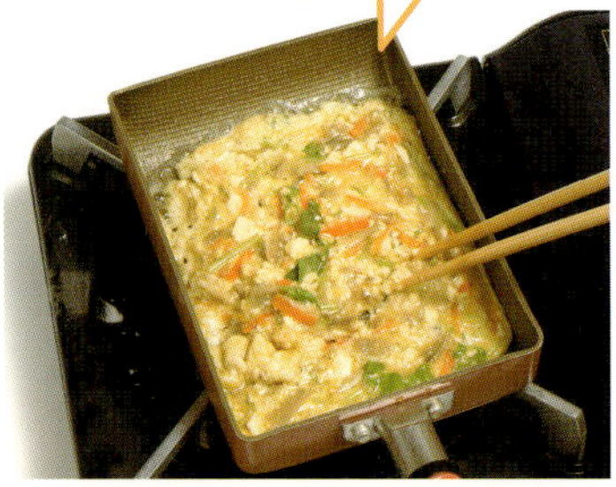

Cooking Advice

お豆腐と野菜を入れた、ヘルシーでボリューム感のある卵焼き。好みの野菜やきのこをたくさん加えれば、りっぱに主役も張れます。味を濃いめに作ると、日もちがします。彩りよく作りましょう。

作り方

1. 豆腐は電子レンジで約2分間加熱して水けをきり、ほぐす。
2. にんじんは千切りにし、まいたけは裂いて、みつばは1cm長さに切る。
3. だし汁でにんじん、まいたけを煮てⒶで味つけし、1を加える。
4. 卵を割りほぐし、3とみつばを入れて混ぜる。
5. 卵焼き器に油を熱して4を入れ、はしで大きく混ぜながら、半熟になったら片方に寄せる。
6. 5を鍋のふたなどにとり、返して裏面も焼く。
7. 食べやすい大きさに切り分けて盛りつけ、酢しょうが、かいわれ菜を添える。

材料（2人分）

もめん豆腐		1/3丁
卵		2個
にんじん		20g
まいたけ		20g
みつば		10g
だし汁		1/4カップ
Ⓐ	しょうゆ	小さじ2
	酒	小さじ1
	砂糖	小さじ2
	塩	小さじ1/5
サラダ油		大さじ1
酢しょうが・かいわれ菜		各少々

NO.3

白あえ

なつかしい伝統料理に、クリーミーな練りごまがたっぷり

嚥下しやすい
低カロリー
血圧を適正に
免疫力アップ

Point すりこぎで、豆腐をつぶす

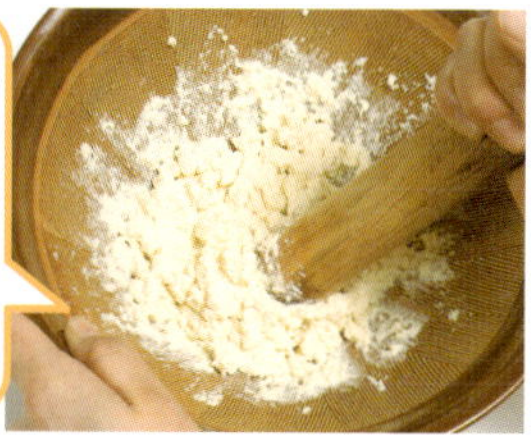

Point 豆腐に、練りごまを加えてまろやかにする

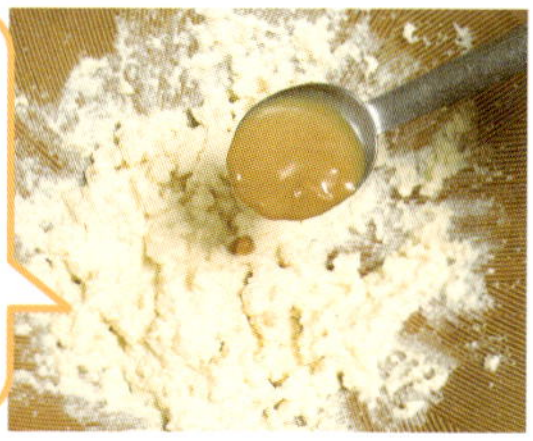

Cooking Advice

注意

季節の野菜は、下煮してからあえるのがポイント。練りごまを入れることで味にコクが出て、のどごしもなめらかです。ごまには、血中コレステロールを減らす必須脂肪酸のリノール酸やオレイン酸がたっぷり。毎日とりたいものです。さらに大豆製品と組み合わせることで、唯一欠けている必須アミノ酸のリジンが補われ、栄養バランスはパーフェクトに。

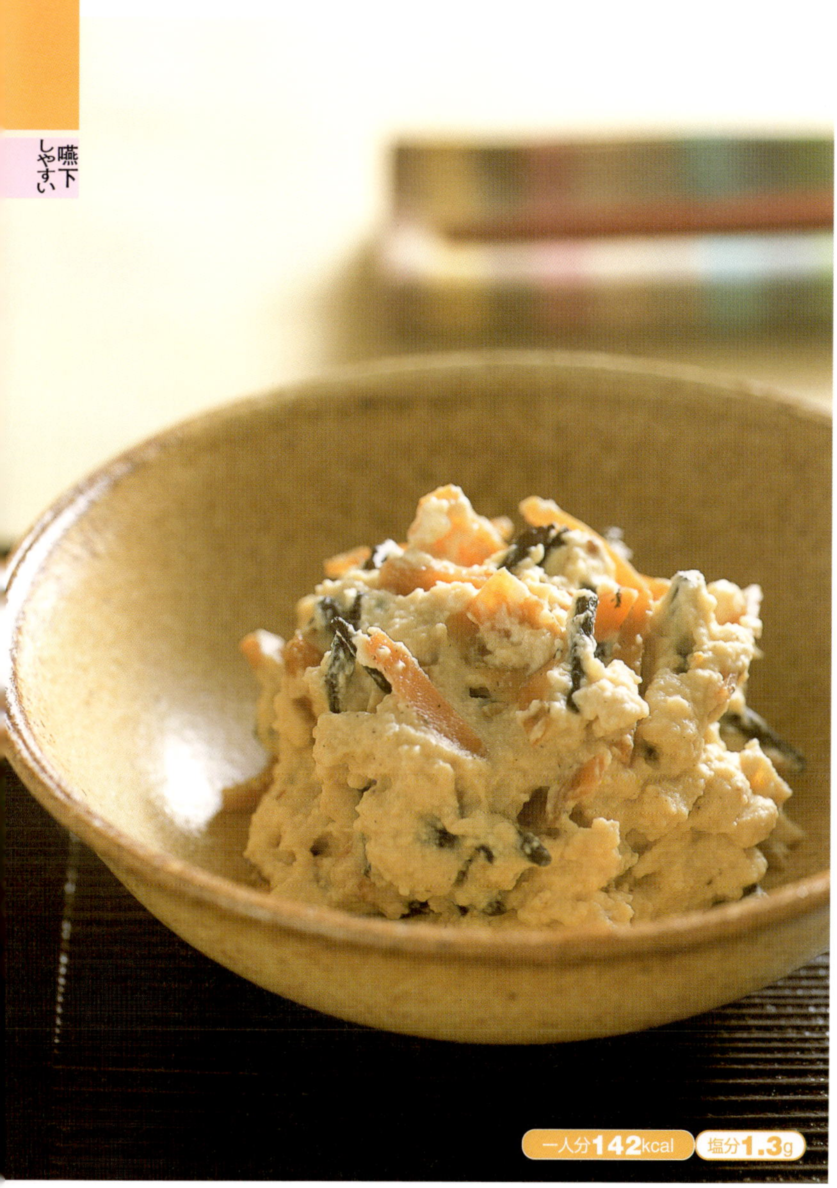

一人分142kcal　塩分1.3g

材料（2人分）

もめん豆腐		½丁
Ⓐ	練りごま	大さじ1½
	塩	小さじ⅕
	砂糖	大さじ1
	しょうゆ	少々
ひじき（乾燥）		5g
にんじん		20g
Ⓑ	だし汁	⅓カップ
	しょうゆ	小さじ1
	みりん	小さじ1弱

作り方

1. ひじきはもどして、食べやすい大きさに切る。にんじんは千切りにする。
2. Ⓑを合わせて、1を下煮する。
3. 豆腐は電子レンジで2分半〜3分間加熱して水けをきり、すりばちでする。Ⓐを入れ、なめらかになるようにする。
4. 2を、3であえる。

NO.4

いり豆腐

季節を問わないお総菜は、卵のふんわり感が身上

咀嚼しやすい
嚥下しやすい
免疫力アップ

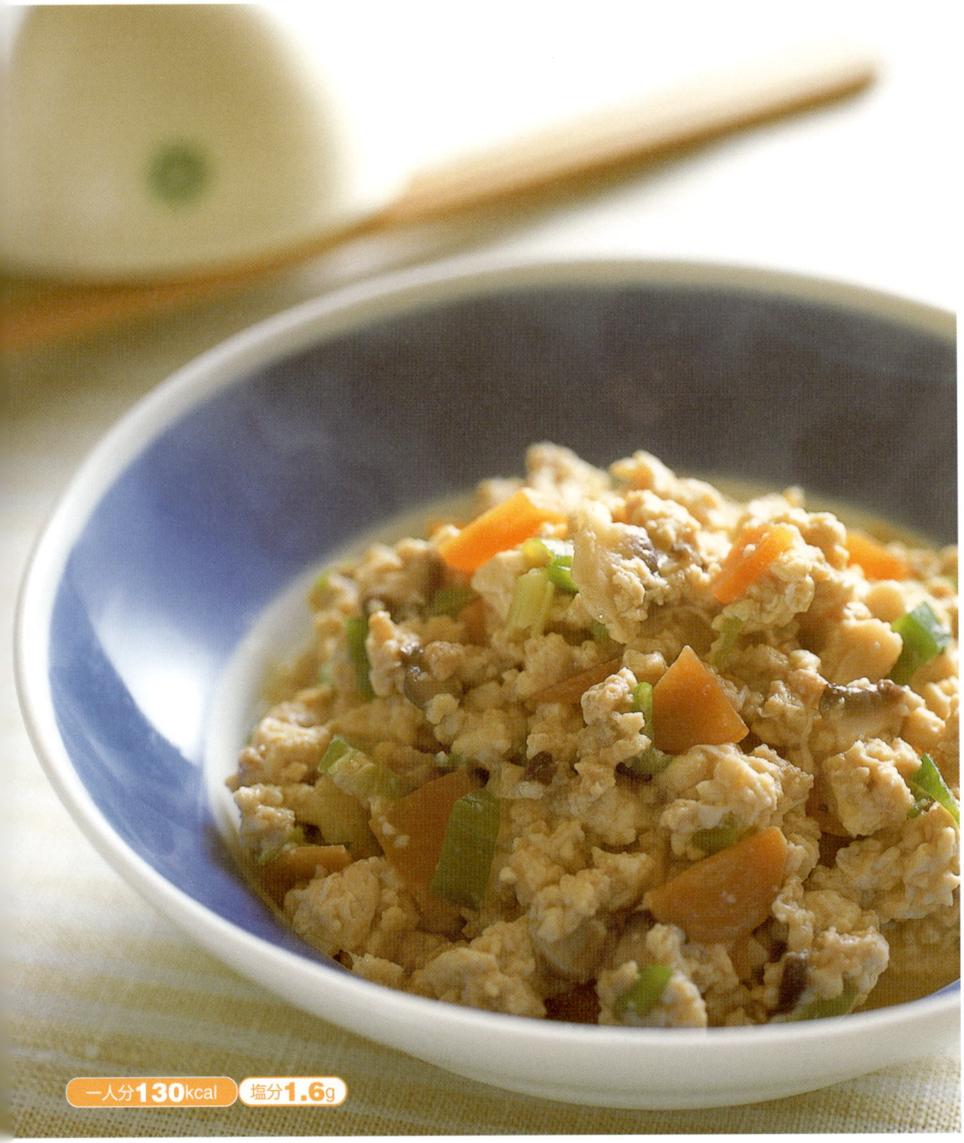

一人分130kcal　塩分1.6g

Point

材料に、とき卵を少しずつ入れる

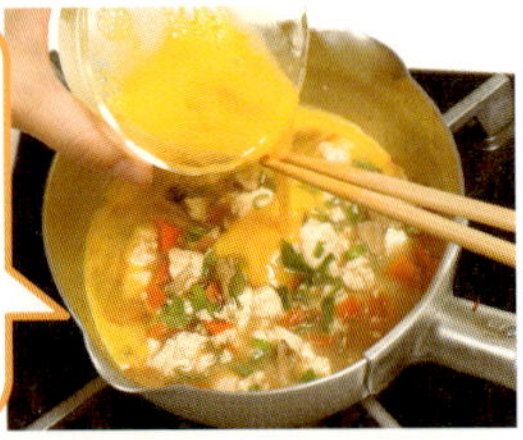

Cooking Advice

いり豆腐は、季節に関係なく1年を通して作れるお総菜。しょうゆ味は、やっぱりご飯のおかずになくてはなりません。具はすべて、食べやすい大きさに切りましょう。卵でとじて食べやすく、おいしさもプラスして。

作り方

1. 豆腐はゆでて、水きりをする。
2. にんじんはいちょうに切る。まいたけは食べやすい大きさに裂く。長ねぎは小口に切る。
3. 鍋にだし汁を入れ、煮たったらひき肉とにんじん、まいたけを入れ、砂糖と塩で調味し、材料がやわらかくなったらしょうゆを入れる。
4. 豆腐を入れて混ぜ、ねぎも入れる。
5. とき卵を入れ、半熟状で火を止める。

材料（2人分）

もめん豆腐	½丁
にんじん	20g
まいたけ	30g
長ねぎ	20g
鶏ひき肉	30g
だし汁	½カップ
塩	小さじ¼
砂糖	小さじ2
しょうゆ	小さじ2
卵	小1個

咀嚼しやすい
嚥下しやすい

注意

Cooking Advice !

ごま油の香りが食欲をそそるマーボー豆腐。片栗粉でとろみをつけるから食べやすく、意外に塩分を使わない中華料理は、高齢者食に適しているといえます。もちろん、ご飯にかけてマーボー丼にしても美味。辛みがなくてもおいしく食べられますが、好みによって、加減しましょう。

作り方

1. 豆腐はさいの目に切り、さっと湯に通す。
2. にらは5mm長さくらいに切る。
3. 中華鍋にごま油を熱し、ねぎとしょうがを炒め、ひき肉を入れて炒める。火が通ったらⒶを入れ、1も入れて、さらに2を入れる。煮たったら、水とき片栗粉を回しかける。
4. 火を止め、ごま油を数滴入れる。

材料（2人分）

もめん豆腐		2/3丁
豚ひき肉		50g
ねぎ・しょうが（みじん切り）		各少々
Ⓐ	スープ	1/2カップ
	酒	大さじ1/2
	しょうゆ	小さじ2
	みそ	大さじ1/2
	砂糖	少々
ごま油		大さじ1/2
にら		30g
片栗粉		大さじ1/2
ごま油		少々

NO.5

マーボー豆腐

ぷるぷるの豆腐にとろみたっぷり、マーボー丼にすれば二度おいしい

咀嚼しやすい
嚥下しやすい
免疫力アップ

一人分166kcal　塩分1.9g

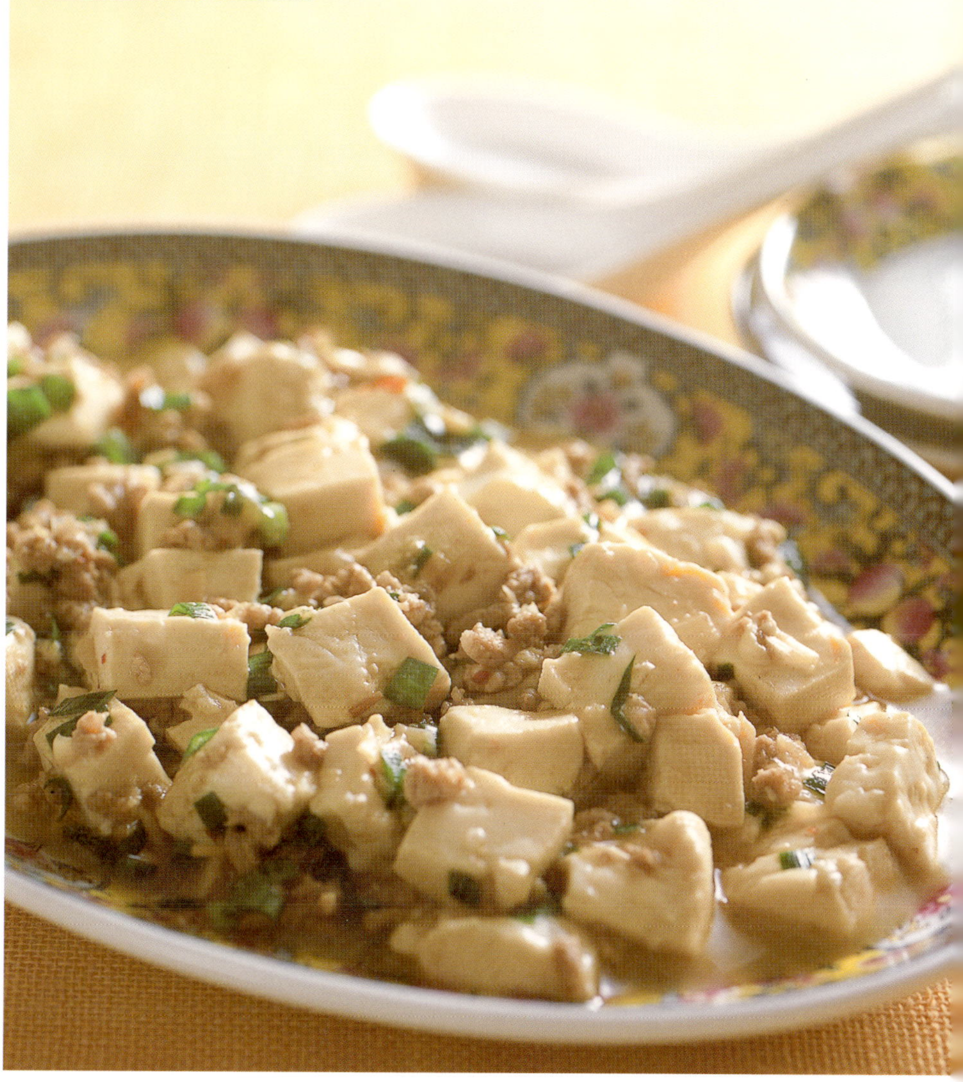

NO.6

味も見た目も上品な豆腐料理、バターのコクがアクセント

まさご豆腐

咀嚼しやすい　嚥下しやすい　骨をじょうぶに

Cooking Advice

あっさりシンプルで上品なだし風味に、とろみとバターのコクが生きているので、塩分が少なめでも充分おいしくいただけます。たらこの代わりに、辛子明太子を使ってもおいしいでしょう。

作り方

1. 豆腐は水きりをして、食べやすい大きさに切る。
2. たらこはうす皮に切れ目を入れ、中身をしごき出す。だし汁を少し入れてほぐす。
3. Ⓐを煮たて、1を入れて煮る。
4. 3に2を入れ、煮たったら水とき片栗粉を回しかけて、バターを加える。
5. 小口に切ったねぎをちらす。

材料（2人分）

もめん豆腐	½丁
たらこ	25g
だし汁	小さじ1
Ⓐ だし汁	½カップ
Ⓐ 酒・みりん	各小さじ2
Ⓐ しょうゆ	小さじ1
片栗粉	小さじ1
バター	10g
万能ねぎ	2本

一人分136kcal　塩分1.1g

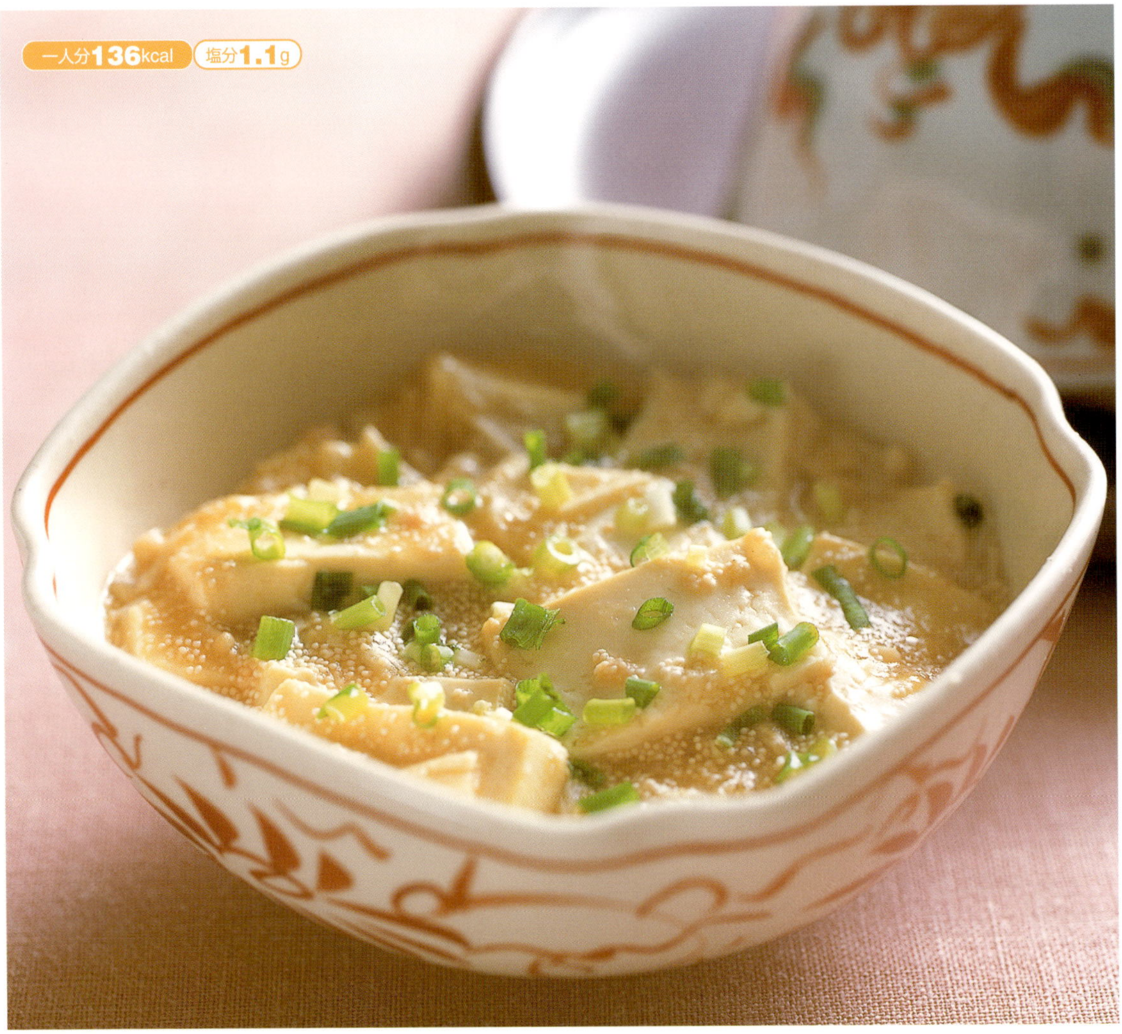

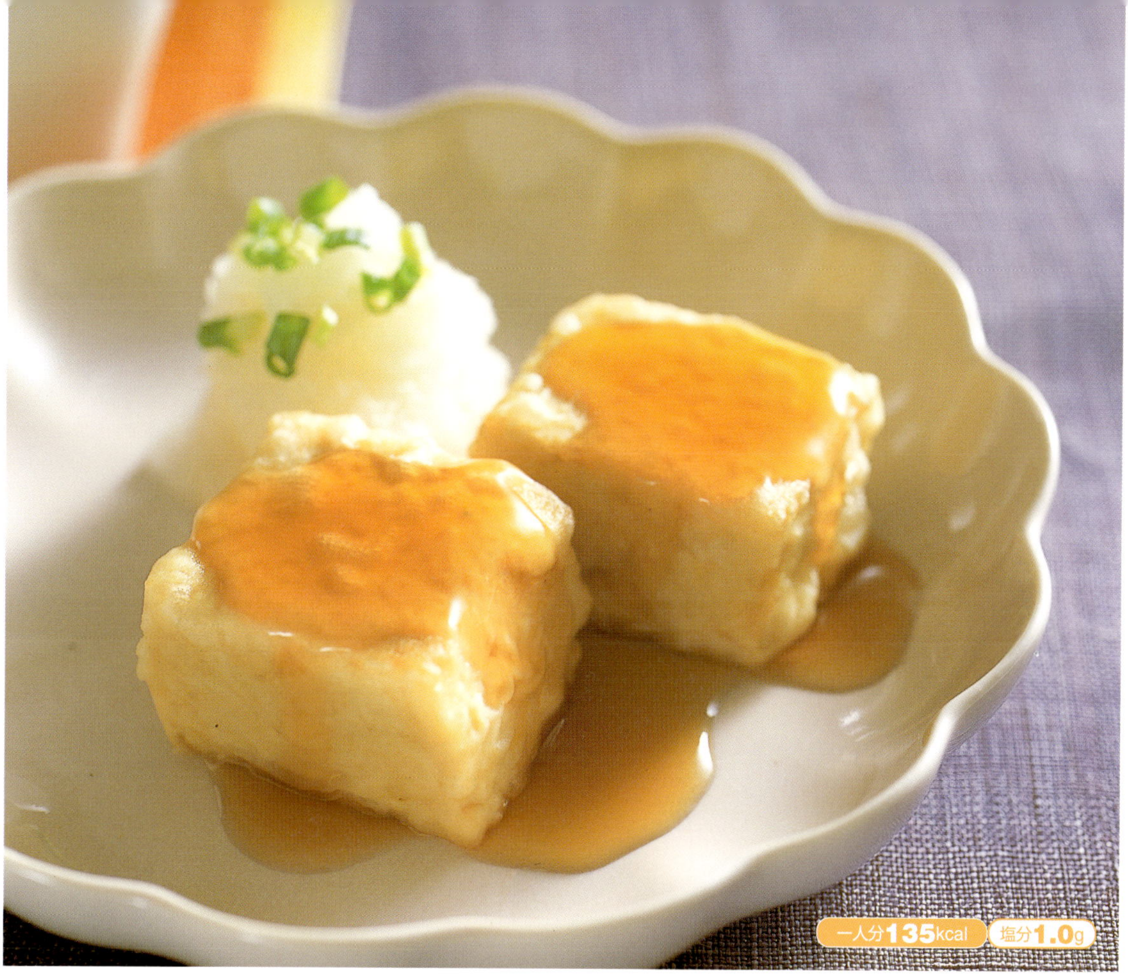

一人分135kcal　塩分1.0g

ふわっと揚げて、おろしを添えれば、おいしさも食べやすさも倍増

NO.7

揚げだし**豆腐**

咀嚼しやすい　嚥下しやすい　骨をじょうぶに

Point 切った豆腐に、小麦粉をまぶす

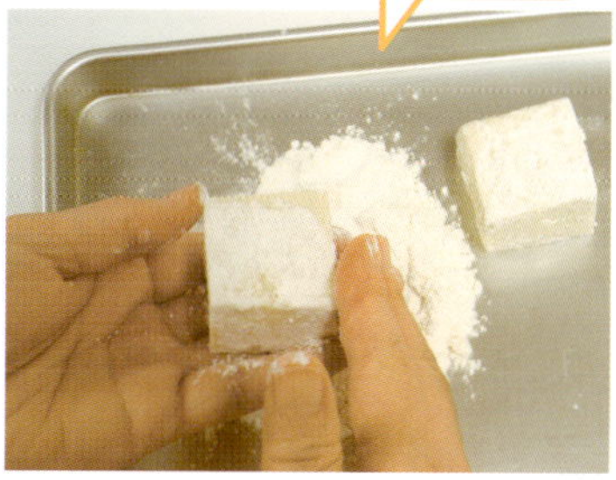

作り方

1. 豆腐は水をきり、4等分に切る。
2. キッチンペーパーで水分をふき取り、小麦粉をつける。
3. 170度の油で、かりっと揚げる。
4. 温めた天つゆに水とき片栗粉を入れ、とろみをつける。
5. 3を器に入れて4をかけ、大根おろしとねぎを添える。

材料（2人分）

もめん豆腐	½丁
小麦粉	適量
揚げ油	適量
天つゆ（市販のもの）	大さじ4
片栗粉	少々
大根おろし	80g
万能ねぎ（小口切り）	少々

Cooking Advice

水きりした豆腐に小麦粉をつけて、油でかりっと揚げました。とろみのついただしのうまみと、揚げることで出たコクを楽しむ一品です。大根おろしを添えて、さっぱりと。野菜をたっぷりのせて、あんかけにしてもいいですね。

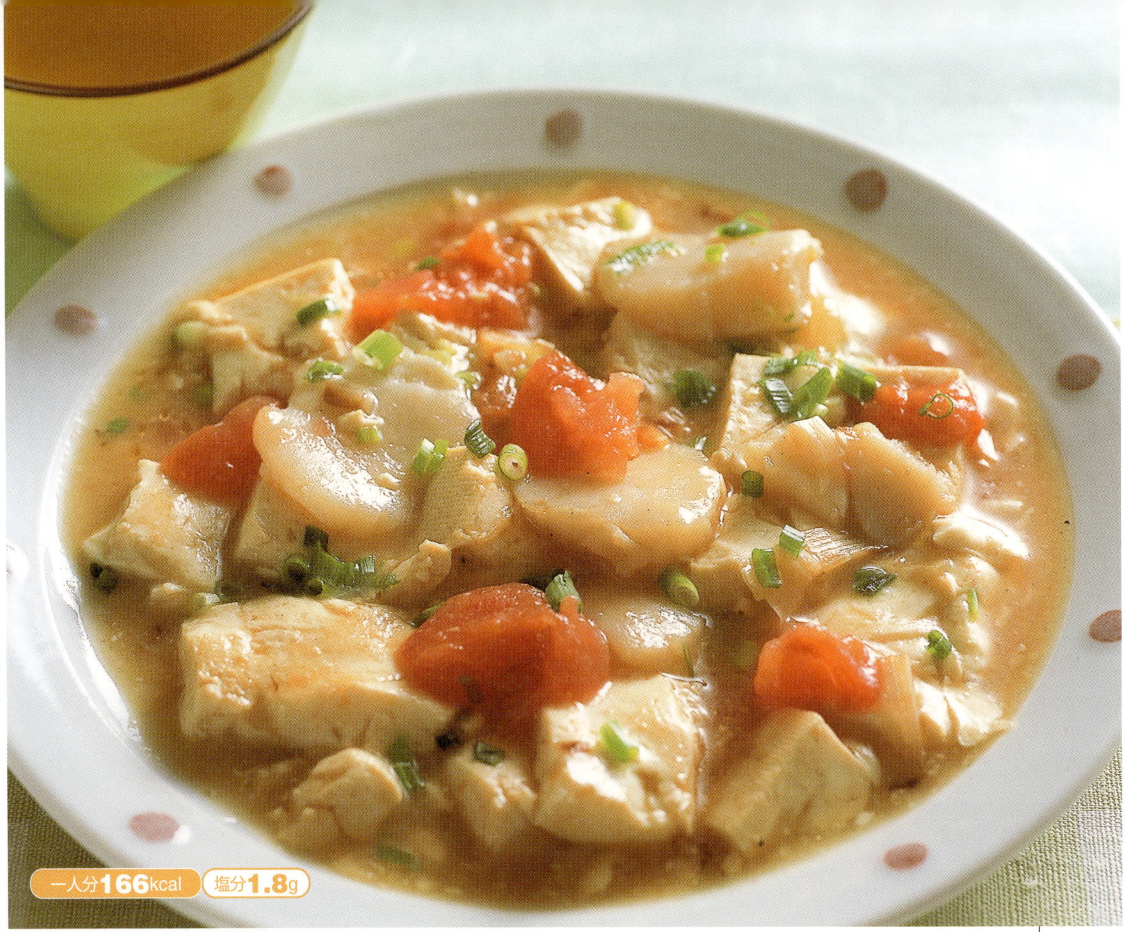

NO.8

豆腐とトマトの炒め物

とろみが決め手の中華は食べやすさ抜群、
トマトの酸味を楽しんで

咀嚼しやすい　嚥下しやすい　免疫力アップ　血圧を適正に

＊＊材料（2人分）

もめん豆腐	½丁
トマト（湯むきしたもの）	½個
ほたて貝柱	2個
酒	小さじ1
塩	少々
片栗粉	少々
万能ねぎ・しょうが（粗切り）	各10g
サラダ油	大さじ1
Ⓐ チキンスープ	1カップ
Ⓐ 酒	小さじ1
Ⓐ 塩	少々
Ⓐ しょうゆ	小さじ1
片栗粉	小さじ2
ごま油	少々
万能ねぎ	2～3本

作り方

1. 豆腐は水きりして、1㎝厚さに切る。
2. トマトは小さめのくし形に切る。
3. ほたて貝柱は薄く切り、酒と塩をふる。
4. Ⓐの調味料を混ぜておく。
5. 中華鍋に油を熱し、ねぎとしょうがを炒め、2を入れてさっと炒め、4を入れる。煮たったら、1と片栗粉をまぶした3を入れ、ふたたび煮たったら水とき片栗粉を回しかけ、ごま油を入れる。
6. 小口に切ったねぎをちらす。

Cooking Advice ！注意

豆腐とトマトを炒めた、中華風メニュー。ねぎとごま油の香りが、食欲をそそります。ほたてはやわらかい食材ですが、嚥下《えんげ》しにくい人には薄切りにして出すといいでしょう。トマトの赤い色素成分はリコピンといい、強い抗酸化作用を発揮します。油で調理することで、さらに吸収率がアップ！

咀嚼しやすい
嚥下しやすい

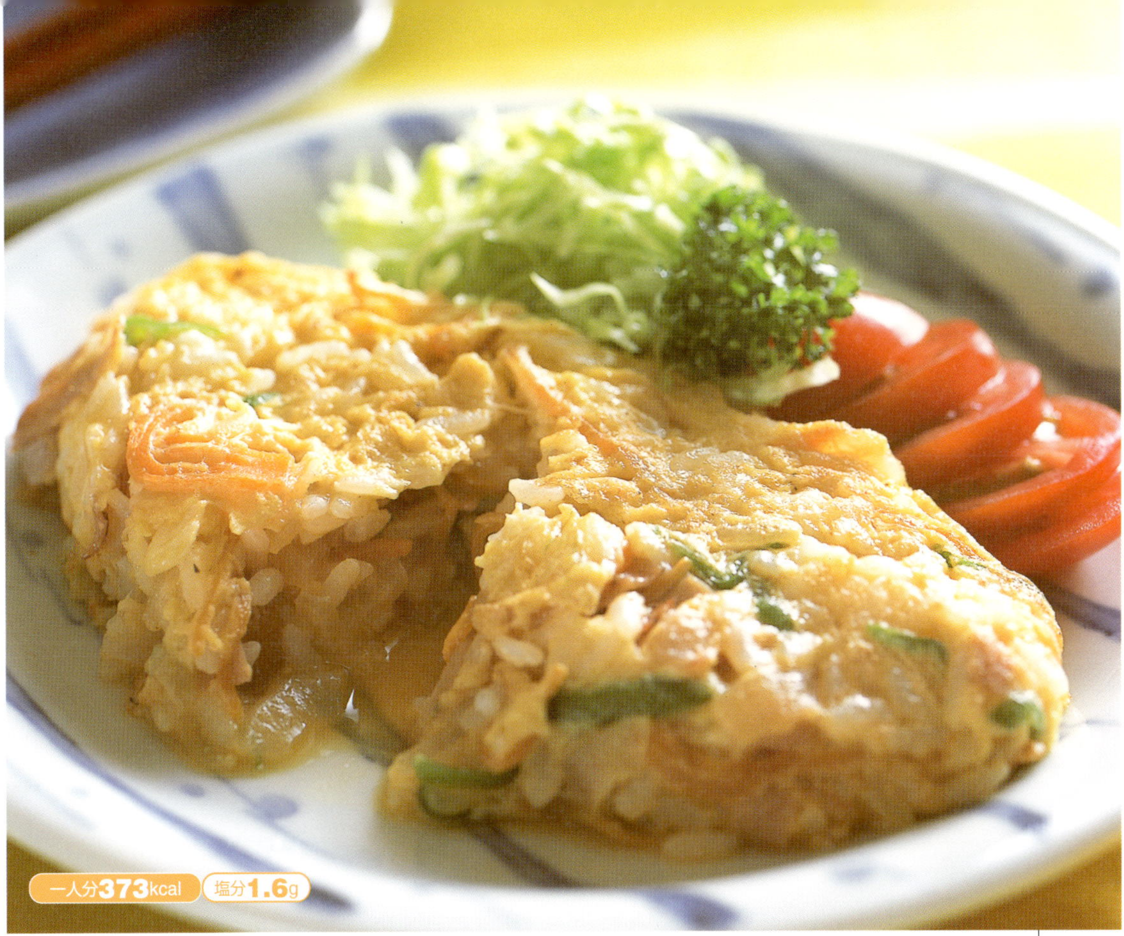

一人分373kcal　塩分1.6g

NO.9

ご飯入りオムレツ

とろっと半熟卵でとじて、オムライスとはちょっと違うおいしさ

咀嚼しやすい
嚥下しやすい
免疫力アップ
血液サラサラ

＊＊材料（2人分）

	玉ねぎ	80g
	にんじん	20g
	ピーマン	1個
	サラダ油	大さじ½
	ご飯	100g
Ⓐ	ピザ用チーズ	30g
Ⓐ	生クリーム	大さじ2
Ⓐ	卵	2個
Ⓐ	塩	小さじ⅓
Ⓐ	こしょう	少々
	バター	10g
	トマト（湯むきしたもの）	100g
	レタス	60g
	パセリ	少々

作り方

1. 玉ねぎは薄切り、にんじん、ピーマンは千切りにする。
2. 鍋に油を熱し、玉ねぎ、にんじん、ピーマンを炒めて、ボウルにあける。
3. 2にご飯とⒶを入れて混ぜる。
4. フライパンにバターをとかし、3の半量を入れて混ぜ、半熟状のオムレツを作る。
5. レタスは千切り、トマトは薄切りにする。
6. オムレツと5を盛りつける。好みで、パセリを添える。

Cooking Advice 注意

ライスを卵でとじた、オムライス風オムレツ。オムライスのように卵のクレープで包まないので、手間いらずで食べやすいのがメリットです。卵を半熟に焼くことで、のどごしがよくなります。飲み込みにくい人は、さらにあんをかけてもいいでしょう。

Point

といた卵と材料に、ご飯を加えて混ぜる

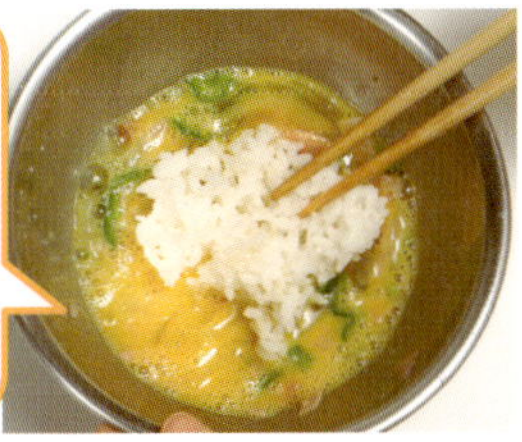

NO.10

ココット

半熟の卵を落として……
具だくさんの食べるスープ

嚥下しやすい
免疫力アップ
血圧を適正に

＊＊材料（2人分）

玉ねぎ	½個
トマト（湯むきしたもの）	½個
キャベツ	2枚
オリーブ油	大さじ½
ブイヨン	1½カップ
塩・こしょう	各少々
卵	2個
粉チーズ	少々

作り方

1. 玉ねぎは薄切りにする。トマトは粗みじんに切る。キャベツは細く切る。
2. オリーブ油で玉ねぎをよく炒め、トマトも加えてブイヨンを入れ、煮たったらキャベツを入れてさらに4〜5分煮たら、塩・こしょうで味を調える。
3. 器に入れ、卵を落としてオーブントースターで4〜5分焼く。
4. 好みで粉チーズをふる。

Cooking Advice 注意

ココットは、野菜スープに卵を落として、オーブントースターで焼いただけの簡単料理。お好きな野菜を、それぞれに食べやすく切って入れましょう。卵も半熟にして、のどごしよく。手軽で立派なおかずにもなる洋風スープです。

一人分153kcal　塩分1.9g

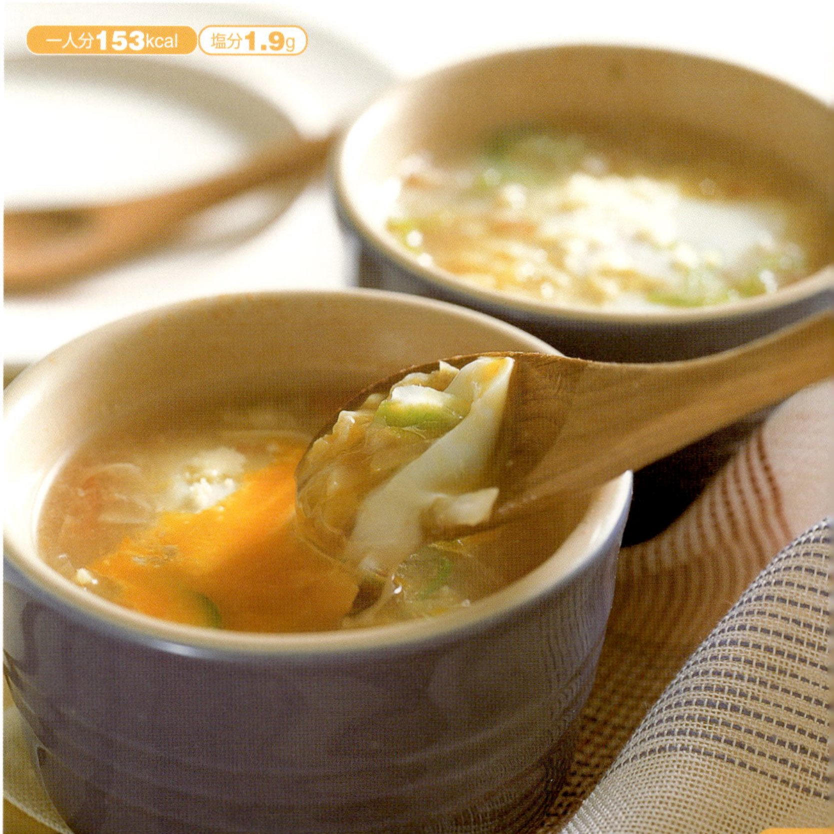

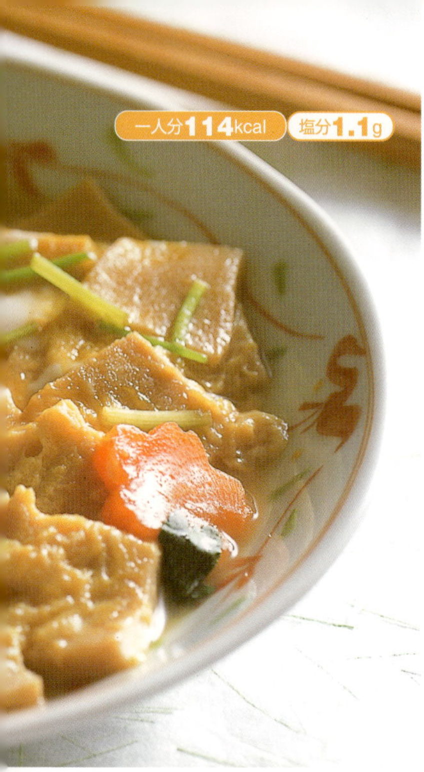

一人分114kcal　塩分1.1g

NO.11

高野豆腐の卵とじ

やわらかく煮て、卵でとじて……
家庭のぬくもりが伝わる煮物メニュー

咀嚼しやすい
骨をじょうぶに
免疫力アップ

＊＊材料（2人分）

高野豆腐		1枚
にんじん		30g
みつば		20g
だし汁		1カップ
Ⓐ	砂糖	大さじ1½
	しょうゆ	小さじ1
	塩	小さじ⅕
卵		1個

咀嚼しやすい

嚥下しやすい

NO.12

豆腐の田楽

みそをトロリとかけて焼くだけ、素《そ》朴《ぼく》だけれどおいしい田舎料理

咀嚼しやすい
嚥下しやすい
低カロリー
骨をじょうぶに

＊＊材料（2人分）

もめん豆腐 ……………… 1/2丁
Ⓐ
- みそ ……………… 大さじ2
- 砂糖 ……………… 大さじ2
- みりん ……………… 大さじ1
- だし汁 ……………… 大さじ3

サラダ油 ……………… 少々
白いりごま・さんしょう … 各適宜

作り方

1. 豆腐は水きりをして、2cm厚さに切る。
2. Ⓐを合わせて、とろっとするまで煮つめる。
3. オーブントースターにアルミホイルをしいて、油を薄く塗り、水分をふき取った豆腐を並べて、2を上にかけて3〜4分焼く。
4. 好みで、いりごま、さんしょうなどを飾る。

Point

豆腐をキッチンペーパーなどで包み、重しをのせて水きりする

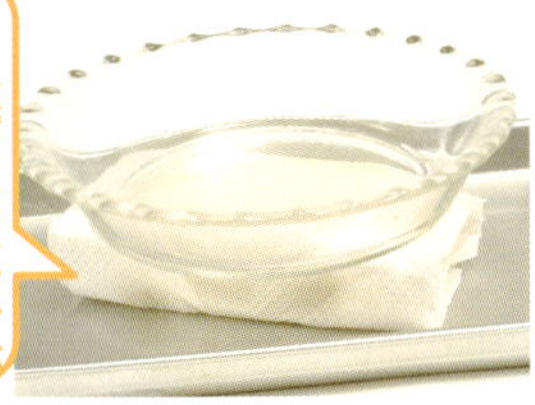

Cooking Advice
注意

水きりした豆腐を、オーブントースターで焼くだけの簡単メニュー。煮つめてとろみを出したみそだれが、口あたりをまろやかにします。日本の誇る発酵食品であるおみそには、ビタミン類や有機酸がたっぷり。さまざまな生活習慣病を予防・改善します。赤みそ、白みそ、信州みそなど、好みものをアレンジして味わいましょう。

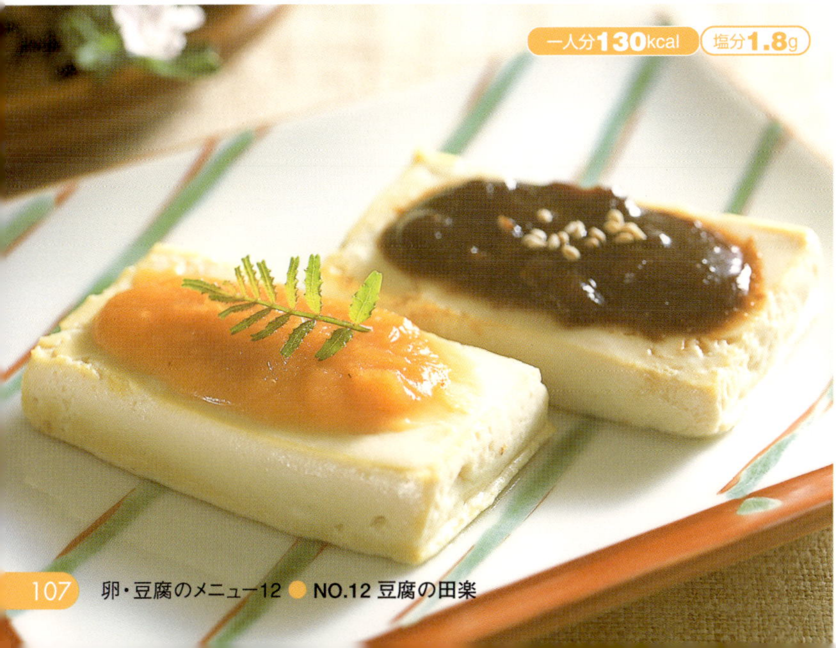

一人分130kcal　塩分1.8g

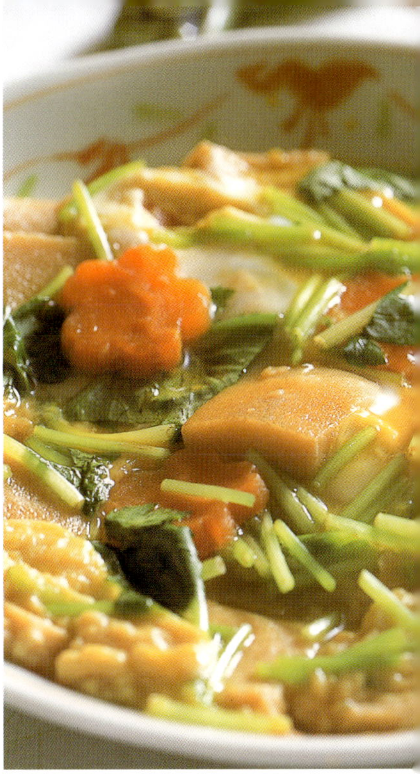

作り方

1. 高野豆腐はもどして、色紙切りにする。
2. にんじんは花形に抜いて薄く切り、ゆでておく。みつばは1cm長さに切る。
3. だし汁にⒶを入れ、煮たてて1を入れ、さらに弱火で7〜8分煮る。
5. にんじんを入れ、とき卵を回しかけて、半熟状になったらみつばをちらす。

Cooking Advice

高野豆腐の煮物を、半熟の卵でとじて食べやすくしました。豆腐をいちど凍らせてから乾燥させて作る高野豆腐には、たんぱく質やカルシウム、鉄分がたっぷり詰まっています。だしでもどしても、豊富な栄養分はそのまま。やわらかく煮てから使いましょう。しっかり汁をふくんで、ジューシーなおいしさです。

PART.6

ご飯・めん・汁物&おやつのメニュー15

おなかも満足、元気の出るエネルギー源

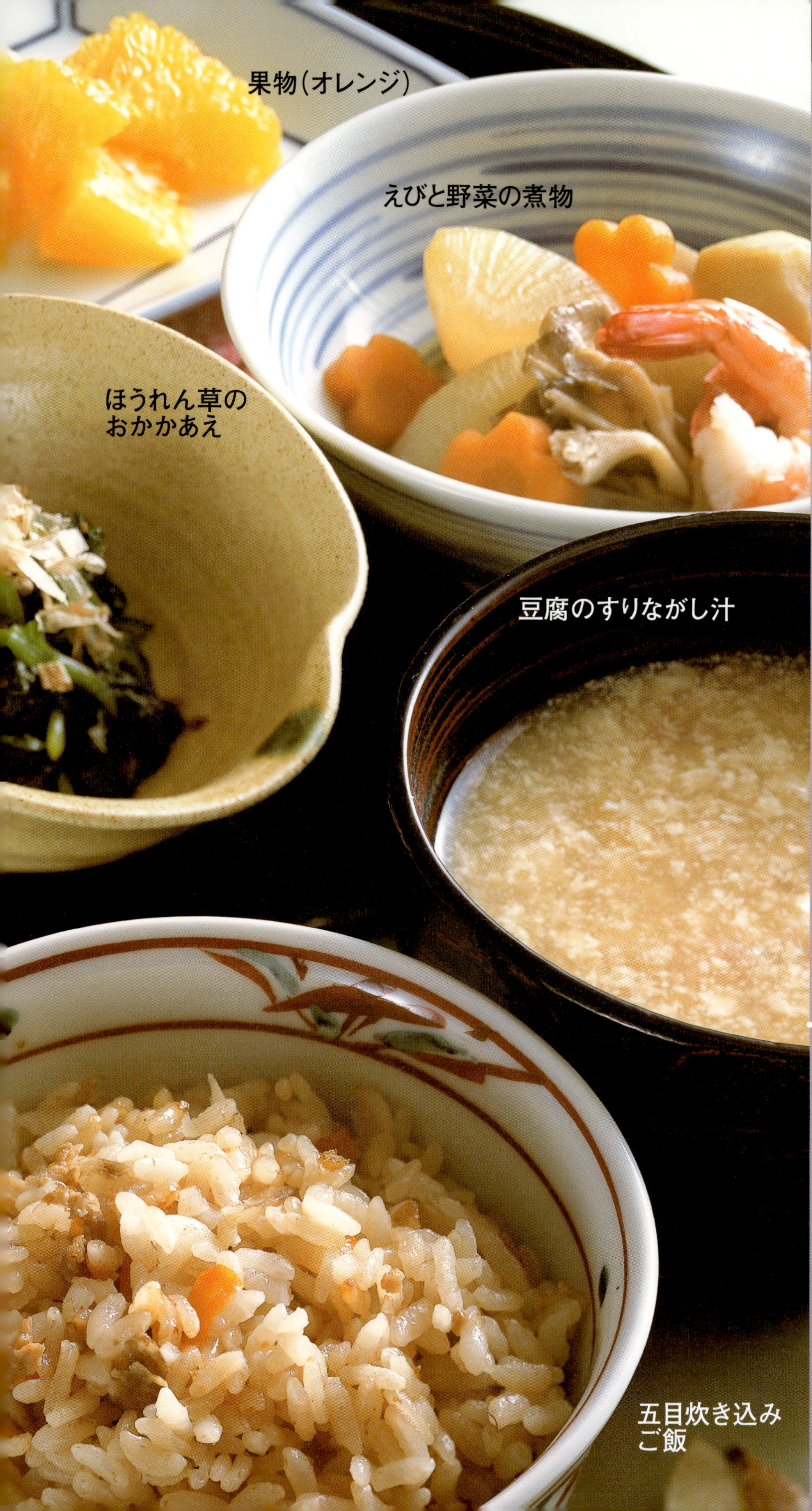
果物（オレンジ）
えびと野菜の煮物
ほうれん草のおかかあえ
豆腐のすりながし汁
五目炊き込みご飯

ご飯やめん類といった炭水化物を献立の主役にすると、つい食べすぎてしまいがちです。野菜が不足しないように気を配りましょう。季節の食材を入れた炊き込みご飯なら、品数はそれほど必要ありませんし、食卓が華やかになって家族の会話もはずみます。

NO.1 五目炊き込みご飯の献立

●五目炊き込みご飯 ●えびと野菜の煮物 ●ほうれん草のおかかあえ
●豆腐のすりながし汁 ●果物(オレンジ)

ほうれん草のおかかあえ

材料(2人分)

- ほうれん草……120g
- Ⓐ だし汁……¼カップ
- Ⓐ しょうゆ・酒……各小さじ1
- かつおぶし……少々

作り方

①ほうれん草はゆでて水けをしぼり、小さく切る。
②①を、Ⓐでかるく煮る。
③かつおぶしをかける。

豆腐のすりながし汁

材料(2人分)

- もめん豆腐……⅓丁
- しょうが(みじん切り)……少々
- だし汁……1½カップ
- 塩……小さじ¼
- しょうゆ……少々
- 片栗粉……小さじ1
- ごま油……少々

作り方

①だし汁にしょうがを入れて温め、塩・しょうゆで調味する。
②①に豆腐を、手でくずしながら入れる。
③水とき片栗粉を回しかける。
④ごま油を入れる。

えびと野菜の煮物

材料(2人分)

- 里いも……2個
- 大根……100g
- にんじん……40g
- まいたけ……20g
- えび……4尾
- 酢……大さじ1
- にんじん……40g
- だし汁……1カップ
- 砂糖・酒……各大さじ1
- 塩……小さじ¼
- しょうゆ……大さじ½

作り方

①里いもは一口に切り、面取りをする。大根も皮をむいて食べやすい大きさに切り、面取りをする。にんじんは皮をむいて型で抜き、薄く切る。まいたけは食べやすく裂く。
②①を、それぞれ2~3分下ゆでする。
③えびは背わたを取り、酢を入れた湯でさっとゆでて殻をむく。
④鍋にだし汁と②を入れ、5~6分煮る。砂糖、酒、塩を加えて、さらに7~8分煮る。
⑤しょうゆを加え、さらに4~5分煮る。
⑥③を入れ、温める程度に煮る。

一人分537kcal 塩分4.1g

五目炊き込みご飯

材料(2人分)

- うるち米……1合
- 水……1.5合
- にんじん・ごぼう……各20g
- 油揚げ……½枚
- えのきだけ……20g
- 鶏ひき肉……50g
- Ⓐ しょうゆ……大さじ½
- Ⓐ 酒……大さじ½
- 塩……小さじ⅓

作り方

①米は洗って、分量の水に漬けておく。
②にんじん、ごぼうは細いささがきにする。油揚げは細く切る。えのきだけは1cm長さに切る。
③②とひき肉にⒶを入れて混ぜ、下味をつける。
④①に塩を入れて混ぜ、③を上にのせて、混ぜないでふつうに炊く。
⑤炊き上がったら混ぜる。

果物(オレンジ)

作り方

①皮をむき、小さく切って盛りつける。

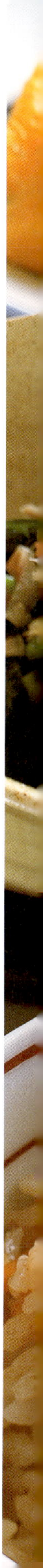

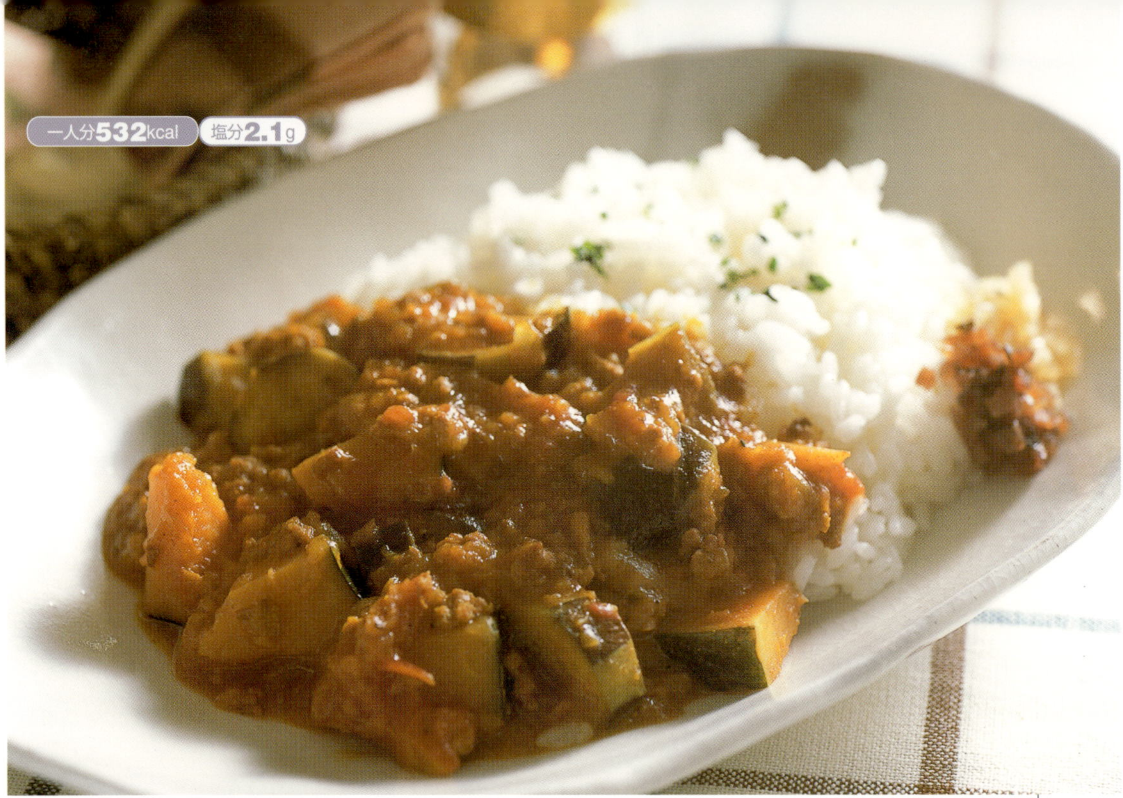

NO.2

夏野菜のカレー

玉ねぎとひき肉のとろみをじっくり引き出した、夏バテ解消メニュー

嚥下しやすい

血圧を適正に

免疫力アップ

＊＊材料（2人分）

玉ねぎ		100g
なす		1個
かぼちゃ		50g
あいびき肉		80g
黄パプリカ（みじん切り）		20g
Ⓐ	にんにく（みじん切り）	少々
	しょうが（みじん切り）	少々
サラダ油		大さじ1
Ⓑ	カレー粉	大さじ1
	小麦粉	大さじ1
ブイヨン		1½カップ
レーズン（みじん切り）		大さじ1
ケチャップ		大さじ1
ウスターソース		大さじ½
塩		少々
ご飯・バター		各適量
パセリ（みじん切り）		少々
福神漬け・らっきょう		各適量

作り方

①玉ねぎはみじん切りにする。

②なすとかぼちゃは一口に切る。

③鍋に油を熱し、①とⒶを少し色づくまでよく炒め、ひき肉とパプリカを入れて、さらに炒める。

④③にⒷを入れて炒め、ブイヨンとレーズンを加える。

⑤煮立ったらアクを取りながら、弱火で約5分煮る。

⑥②を加え、弱火で約10分煮込む。

⑦ケチャップとソース、塩で味を調える。

⑧ご飯にバターを混ぜ、パセリをちらしたバターライスに⑦を盛りつけ、好みで、みじん切りにした福神漬け、らっきょうを添える。

Cooking Advice

カレーといえば、じゃがいも、玉ねぎ、にんじんの定番野菜ももちろんおいしいのですが、季節ごとに旬の素材を取り入れても楽しいものです。野菜は食べやすい一口サイズに切り、ひき肉を使ってとろみを出しました。野菜の甘みにマイルドな辛さが、食欲をそそります。

NO.3

カツ丼

ボリューム感はそのまま、やわらかひき肉で食べやすく

咀嚼しやすい

免疫力アップ

**材料(2人分)

玉ねぎ(みじん切り)	100g
サラダ油	少々
やまいも	20g
豚ひき肉	100g
卵白	大さじ1
塩	小さじ¼
こしょう	少々
小麦粉・卵・パン粉	各適量
揚げ油	適量
Ⓐ だし汁	½カップ
Ⓐ 砂糖	小さじ2
Ⓐ しょうゆ	小さじ2
Ⓐ 酒	小さじ2
玉ねぎ	50g
卵	1個
みつば	10g
のり(細切り)	少々
ご飯	適量

Cooking Advice 注意 !

若いころよく食べた、大好きなカツ丼。たとえ歯が悪くてもおいしく食べられるよう、豚ひき肉にやまいもを入れ、メンチカツのように仕上げました。見た目はカツ丼そのものですが、そのやわらかさにびっくりすることでしょう。

作り方

❶玉ねぎは油で炒める。

❷やまいもは皮をむき、ゆでて裏ごしするか、スプーンの背でつぶす。

❸ひき肉に❶と❷、卵白、塩・こしょうを入れてよく混ぜる。

❹❸を2等分にして豚カツのように1cmくらいの厚さに形づくり、電子レンジで約3分半加熱して冷ます。

❺フライの要領で小麦粉、卵、パン粉の順に衣をつけ、170度の油で、表面をきつね色に揚げる。

❻玉ねぎ50gは薄切りにする。卵は割りほぐしておく。

❼みつばは2cm長さに切る。

❽鍋にⒶを煮立て、玉ねぎを入れてやわらかく煮る。

❾食べやすく切った❺を入れ、卵を回しかけて、半熟状で火を止める。

❿ご飯の上に❾を盛りつけ、のりをかける。

Point ひき肉に、マッシュしたやまいもを加える

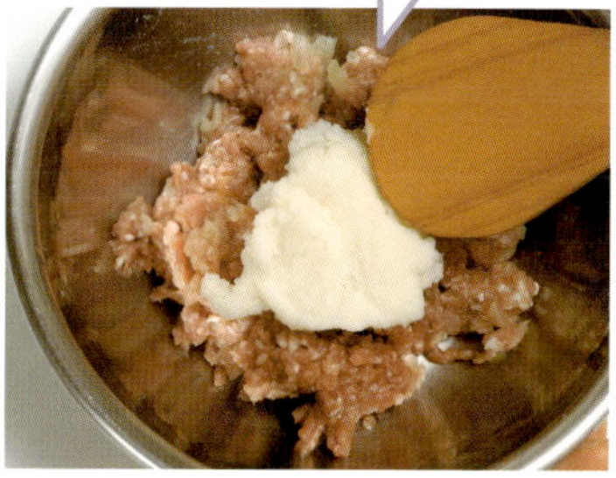

一人分588kcal　塩分1.6g

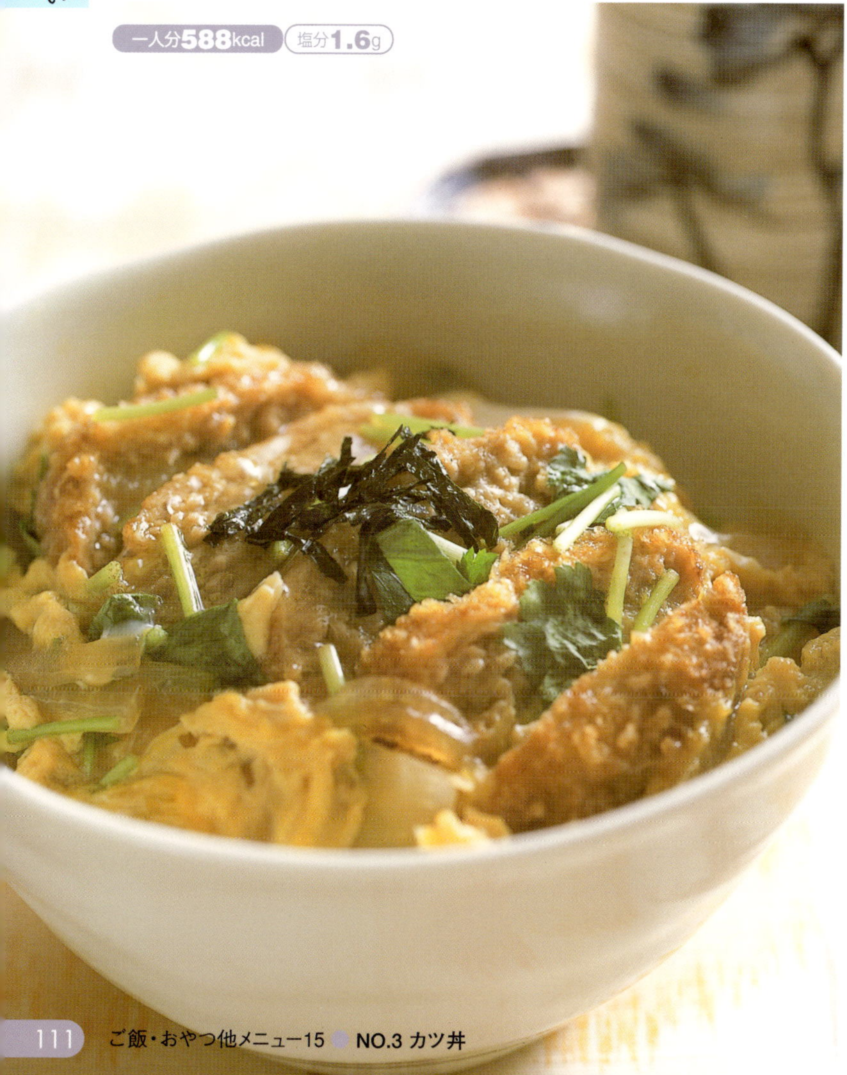

NO.4

小田巻き蒸し

やわらかく煮こんだうどんは、おなかにもやさしい

咀嚼しやすい

嚥下しやすい

血圧を適正に

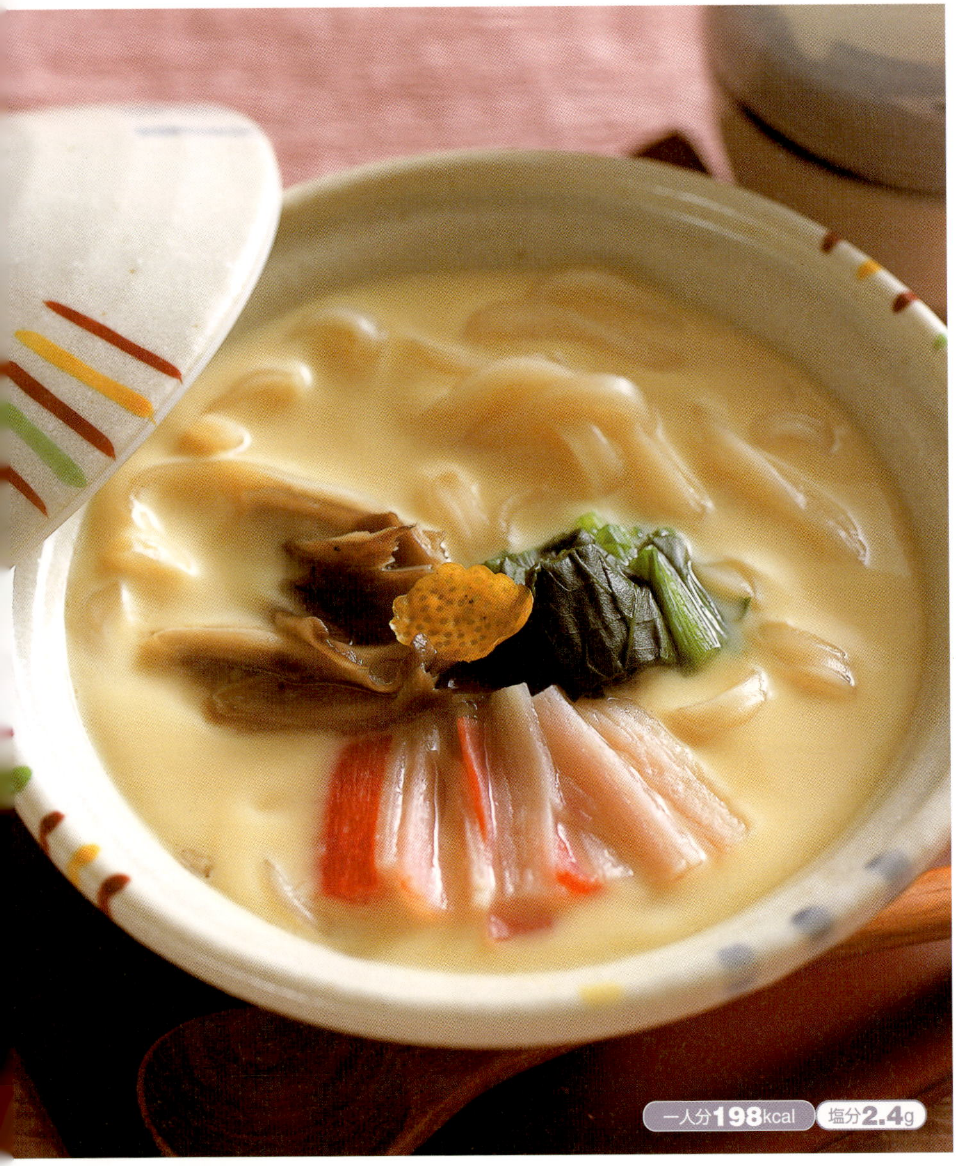

一人分198kcal　塩分2.4g

Point

うどんは、短めに切る

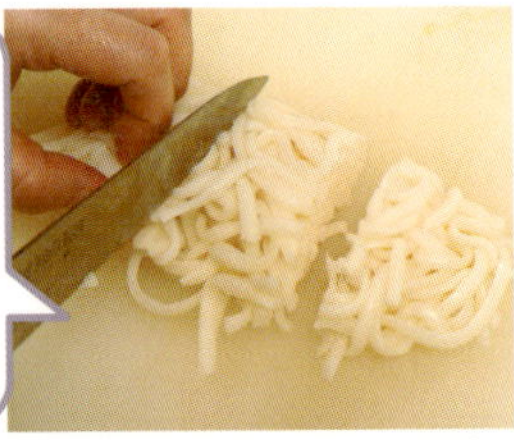

注意

Cooking Advice

小田巻き蒸しは、細いうどんを入れた茶わん蒸し。うどんを短く切れば、嚥下《えんげ》困難な人にも安心です。青菜類やきのこなど中に入れる材料は、お好みのものをどうぞ。冷めてもおいしく食べられます。

作り方

1. うどんは短く包丁で切り、湯通しをして水けをきり、しょうゆをかけて混ぜておく。
2. Ⓐを混ぜ合わせて、こす。
3. ほうれん草はゆでて水けをしぼり、細かく刻む。まいたけは小さく裂く。
4. 器に1を入れ、2の卵液を注ぎ、3、かにかまぼこを飾る。
5. 弱火で14～15分蒸す。好みで、ゆずを添える。

材料（2人分）

	うどん（細めん）	1玉
	しょうゆ	少々
Ⓐ	卵	2個
Ⓐ	だし汁	2カップ
Ⓐ	塩	小さじ½
Ⓐ	しょうゆ	小さじ1
	ほうれん草	50g
	まいたけ	20g
	かにかまぼこ	20g
	ゆず	少々

NO.5

三色そうめん

涼を呼ぶ夏の風物詩、うず巻き状にくるっと丸めて

咀嚼しやすい
嚥下しやすい
低カロリー

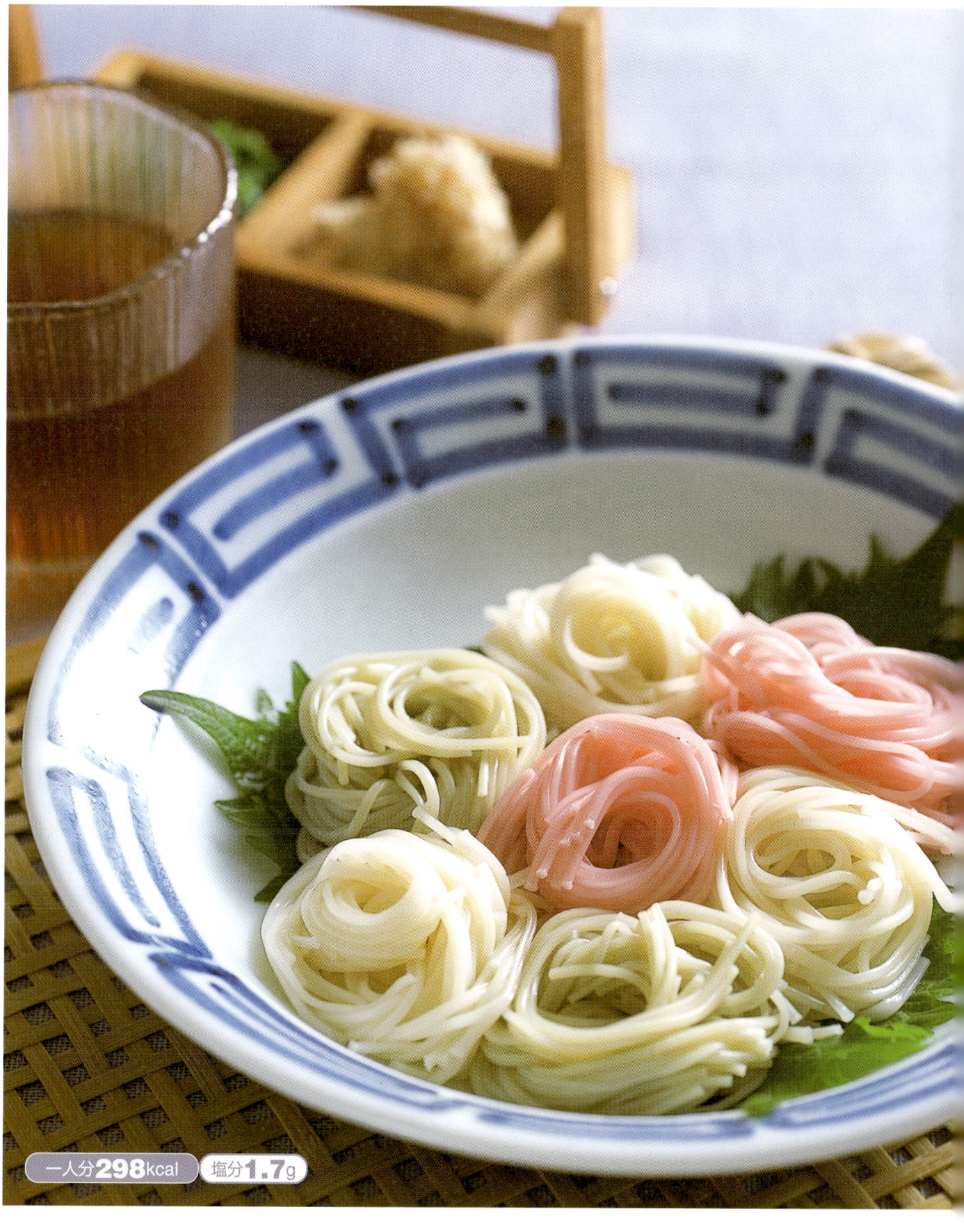

材料（2人分）

そうめん（梅・抹茶・卵）……各1束

Ⓐ
- だし汁……………1カップ
- しょうゆ………大さじ1½
- みりん………大さじ1½

薬味（万能ねぎ・青じそ・しょうが・みょうがなど）………各適量

作り方

1. 鍋にⒶを合わせて煮立て、冷ましておく。
2. そうめんはバラバラにならないように端を糸でしばり、指定の時間ゆでる。
3. 水にとってよく洗い、一口に食べやすく、くるくると巻く。
4. 1のめんつゆと、好みの薬味を添える。

Cooking Advice 注意 !

夏を彩るそうめんは、のどごしのさわやかさが身上です。**より食べやすくするために、くるっと丸めて食卓に**出しましょう。こんなちょっとした工夫が、**誤嚥《ごえん》を防いでくれます。**つけ汁は、ごまみそや梅味にするなどして、変化をつけるとよいでしょう。薬味も好みのものを添えて。

嚥下しやすい

NO.6

おでん

大根、はんぺん、がんもどき……やわらか素材にだしがたっぷりしみ込んで

低カロリー
血圧を適正に
免疫力アップ

＊＊材料（2人分）

- がんもどき ……………… 小2個
- さつま揚げ ……………… 2枚
- はんぺん ……………… 1枚
- 大根 ……………… 2切れ
- にんじん ……………… 40g
- 半熟卵 ……………… 1個
- 結び昆布 ……………… 2個
- Ⓐ
  - だし汁 ………… 3カップ
  - 塩 ………… 小さじ½
  - 酒・しょうゆ …… 各小さじ2
  - 砂糖 ………… 小さじ1

作り方

❶大根は3cm厚さに切り、かくし包丁を入れる。にんじんは輪切りにし、面取りをする。

❷さつま揚げとはんぺんは、食べやすい大きさにそぎ切りする。

❸Ⓐを合わせて調味し、❶と昆布を加えて、弱火で30分煮る。

❹残りの材料を加え、さらに20分煮る。最後に半熟卵を入れて、味をふくませる。

注意

Cooking Advice

だれにでも好まれるおでんは、冬の家庭料理の代表です。いつも食べているおなじみの具を弱火でじっくり煮こんで、体の芯《しん》から温まりましょう。大根はかくし包丁を入れる、面取りするなど、素材ごとに食べやすい工夫を。むせやすいゆで卵も半熟なら、のどをつるっと通ります。昆布は結ばない方が嚥下《えんげ》しやすくなります。

一人分233kcal　塩分2.7g

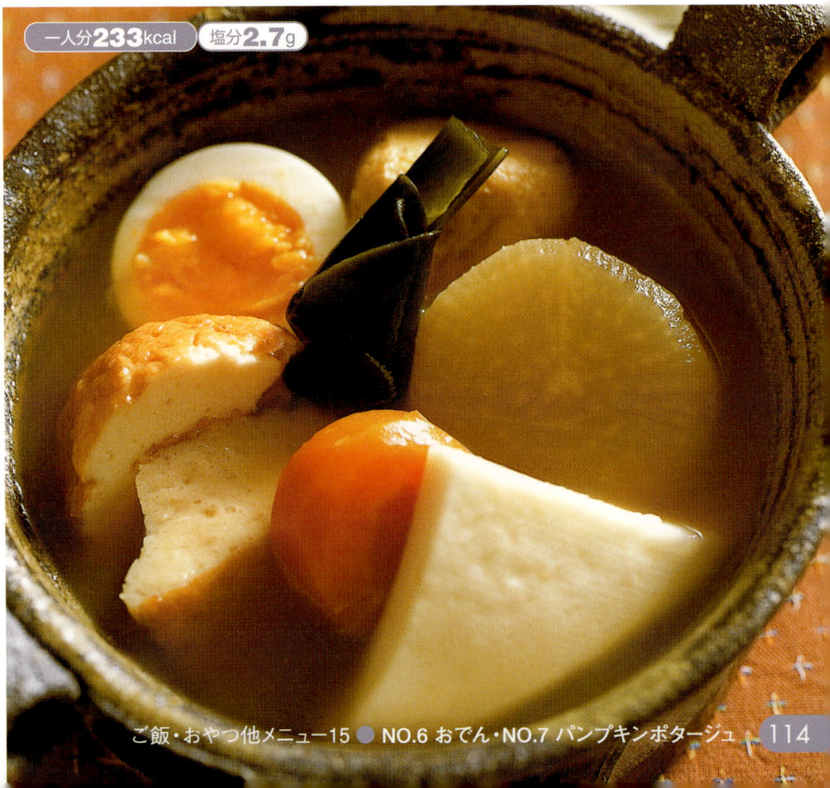

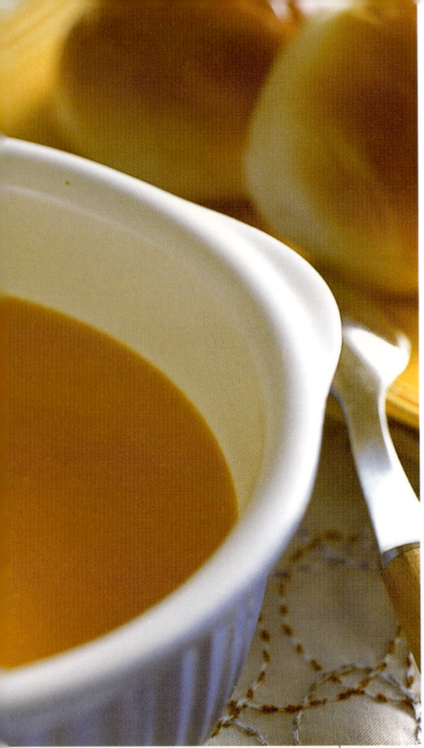

NO.7

パンプキンポタージュ

みそのかくし味でちょっと和風仕立て、残ったご飯もとろみづけに活躍

嚥下しやすい
免疫力アップ
血圧を適正に

＊＊材料（2人分）

- かぼちゃ ……………… 100g
- 玉ねぎ ……………… 30g
- ご飯 ……………… 20g
- だし汁 ……………… 1½カップ
- みそ ……………… 小さじ2
- 牛乳 ……………… ½カップ
- 生クリーム ……………… 大さじ2
- パセリ（みじん切り）……… 少々

NO.8

チャウダー

アメリカ版「家庭の味」は、とろみがやさしいミルク仕立て

嚥下しやすい　血圧を適正に　血液サラサラ　免疫力アップ

材料（2人分）

- ベーコン……1枚
- 玉ねぎ……40g
- にんじん……20g
- じゃがいも……1個
- キャベツ……1枚
- バター……小さじ2
- 小麦粉……大さじ1
- ブイヨン……1½カップ
- 牛乳……½カップ
- グリーンピース（冷凍）……少々

作り方

1. 材料はすべて1cm角の薄切りにする。
2. 鍋にバターを入れ、ベーコン、玉ねぎを炒めて、玉ねぎがすき通ってきたら小麦粉をふり入れ、焦がさないように炒める。
3. ブイヨンを加え、煮立ったらアクを取る。
4. 弱火にして、にんじんとじゃがいも、キャベツを加えて約10分煮る。
5. グリーンピースと牛乳を加える。

Cooking Advice　注意

チャウダーはアメリカ生まれのスープ。小さく切った野菜をミルク煮にして、食べやすくしました。嚥下《えんげ》機能に障害のある人には、グリーンピースをパセリのみじん切りで代用するなどしましょう。缶詰のあさりやハム、ツナ缶などなど……。好みの具を入れて、味の変化を楽しんでみては?

一人分163kcal　塩分1.3g

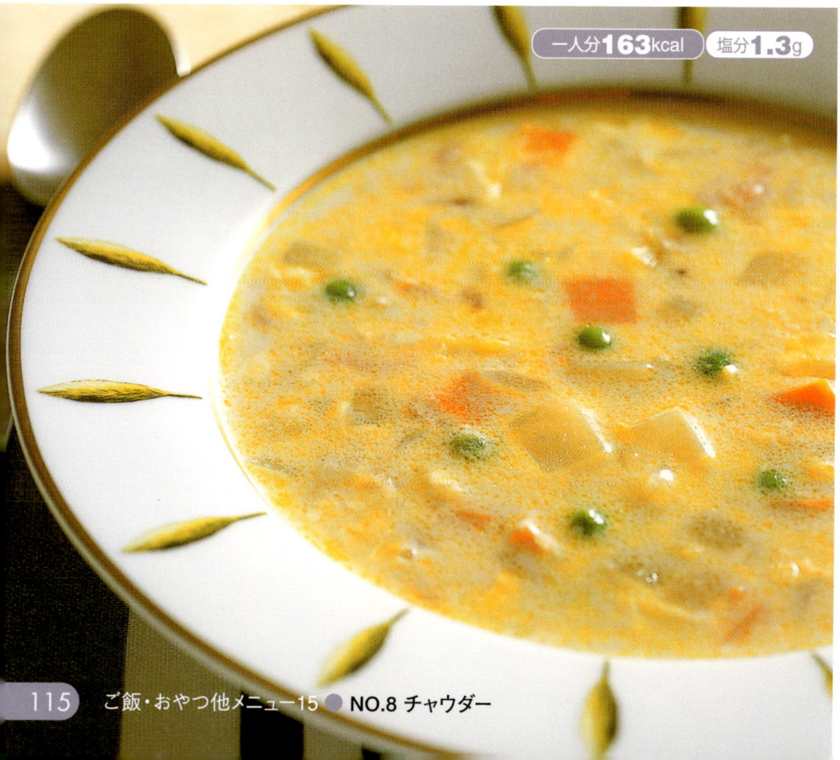

一人分177kcal　塩分0.8g

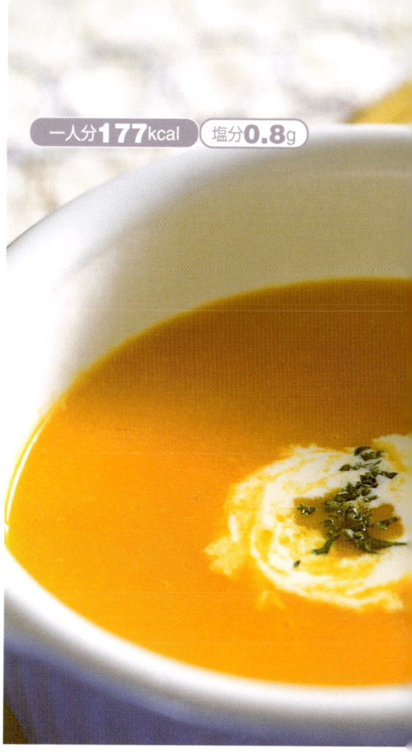

作り方

1. かぼちゃは皮をむき、1cm厚さに切る。玉ねぎは薄切りにする。
2. だし汁に1とご飯を入れ、弱火で約15分煮る。
3. さらに、みそを入れる。
4. 粗熱を取り、フードプロセッサーまたはミキサーにかける。
5. 鍋にもどし、牛乳を加えて温める。
6. 器に盛り、生クリームを入れ、パセリをちらす。

Point　ご飯を加えて煮ると、とろみが出る

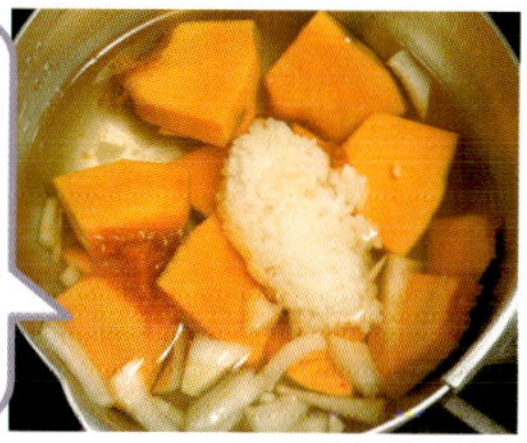

Cooking Advice

かぼちゃのみそ汁をそのままスープに変えて、和風味でいただきましょう。おなかにやさしいポタージュです。ご飯でとろみをつければ、食欲がないときにものどごしよく食べられます。少し冷たくしてもおいしいでしょう。

NO.9

豆腐白玉の小豆あんかけ

豆腐入りのやわらか白玉、ほんのりとした甘さに心も和む

一人分236kcal　塩分0.0g

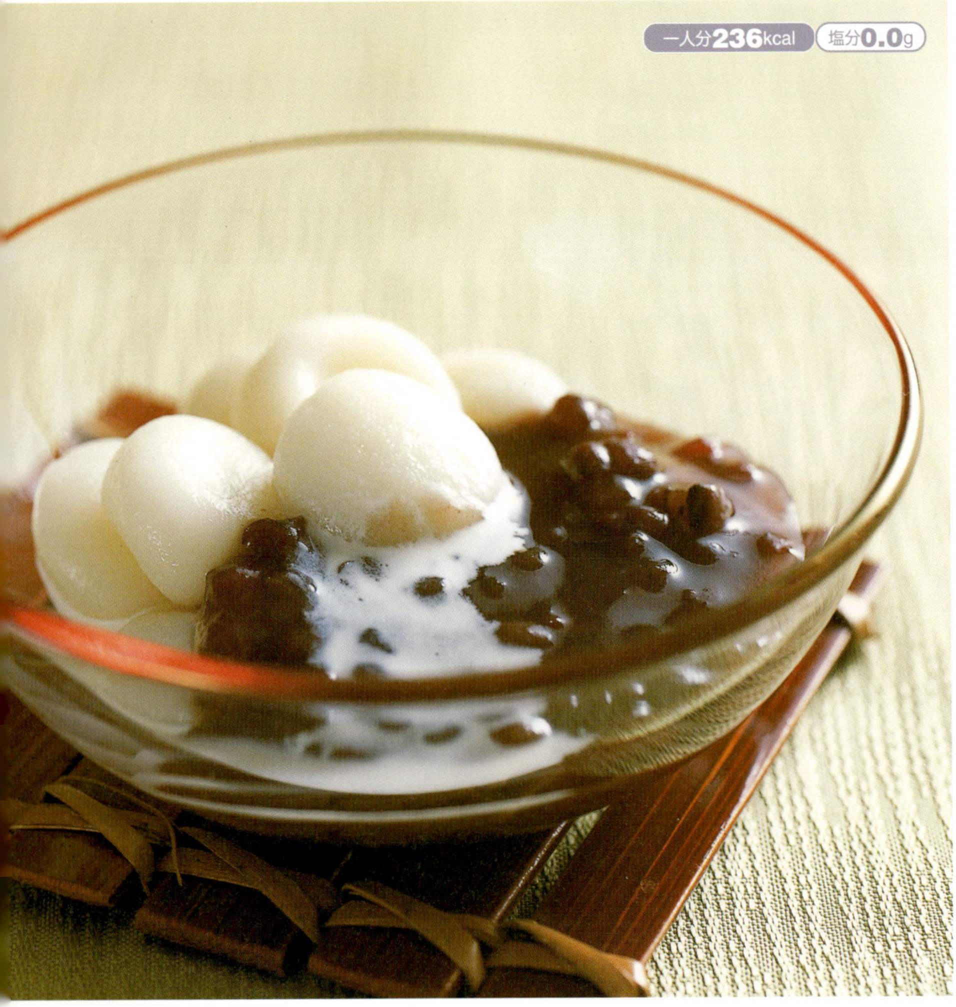

Point　上新粉と白玉粉は、半量ずつ混ぜる

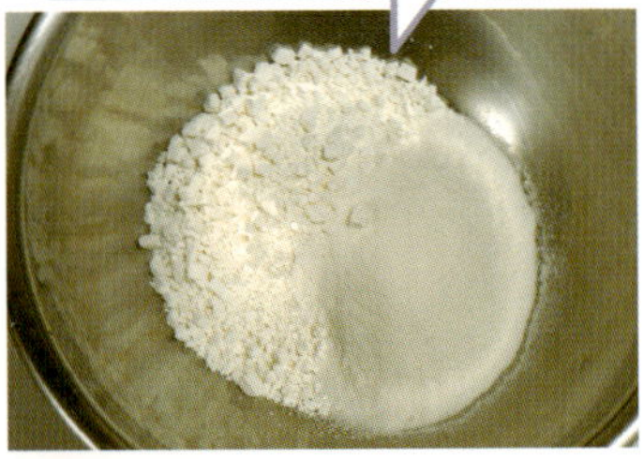

Point　豆腐を、手でくずしながら入れる

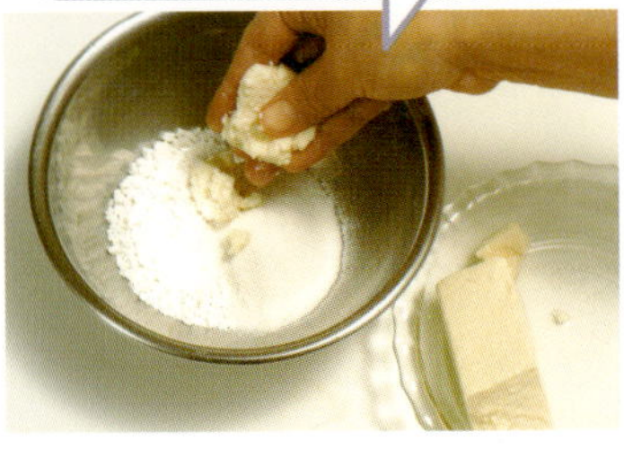

作り方

1. Ⓐをよく混ぜ、耳たぶくらいの硬さにする。
2. 一口大に丸めて湯に入れ、浮き上がるまで煮たら、水にとる。
3. 器に入れ、小豆あんをかける。好みで生クリームをかける。

咀嚼しやすい　嚥下しやすい　血圧を適正に

Cooking Advice

白玉だんごを食べやすく小さく丸めて、たまにはつぶした豆腐を入れてみましょう。白玉粉だけを使って作ると、口に入れたときにすべりがよすぎるので、上新粉を同量加えてみました。やわらかすぎない白玉だんごは、のどにもやさしいのです。

＊＊材料（2人分）

Ⓐ	上新粉	40g
	白玉粉	40g
	砂糖	大さじ1
	絹ごし豆腐	50g
	水	大さじ1〜2
	ゆで小豆（缶詰）	80g
	生クリーム	適量

NO.10

紅茶がたっぷりしみた
やわらかプラムでおいしく鉄分補給

コンポート

嚥下しやすい

血圧を適正に

免疫力アップ

材料（2人分）

干しプラム	8個
紅茶ティーバッグ	1個
湯	2/3カップ
ブランデー	大さじ1
黄桃・白桃（缶詰）	適量
ヨーグルト	1/4カップ
砂糖	小さじ2

作り方

1. 紅茶に分量の湯を注ぎ、ブランデーを入れる。
2. 1にプラムを浸し、ふたをして半日おく。
3. ヨーグルトと砂糖を混ぜる。
4. 2を器に入れ、3をかけて、一口に切った桃を添える。

Cooking Advice

プラムを温かい紅茶に漬けておくと、ふっくらやわらかになります。生クリームか、ヨーグルトをかけていただきましょう。干しプラムには、貧血を防ぐ鉄分がたっぷり。ビタミンCの多いフルーツと組み合わせるとより効果的です。また、腸内環境を整える食物繊維のペクチンも豊富ですが、有用菌を増やすヨーグルトをかければ、その効果も倍増です。

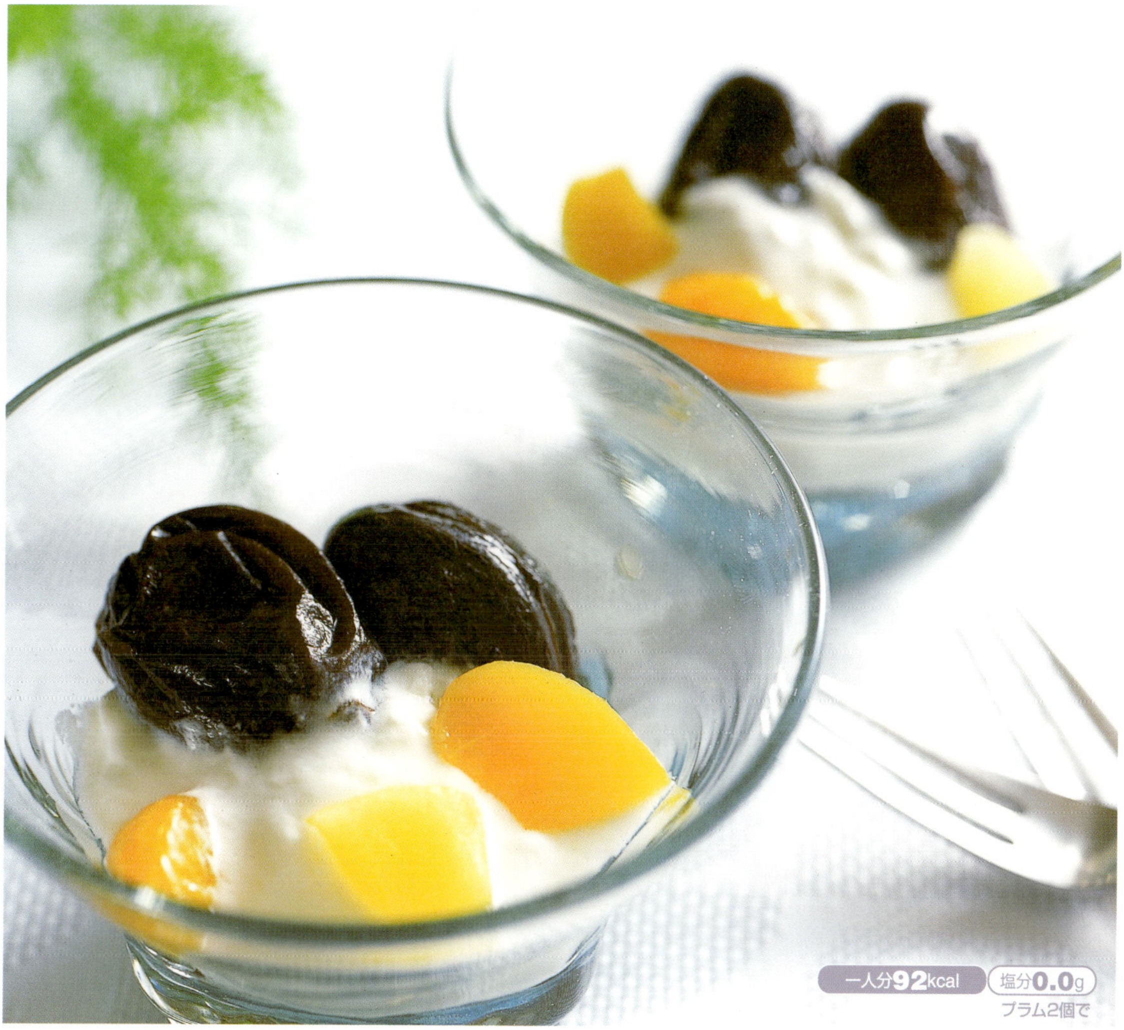

一人分92kcal　塩分0.0g
プラム2個で

NO.11

おはぎ

もち米から作ったような、やわらかい弾力感にびっくり

血圧を適正に

骨をじょうぶに

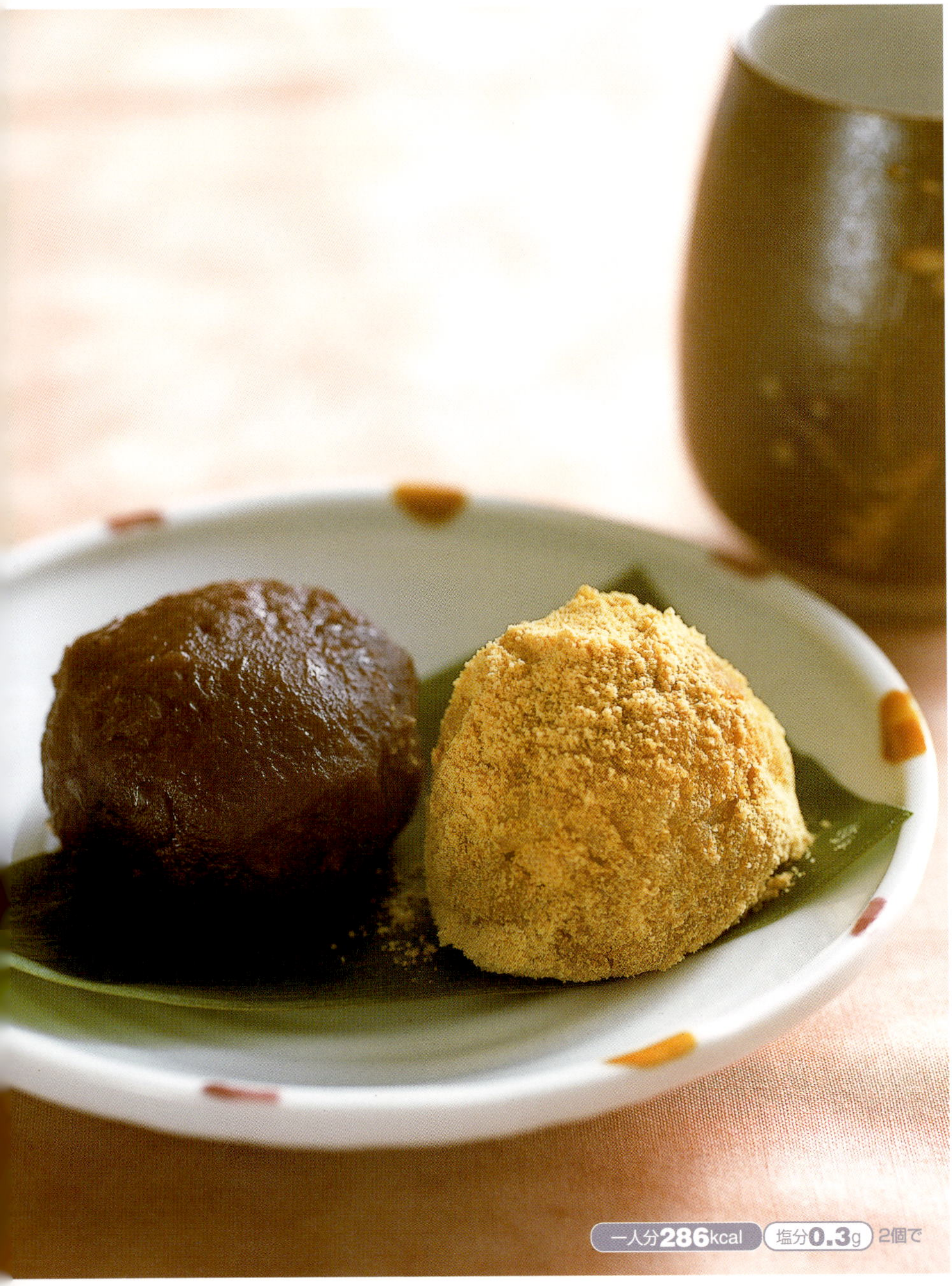

一人分286kcal 塩分0.3g 2個で

注意

Cooking Advice

おもちは、のどに詰まるのが心配ですが、このおはぎは、うるち米をついて作ったもの。ゼラチンパウダーを入れ、倍量の水で炊いたご飯なら、のどごしがよくて、まるでもち米のような食感です。小さめににぎって、より食べやすくしましょう。

作り方

❶うるち米は洗って、分量の水とゼラチンパウダーを入れる。スイッチを入れる前によく混ぜ、ふつうに炊く。

❷炊き上がったら、塩を加えてすりこぎでつぶす。

❸❷を10個に分けてにぎり、半分は小豆あんで包む。

❹もう半分は、ご飯を延ばしてあんを入れて包み、Ⓐをまぶす。

＊＊材料（8～10個）

うるち米		1合
水		2合
ゼラチンパウダー		1袋（5g）
塩		小さじ⅓
小豆あん（市販のもの）		300g
Ⓐ	きな粉	大さじ3
Ⓐ	砂糖	大さじ2
Ⓐ	塩	少々

NO.12

クレープのオレンジソースかけ

ふんわりクレープに、オレンジソースの風味がさわやか

咀嚼しやすい

免疫力アップ

一人分280kcal　塩分0.2g

材料（5～6枚）

小麦粉	40g
砂糖	大さじ1
卵	1個
牛乳	1/2カップ
生クリーム	小さじ2
サラダ油	小さじ2
オレンジ	1/2個分
オレンジジュース	2/3カップ
バター	5g
コーンスターチ	小さじ2
オレンジキュラソー	少々

作り方

1. 小麦粉と砂糖はふるっておく。
2. 卵を割りほぐし、牛乳、生クリームを加えて混ぜる。
3. 1に2を少しずつ入れ、ダマができないように混ぜる。サラダ油小さじ2を入れて混ぜ、30分休ませる。
4. フライパンを熱してサラダ油少々を薄くぬり、3を薄焼き卵の要領で、両面焼く。
5. オレンジは皮をむき、小さく切る。
6. オレンジジュースを煮たてて5を入れ、水でといたコーンスターチでとろみをつける。
7. さらに、バターとオレンジキュラソーを入れる。
8. 4を盛りつけ、7のオレンジソースをかける。

Point

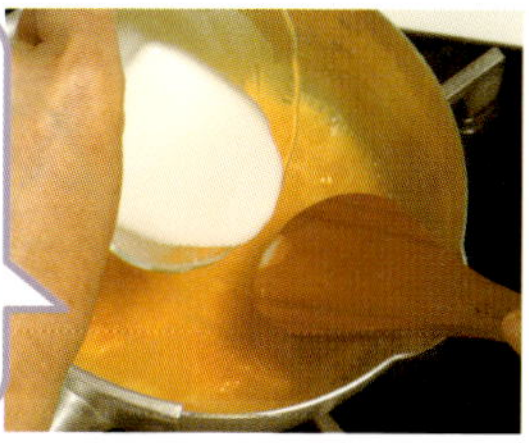

オレンジに、水でといたコーンスターチを加える

Cooking Advice

薄く焼いたクレープに、ほのかな酸味のあるオレンジソースをかけました。ソースにコーンスターチを加えてとろみをつけることで、のどごしがよくなります。市販のオレンジジュースの代わりに、生のオレンジをしぼった果汁を使ってもいいでしょう。ビタミンCがとれます。

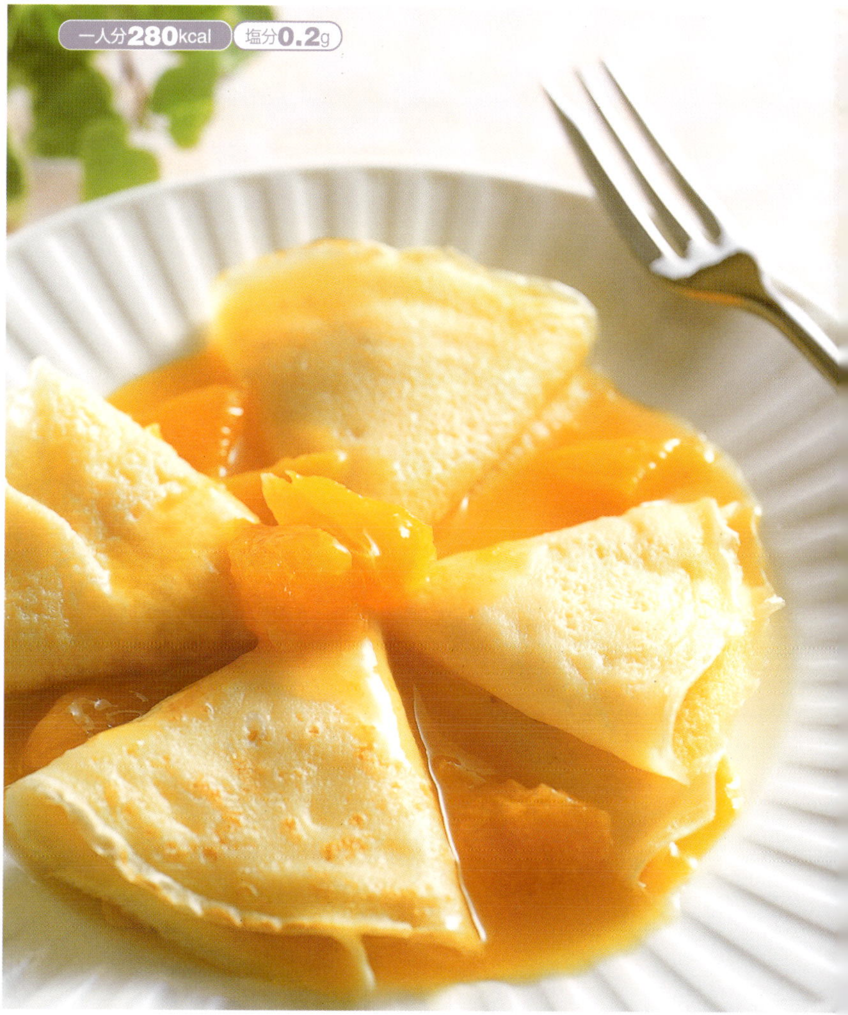

NO.13

さつまいもの茶きんしぼり

なめらかなさつまいもに、バター風味でちょっぴり洋風アレンジ

咀嚼しやすい
免疫力アップ

＊＊材料（2人分）

さつまいも	100g
砂糖	20g
バター	10g
ぬれ甘納豆、またはレーズン	10粒

作り方

1. さつまいもは皮をむいて薄切りにし、やわらかくゆでて、水けをきる。
2. スプーンの背でつぶし、砂糖を加えて、水分を飛ばす。
3. さらに、バターを加えて混ぜる。
4. ガーゼに3をとり、甘納豆を入れて、小さい茶きんにする。

注意

Cooking Advice !

昔なつかしいおやつ、さつまいも。ただふかしただけではのどに詰まりやすく、**だ液が出にくい人には、むせてしまう**心配もあります。そこで、ひと手間かけて食べやすく。**つぶして相性のいいバターを加え、なめらかに**しました。小さなサイズの茶きんしぼりにして、かわいらしく。

一人分157kcal　塩分0.1g

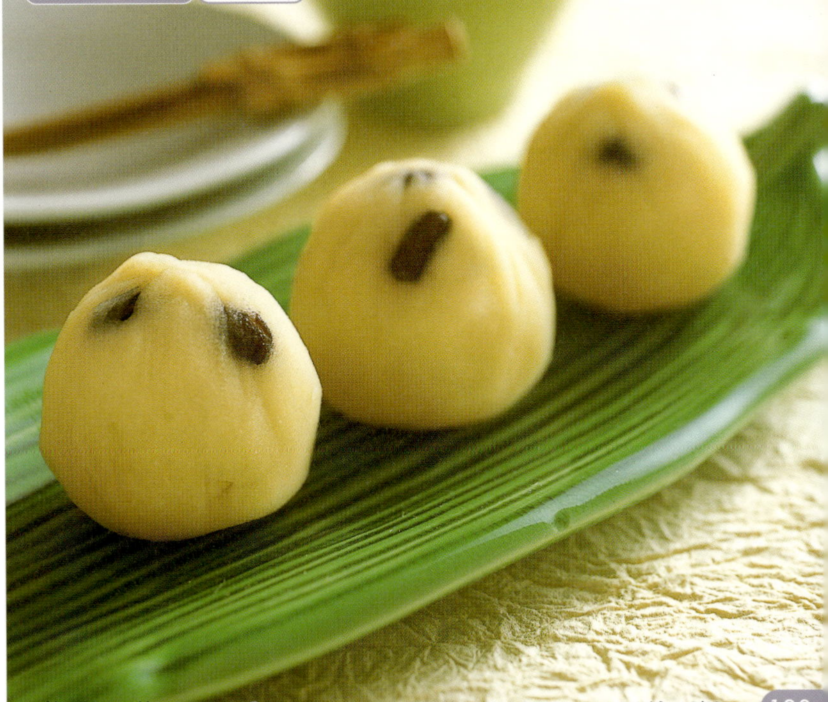

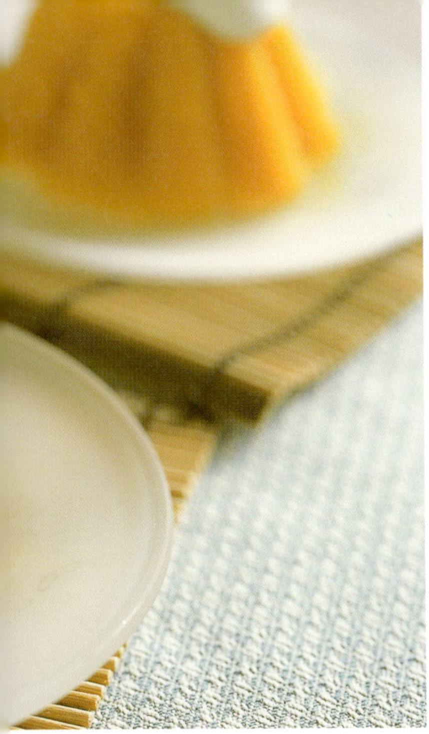

NO.14

かぼちゃゼリー

かすかに残るつぶつぶ感で、食べごたえ満点！「元気」のゼリー

咀嚼しやすい
免疫力アップ

＊＊材料（2人分）

ゼラチン		小さじ2
水		大さじ2
Ⓐ	水	1カップ
	砂糖	30g
かぼちゃ		100g
ブランデー		少々
Ⓑ	生クリーム	1/4カップ
	砂糖	小さじ2

NO.15

かるかん

純白の肌にふかふかの食感は、まるで雪のよう

咀嚼しやすい

免疫力アップ

材料（2人分）

11×11×4cmの流し缶

上新粉	50g
やまいもパウダー	10g
水	30cc
砂糖	80g
水	45～50cc
ぬれ甘納豆	少々

作り方

1. やまいもパウダーに30ccの水を入れ、混ぜる。
2. ①に、砂糖を2～3回に分けて混ぜながら入れる。
3. さらに、分量の水を少しずつ加えて混ぜる。
4. ③に上新粉を加え、へらでよく混ぜて、さらにぬれ甘納豆を入れてかるく混ぜる。
5. 流し缶に入れ、蒸し器で15～20分蒸す。
6. 食べやすい大きさに切る。

Point

水でやまいも粉を練り、砂糖と上新粉を加える

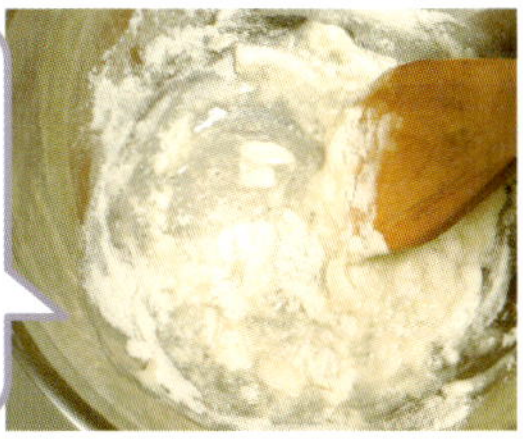

Cooking Advice 注意

かるかんは、やまいもで作る鹿児島名物の蒸し菓子。ふわっとした口あたりと雪のような白さが上品ですが、甘納豆を入れてアクセントを加えてみました。やまいもの代わりにやまいもパウダーを使えば、手がかゆくなる心配もありません。

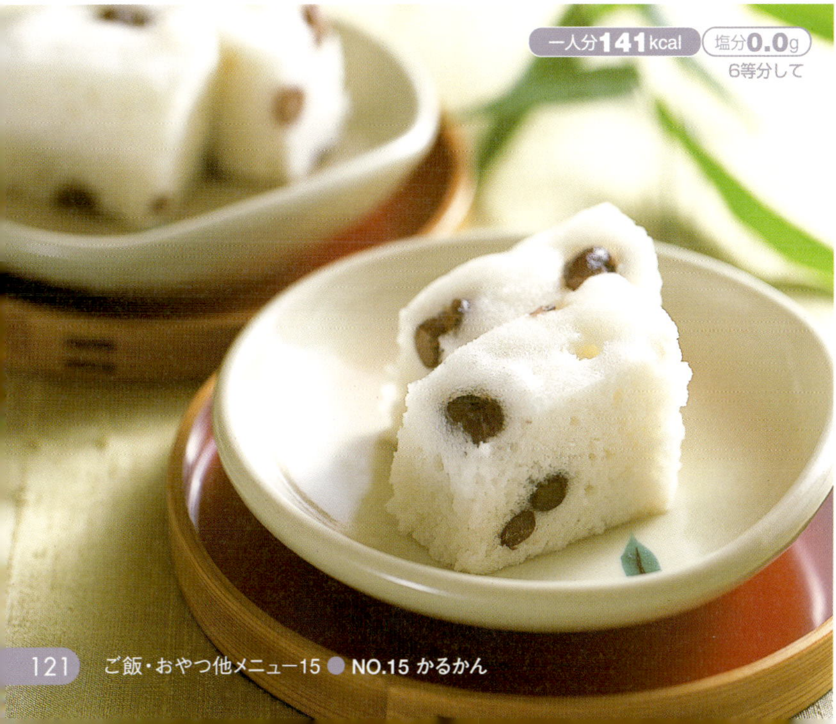
一人分141kcal
塩分0.0g
6等分して

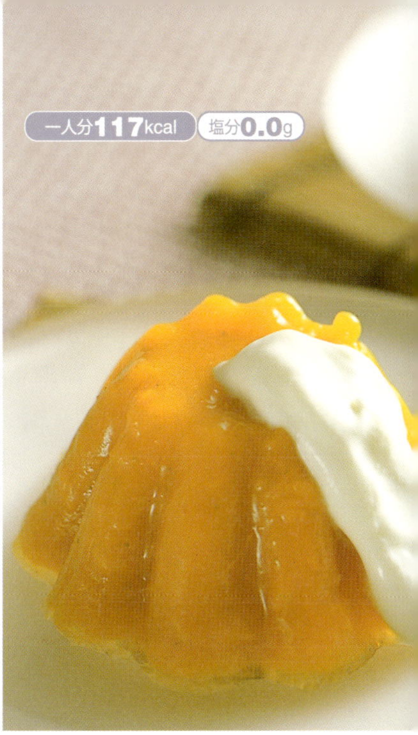
一人分117kcal
塩分0.0g

作り方

1. ゼラチンは、分量の水に浸す。
2. かぼちゃは皮をむき、電子レンジで約2分加熱してスプーンの背でつぶす。
3. Ⓐを煮たて、砂糖がとけたら火を止める。
4. ③に、①を入れてとかす。
5. ゼラチンがとけたら、②とブランデーを入れてよく混ぜる。
6. 型に入れ、冷やす。
7. 器に移し、ホイップしたⒷをかける。

Cooking Advice

かぼちゃは、さつまいもと同じく使用範囲が広い食材。自然な甘みを生かして、おかずだけでなくデザートにもぜひ活用しましょう。ヨーグルトをかければさっぱりと、のどごしもよくなります。代わりに生クリームを使ってもよいでしょう。

手軽で便利、
市販の介護食カタログ

毎日の介護食作りは大変。介護する側も体調が悪かったり、疲れたりすることもあるものです。そんなときには、市販の介護食品を利用するのもおすすめです。食事だけでは補いきれない栄養素を補ったり、料理に取り入れて品数を増やすなど、上手に利用したいもの。たまには、ゆとりの時間をもつのもいいでしょう。

とろみ調整剤

とろみ食も ゼリー食も、 風味を損なわず 簡単に

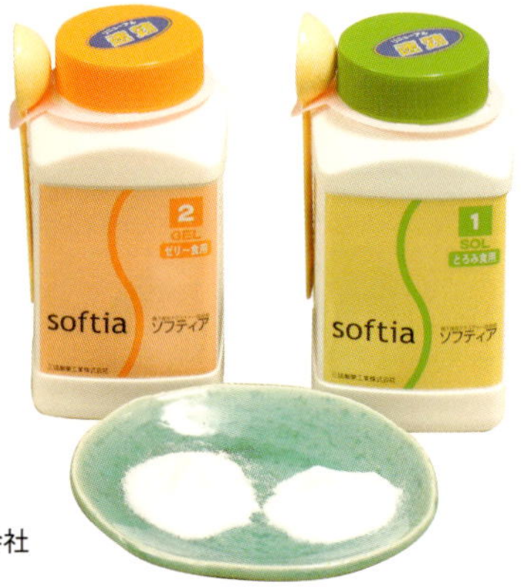

ソフティア2GEL (ゼリー食用)
1本(250g)
¥2,200 (税別)
●ニュートリー株式会社

ソフティア1SOL (とろみ食用)
1本(200g)
¥1,500 (税別)
●三協製薬工業株式会社

右:液体食品に、べたつかず、やさしいとろみがつけられる。たっぷり入ったボトルタイプ。左:ゼラチンゼリーのような、より硬めのテクスチャーになり、液体にもミキサー食にも使える。温めてもとけないから、みそ汁やスープにも最適。

1日に必要なたんぱく質やビタミン、ミネラルなどをバランスよくとれる総合栄養ドリンクは、流動食の人だけでなく、食事が偏りがちな人にも。デザート作りに利用するのもおすすめです。

外食のときにも 手軽に、 飲み込みやすく

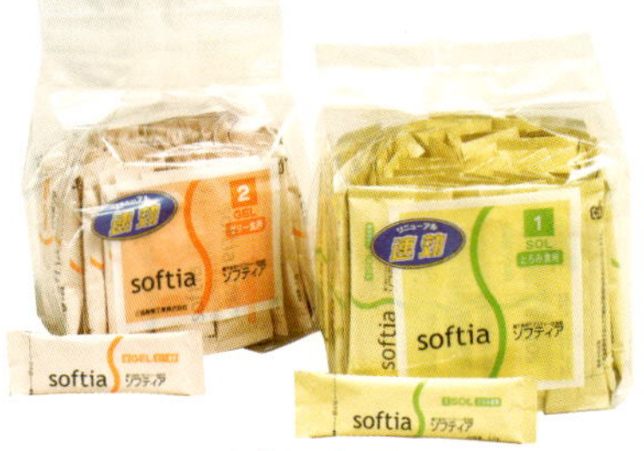

ソフティア2GEL(ゼリー食用)
1パック(1.5g×50包)
¥1,300 (税別)
●ニュートリー株式会社

ソフティア1SOL(とろみ食用)
1パック(3g×50包)
¥1,300 (税別)
●三協製薬工業株式会社

こちらは、携帯に便利なスティック分包タイプ。

安定したとろみで、 時間がたっても 冷凍してもO.K.

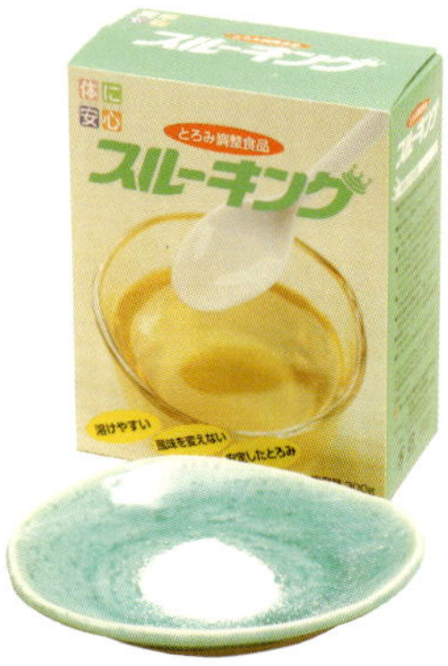

スルーキング
1箱(300g)**¥1,500**
●キッセイ薬品工業株式会社

とけやすく、飲み物やペースト状にした食品に安定したとろみがつけられる。食品の種類や温度を選ばない。冷凍保存しても、常温にもどせばそのまま使える。専用のスプーンつき。

リキッドだから、 ダマができずに 調整も簡単

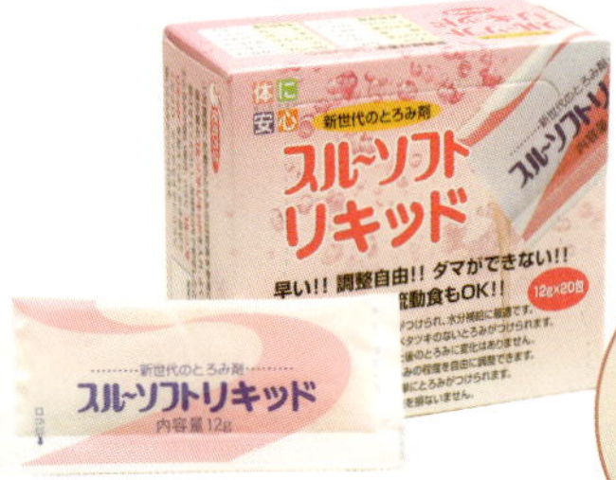

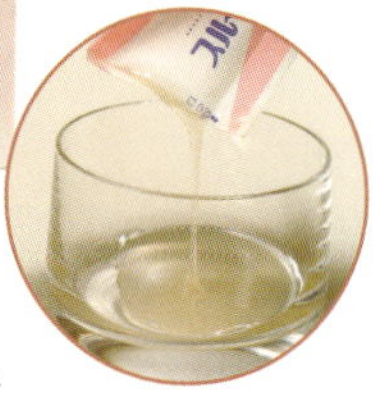

スルーソフトリキッド
1カートン(12g×20包)
¥730 ●キッセイ薬品工業株式会社

お茶や流動食などに、30秒以内でとろみをつけられる。リキッド状だからとけやすく、食物繊維も補える。携帯に便利なスティックタイプ。

サッととけて、 食べ物の風味はそのままに

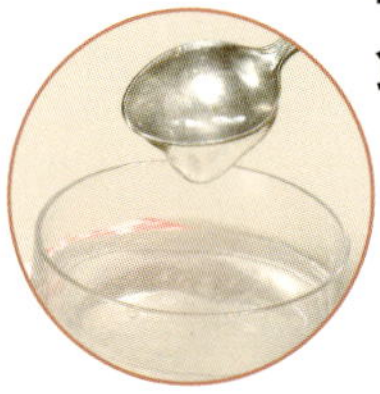

2~3分でとろみがつけられ、時間や温度が変わっても安定したとろみを実現。嚥《えん》下《げ》食に使うときは、食品と水分と一緒にミキサーにかけるだけなので手軽。スティックタイプ。

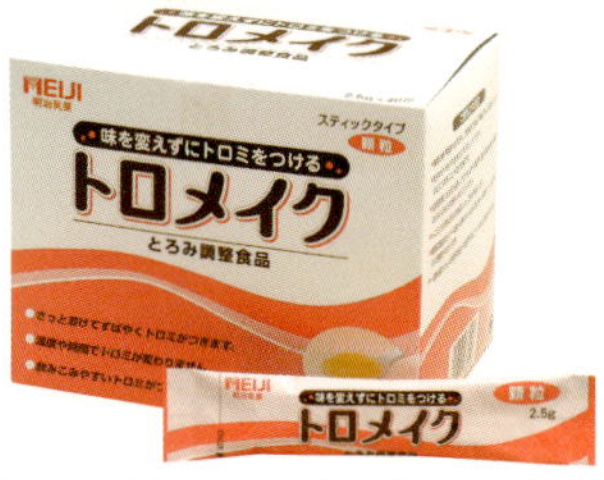

トロメイク スティック40
1箱(2.5g×40包)
¥980 (税別) ●明治乳業株式会社

流動栄養総合食品

1日に必要なたんぱく質やビタミン、ミネラルなどをバランスよくとれる総合栄養ドリンクは、流動食の人だけでなく、食事が偏りがちな人にも。デザート作りに利用するのもおすすめです。

長期の栄養補給に、大切な「バランス」を

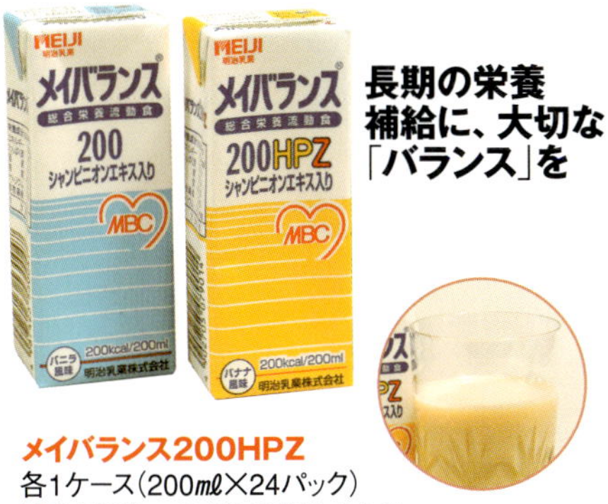

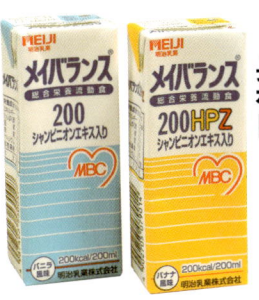

メイバランス200HPZ
各1ケース(200mℓ×24パック)
¥3,720 ●明治乳業株式会社

左:たんぱく質とカルシウムの利用効率が高い栄養ドリンク。1食で200kcal。腸内の腐敗を防ぐ効果のあるシャンピニオンエキス入り。メイバランス200(バニラ風味)、右:高たんぱく食、亜鉛の補給を必要とする人に適したタイプ。飲みやすいバナナ風味。

オリゴ糖がおなかにやさしく作用

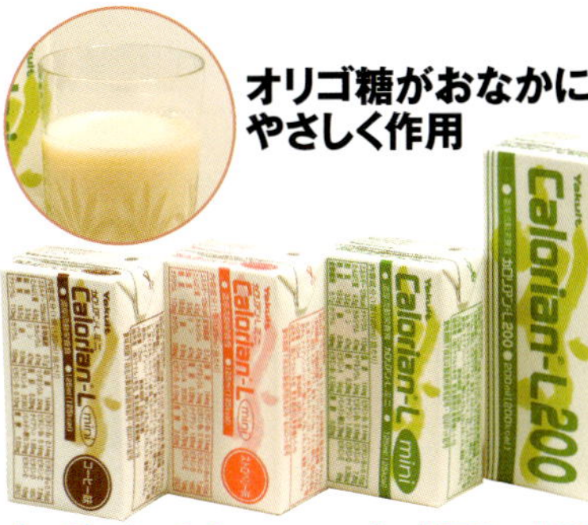

カロリアン-Lミニ
各125mℓ×36個
1本**¥105**

カロリアン-L200
1ケース(200mℓ×28個)
¥4,340 ●ヤクルト

右から:ガラクトオリゴ糖入りで、おなかにやさしいドリンク。手軽に飲めるミニストローつき。1食で200kcal。ミニタイプは口当たりがよく飲みやすいバニラ、コーヒー、ストロベリー味の3種類。

ドリンク&スープ

とろみがついて飲みやすい水分補給ゼリーは、脱水症状を防ぐためにも日常的にとりたいもの。
栄養素を強化したスープは、流動食代わりにおいしく食べられて、見た目にも満足感があります。

温かいスープで、おいしく栄養強化

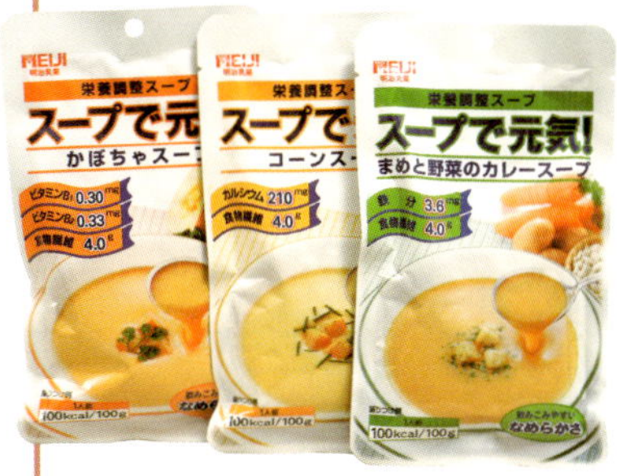

スープで元気!
各1箱(100g×5袋)
¥1,000
●明治乳業株式会社

素材のおいしさと栄養がとけ込んだ、栄養調整スープ。ビタミンB1、2を強化したかぼちゃスープ、カルシウムを強化したコーンスープ、鉄分を強化した、まめと野菜のカレースープの3種類。

ぷるんと、スムーズに水分補給

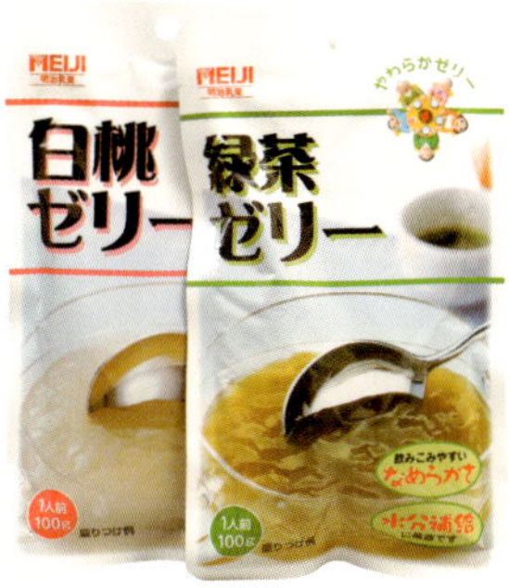

やわらかゼリー
各1箱(100g×5袋)
¥750
●明治乳業株式会社

のどごしがなめらかな水分補給ゼリー。やさしいとろみで、むせにくく、嚥《えん》下《げ》しやすい。白桃と緑茶の2種類。

ほどよい甘さで、さっぱりとしたおいしさ

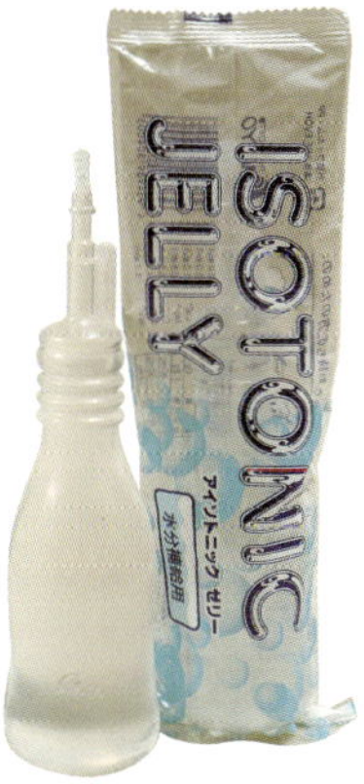

アイソトニック ゼリー
1ケース(150mℓ×50本)
1本**¥105**(税別)
●ニュートリー株式会社

嚥《えん》下《げ》障害のお年寄りにも飲みやすい、ノンカロリーのクラッシュゼリー。容器が握りやすい形に工夫されている。体液に近い電解質を含んでいるから、スムーズに水分を吸収。

フルーティな味で、ミネラルをしっかり補給

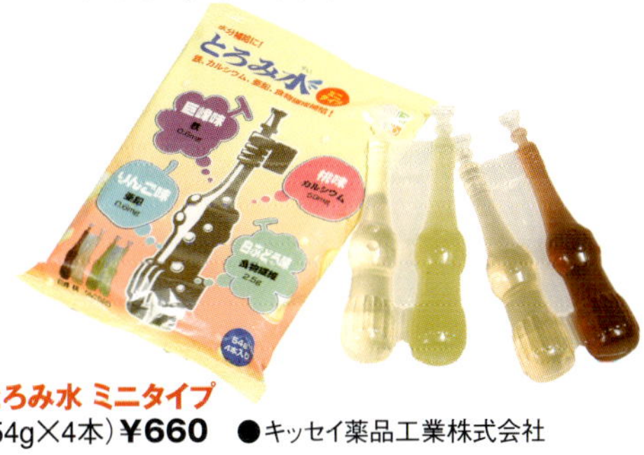

とろみ水 ミニタイプ
(54g×4本)**¥660** ●キッセイ薬品工業株式会社

白ぶどう、りんご、もも、巨峰の4つの味が楽しめる、飲みきりサイズの水分補給ゼリーのパック。それぞれの味ごとに、食物繊維、亜鉛、カルシウム、鉄分を強化。

手軽で便利、市販の介護食カタログ

調理済みの食品は、下ごしらえがいらず手軽です。つるっとのどごしのいいゼリーや冷たいアイスクリームは、体調が悪いときにもおすすめ。食欲がなくても、無理なく栄養補給できます。

フード＆デザート

嚥《えん》下《げ》しにくい人も、手軽に「ごちそう」メニュー

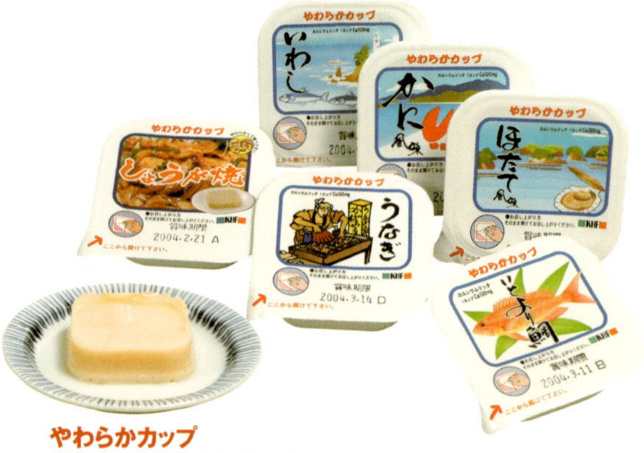

やわらかカップ
各1カートン（80g×8カップ）
¥960　●キッセイ薬品工業株式会社

テリーヌのように、口の中でとろけるようなやわらかさ。調理済みなので下ごしらえの手間がなく、おいしくカルシウムを補える。1カップ当たり100kcalで、100mgのカルシウムを補給できる。いとより鯛、うなぎ、ポーク甘口しょうが焼、いわし、かに風味、ほたて風味の6種類。

1食で、牛乳1本分のたんぱく質＆カルシウム

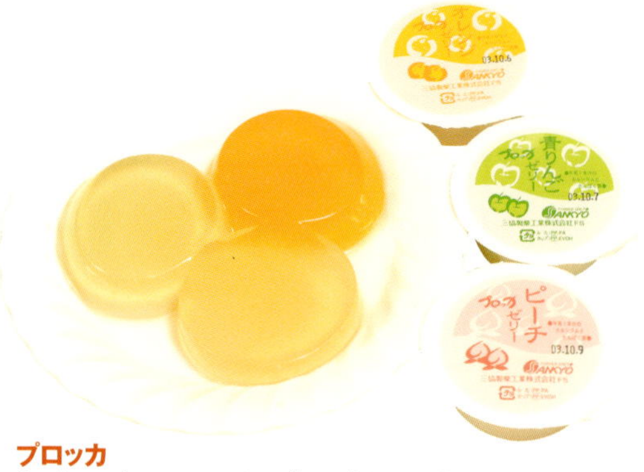

プロッカ
各1ケース（70mℓ×30カップ）　1個**¥150**（税別）
●ニュートリー株式会社

誤《ご》嚥《えん》しにくい、なめらかでソフトな食感のゼリー。これ1個でビタミン、ミネラル類のほか、牛乳1本分のたんぱく質とカルシウムが補える。術後や腎《じん》臓《ぞう》病、食物アレルギーのある人にもおすすめ。味はオレンジ、青りんご、ピーチの3種類。

牛乳と卵を使っているから、たんぱく質たっぷり

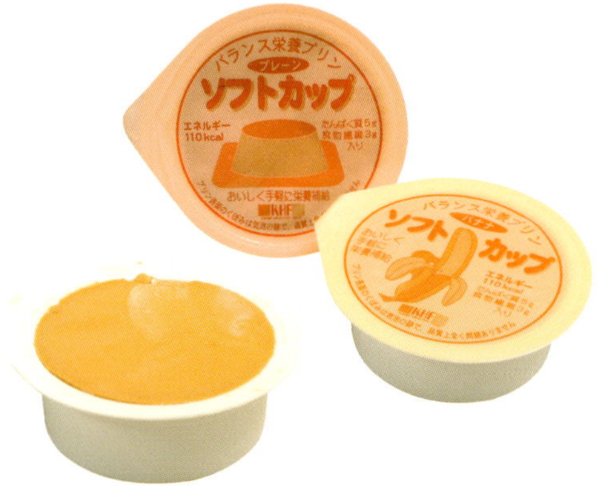

ソフトカップ
各1カートン（75g×6カップ）
¥780　●キッセイ薬品工業株式会社

7種類のビタミンとミネラルが補給できる、バランス栄養プリン。1カップ当たり110kcal。高齢者に不足しがちな食物繊維と、おなかの調子を整える効果のあるラクトスクロース入り。プレーン味とバナナ味の2種類。

カルシウムたっぷりのフルーツゼリー

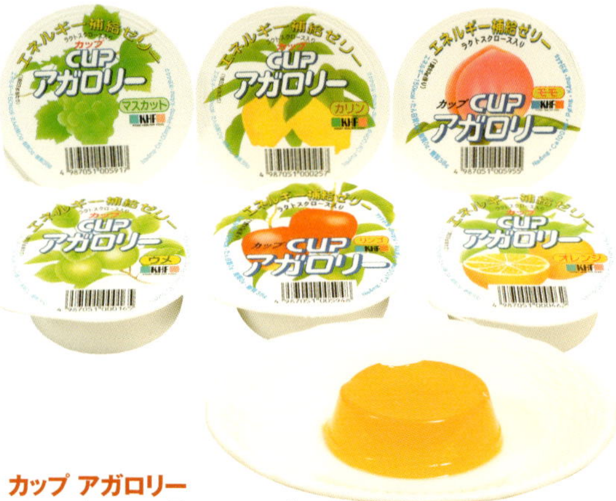

カップ アガロリー
1ケース（83g×6種×24カップ）
¥3,120（税別）　●キッセイ薬品工業株式会社

フルーツ味で、おいしく手軽にエネルギーを補給するゼリー。1個で100mgのカルシウムを補給できる。おなかの調子を整えるラクトスクロース入り。味はオレンジ、リンゴ、ウメ、マスカット、カリン、モモの6種類。

おなじみの味を楽しみながら、亜鉛を補給

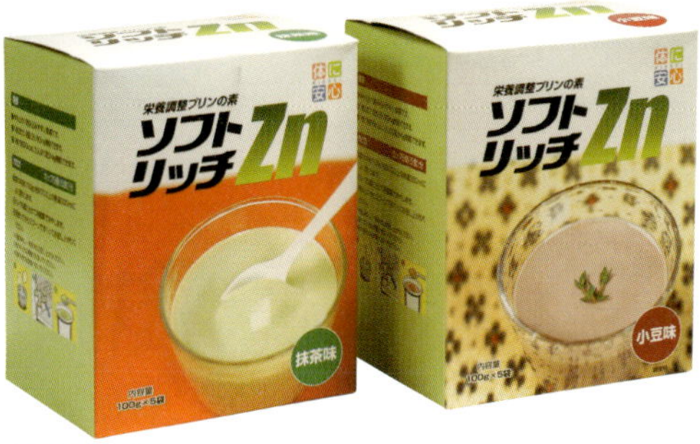

ソフトリッチZn
各1カートン（100g×5袋）
¥2,050
●キッセイ薬品工業株式会社

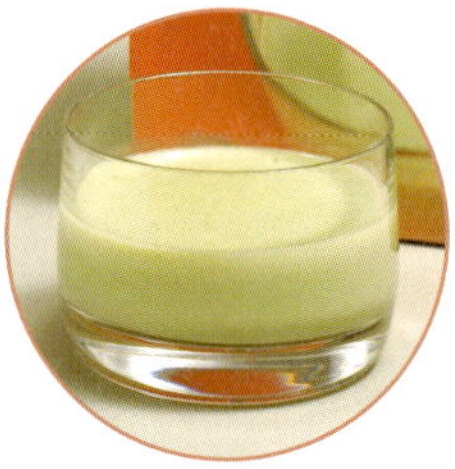

こちらは、1食当たり5mgの亜鉛を補給できるタイプ。厚生労働省の定める高齢者用食品基準よりもやわらかく、咀《そ》嚼《しゃく》・嚥《えん》下《げ》の困難な人にも食べやすい。抹茶味と小豆味の2種類。

お年寄りがしっかりとりたい鉄分を強化

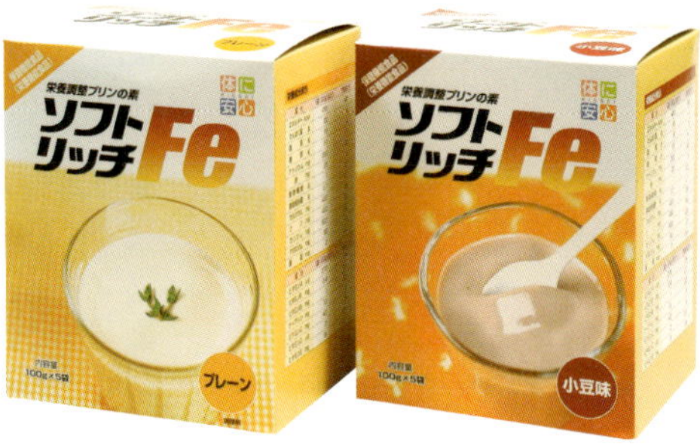

ソフトリッチFe
各1カートン（100g×5袋）
¥2,050
●キッセイ薬品工業株式会社

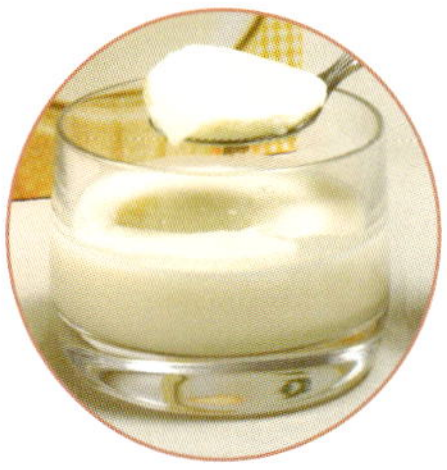

1食当たり5mgの鉄分を補給できる、プリンの素《もと》。やわらかく飲み込みやすい食感で、1食分当たり90kcalで、4gのたんぱく質を補給することができる。安心の保健機能食品。プレーン味と小豆味の2種類。

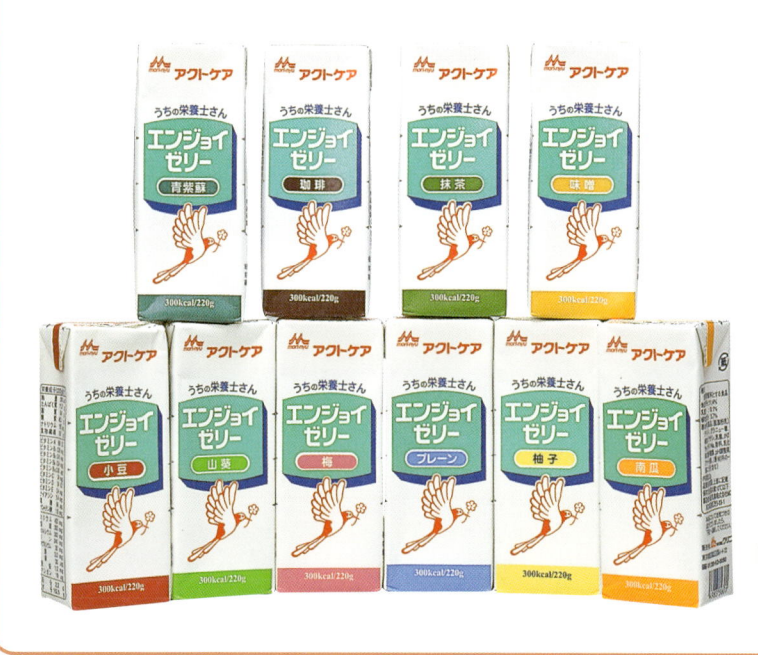

10種類の味で、おいしく食べやすいゼリー状の高栄養流動食

うちの栄養士さん エンジョイゼリー
1ケース（220g×3パック×10種）
¥7,402　●クリニコ

10種類の味で、おいしく食べやすいゼリー状の高栄養流動食。1パックで300kcalのエネルギーが補給でき、流動食からおかゆや普通食に移行するときにもおすすめ。体温程度でとけ始めるので、液状にして好みの形にすることもできる。味はプレーン、梅、柚《ゆ》子《ず》、抹茶、小豆、味《み》噌《そ》、南瓜《かぼちゃ》、青《あお》紫《じ》蘇《そ》、珈琲《コーヒー》、山葵《わさび》の10種類。

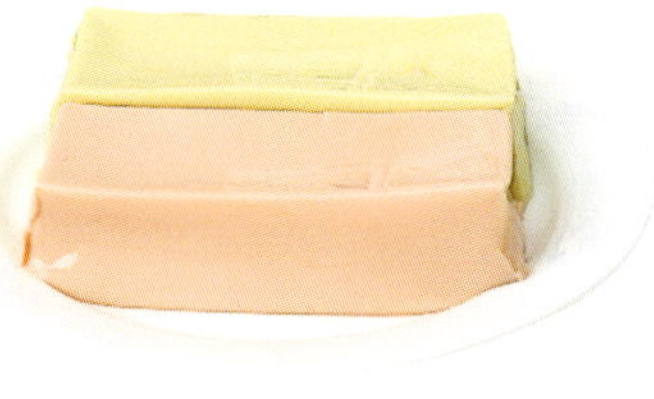

●商品問い合わせ先

キッセイ薬品工業	☎ 0120-515-260	http://www.kissei.co.jp/health/index.html
クリニコ	☎ 0120-52-0050	http://www.clinico.co.jp/
ニュートリー	TEL 03-3206-0107	http://www.nutri.co.jp/
明治乳業	☎ 0120-201-369	http://www.meinyu.jp/
ヤクルト（ヘルシーネットワーク）	☎&FAX 0120-236-977	http://www.healthynetwork.co.jp/

（※このデータは2003年7月現在のものです。各販売単位、価格は通信販売、小売店によって異なる場合があります。）

免疫力アップ

血圧を適正に

低カロリー

料理インデックス

咀嚼しやすい

嚥下しやすい

血液サラサラ

骨をじょうぶに

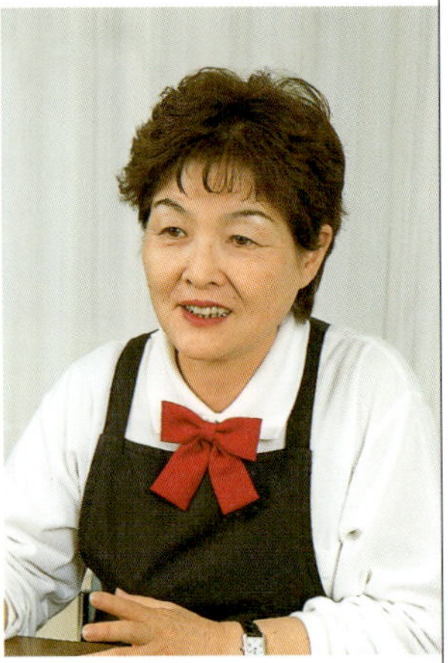

[監修]
黒田留美子 くろだ・るみこ
管理栄養士。高齢者ソフト食研究会 会長。
別府女子短期大学卒業後、
社会福祉法人宮崎県社会事業団県立ひまわり学園(知的障害児施設)に就職。
いったん家庭に入った後、診療所、宮崎県栄養管理士会事務局、介護老人保健施設ひむか苑、
潤和リハビリテーション振興財団診療研究所などに勤務。
全国での「黒田留美子式/高齢者ソフト食」の講演活動や、関連書籍執筆でも幅広く活躍。
公式HP　http://www.softshoku.net./
論文に『安全で質の高い集団給食を提供するための衛生管理について』
(「老健」平成12年8月号・厚生科学研究所)など多数。
2006年、宮崎日日新聞社社会賞受賞
2010年3月、宮崎大学農学工学総合研究科博士課程卒業。農学博士。
学位論文テーマ『高齢者ソフト食品の開発と物性の検査法の確立』

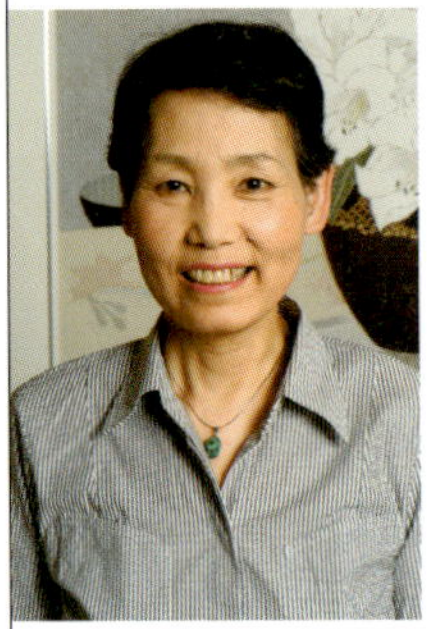

[料理]
成田和子 なりた・かずこ
料理研究家。栄養士。食のアドバイザー。女子栄養短期大学卒。
病院栄養士、料理講師、マーケティング会社を経てフリーに。
健康と食に関わる執筆のほか、
企業と生活者の中間の立場から使いこなし情報、
料理レシピ開発などを行っている。
主な著書に『小・中学生のためのスポーツ栄養学』(日本文芸社)
『家庭でできる薬膳料理』(日本文芸社)
『熟年世代からの元気になる「食生活」の本』(旭屋出版・監修)
『高血圧の治療と食事療法』(日東書院・共著)など多数。

料理アシスタント/久保淑子　吉野順子

STAFF

装丁・デザイン/小谷田一美

撮影/郭 海燕
スタイリング/北舘明美
イラストレーション/あんどうなおこ

校正/三井春樹

構成・編集/成田すず江
（株）テンカウント

参考文献:『おとしよりに喜ばれる食事』宗像伸子編(婦人生活社)
『高齢者が喜ぶ食べやすいメニュー』(成美堂出版)
『五訂日本食品標準成分表』(科学技術庁資源調査会発行)

家庭でできる
高齢者ソフト食レシピ

2003年 9月20日　初版発行
2024年 8月30日　21刷発行

監　修　黒田留美子

発行者　小野寺優
発行所　株式会社河出書房新社
〒162-8544　東京都新宿区東五軒町2-13
電話　03-3404-8611(編集)
03-3404-1201(営業)
https://www.kawade.co.jp/

印刷・製本　TOPPANクロレ株式会社

Printed in Japan
ISBN978-4-309-26676-3